성과 건강

손애리 저

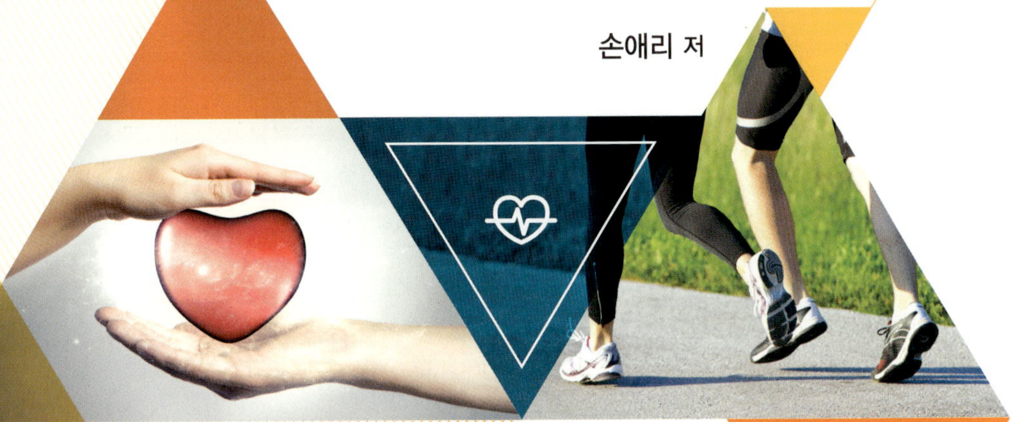

Gender and Health

JMK

머리말

진실한 사랑, 행복한 결혼 및 아름다운 성을 준비하고자 하는 청소년, 그들을 지도하는 전공하는 학생과 지도자들을 위하여...

인생에서 가장 행복했던 순간을 묻는다면 대부분의 사람들은 누군가를 사랑하고 또 그 사람으로부터 사랑을 받았던 때라고 대답할 것이다. 이렇듯 사랑은 인간이 세상을 살아가면서 경험할 수 있는 가장 행복하고 오묘한 감정인 것이다. 사람들은 사랑하는 사람과 잠시도 떨어지고 싶지 않고, 항상 함께 있고 싶어 하고, 합법적인 성관계를 위해 결혼까지 생각하게 된다. 그러나 너무 어린 나이에 사랑과 성을 선택할 경우 잘못된 결정을 할 수도 있다. 왜냐하면 사춘기의 청소년들은 이성교제의 경험이 적기 때문에 사랑과 성을 혼동하고 그 결과 잘못된 결정을 할 수 있기 때문이다. 그리고 청소년들은 드라마나 영화 속에서처럼 사랑은 운명적으로 찾아오며, 상대가 요구하는 대로만 하면 진실한 사랑이 이루어진다고 생각한다.

또한 사랑이라는 미명하에는 모든 행동이 정당화된다고 생각한다. 청소년들은 사랑하면 무엇이든지 할 수 있다고 생각하여 잘못된 의사결정을 할 수도 있고, 성인이 된 후에도 자신과 맞지 않는 배우자를 선택함으로써 평생을 후회하면서 살 수도 있다.

사랑과 성, 결혼에 대한 선택은 자기 자신의 선택이지만 이 선택을 잘 할 수 있도록 도움을 주는 것은 교육자의 몫이라 생각된다. 그런 면에서 이 책은 진실한 사랑, 행복한 결혼 및 아름다운 성을 준비하고자 하는 청소년, 성교육을 전공하는 학생들, 그리고 그러한 청소년을 지도하는 교사들을 위하여 집필되었다.

이 책을 통해서 교육현장에서 접했던 경험과 여러 학자들의 성, 사랑 및 결혼에 관한 이론들을 소개하여 청소년이나 젊은이들에게 성에 대한 책임의식을 심어주고, 동시에 현실적으로 대응할 수 있는 방법들을 알려주어 도움을 주고자 하였다. 이 책은 주제별로 청소년이나 젊은이들이 성과 관련한 알아야 하는 지식과 방법에 대한 이론적 내용을 11장에 걸쳐서 제시하였고, 마지막 장인 12장은 성과 관련된 교육이나 실습 시 도움이 될 수 있는 지도안으로 구성되었다. 이 책의 내용은 저자들이 기존의 이론들이나 자료를 중심으로 재구성하였으며, 이에 따라 자료의 출처를 하나하나 밝히지 못한 부분이 있을 경우 원저자들의 너그러운 양해를 바란다.

결론적으로 이 책을 통하여 모든 청소년들을 포함한 젊은이들이 성에 대한 지식과 기술을 습득하고 성에 대한 생물학적 · 심리학적 차이를 이해함으로써 행복하고 아름다운 성과 결혼을 준비하는데 도움이 되기를 바란다. 행복은 전적으로 우리 자신의 선택에 달려 있으며, 이를 위해 '준비하는 사람'이 보다 더 현명한 선택을 할 수 있을 것이다.

필자들 역시 이 책을 쓰면서 성에 관해 다시 한 번 생각해 보는 계기를 가졌고, 새로운 것을 많이 배울 수 있었다. 건강하고 행복한 삶을 위하여 성은 아름다운 사랑의 표현이라는 것을, 또 이 아름다운 표현을 위해서는 올바른 성의식을 가져야 한다는 것을, 그리고 성과 관련된 많은 사회적 문제들은 효과적인 성교육으로 예방할 수 있다는 것을……

이 책이 나오기까지 여러 사람들의 도움이 있었다. 먼저 교재가 나오기까지 많은 도움을 준 정문각 출판사 사장님을 비롯한 직원 여러분들에게 고마움을 전한다. 그리고 항상 아낌없는 지원을 해 준 삼육대학교 보건관리학과 학부생 및 대학원생들과 정성들여 책의 원고 정리를 해 준 이호진 연구원에게 한없는 감사를 전한다.

2016년 12월

손애리

차례

제 1 장

성과 사회

과거에는 동서양을 막론하고 성에 대하여 이야기 하는 것을 꺼려하였다. 성에 관한 문제는 그 인간이 속해 있는 문화나 규범에 따라 다양한 견해와 성윤리 및 도덕관이 있다. 이러한 성윤리나 도덕관은 교육, 결혼, 가정 등의 사회문제와 연결되어 있다. 인간의 성행위란 단지 종족 번식을 위한 수단으로써 자손을 갖기 위해서 행해져야 하고 그 외의 성행위는 죄악시되는 분위기가 지배적이었던 시대가 있었던 반면 오늘날은 대중매체의 영향으로 서로 동의만 하면 어떤 형태의 성행위라도 할 수 있고, 이를 매우 개인적인 문제로 간주하는 경향이 있다. 물론 두 견해 모두 극단적인 예라 할 수 있다.

사회구조의 변화는 남녀의 성적 역할에 변화를 초래했다. 여성의 사회참여 비율이 높아지고, 가부장적 가족구조가 변화함에 따라 전통적인 성에 대한 가치도 변화되었다. 성에 있어서 남녀의 공동책임과 상호주의라는 개념이 부각되면서 남성의 인식이 많이 바뀌어 가고 있다. 성행위의 결과에 대해 남녀가 공동으로 책임을 져야 하고 남성도 자녀 양육의 일정한 몫을 담당해야 한다는 개념으로 바뀌어가고 있다.

현대에 이르러서는 성역할의 구분이 점차 사라져 사람이 살아가는 모든 영역에서 남성과 여성의 양성 평등이 이루어지는 사회가 되고 있다. 이에 따라 성에 대한 책임과 가치관이 양성평등 차원에서 과거와는 다른 변화를 보이고 있다.

본 장에서는 성에 대한 개념을 파악하여 성교육의 범주를 고찰하고 성이 시대나 문화에 따라 어떻게 달라졌는지 살펴보고자 한다.

01 성개념과 성교육

1) 섹스(sex)와 섹슈얼리티(sexuality)

영어로는 성(性)을 sex와 sexuality로 표현한다. 그러나 우리나라에서는 둘 다 성으로 번역을 한다. 하지만 엄밀히 말하면 두 단어의 개념은 구분할 필요가 있다.

섹스(sex)의 어원은 라틴어의 sexus에서 비롯된다. sexus란 말은 'seco'의 변형으로서 영어로 Cut(나누다, 자르다)의 뜻이다. 그러므로 성이란 인간을 남성과 여성으로 나눌 때의 성이 여기에 포함된다. 다시 말해서 섹스는 생물학적 성으로 우리가 남성의 생식기, 즉 음경을 가졌느냐, 아니면 여성의 생식기인 질을 가졌느냐에 의해서 결정되는 성이다. 섹슈얼리티(sexuality)는 훨씬 더 큰 개념이다. 이것은 우리가 태어날 때 시작되어서 죽을 때 끝나는 일생동안의 과정으로 나타나는 것이다. 섹슈얼리티(sexuality)는 생물학적 성 뿐만 아니라 우리가 속해있는 사회나 문화에 따라 남성으로서 혹은 여성으로서 어떻게 생각하고 느끼는지에 관해서도 포함된 개념이다. 이것을 우리는 사회적 혹은 심리적 성(gender)이라 한다. 그러므로 사회적 성(gender)은 개인이 속한 사회문화에 따라 통용되는 남성다움 혹은 여성다움에 대한 심리적 감정이다. 섹슈얼리티(sexuality)는 남녀관계에서 우리가 어떻게 행동을 해야 하는지, 사랑과 애정을 어떻게 표현해야 하는지, 우리의 몸에 관해서 어떻게 느끼는지, 우리가 어떤 사람에게 성적 매력을 느끼는지 등이 포함된 매우 포괄적인 개념이라고 할 수 있다.

섹스(sex)는 출생과 동시에 선천적으로 결정된 것이고 사회적 성(gender)은 사회 · 문화적 환경의 영향을 받으면서 형성되기 시작한다. 학교나 가정에서의 부모나 교사의 태도에 따라 또는 TV 드라마에 나오는 주인공의 역할에 따라 '남성답다' 또는 '여성답다'라는 내용이 전달되고 습득된다. 이와 같이 성역할의 사회화는 출생할 때부터 여성과 남성에게 부여되어 있는 그 사회의 가치관을 의식적 혹은 무의식적으로 받아들이게 됨으로서 자신이 속해 있는 사회가 기대하고 있는 성역할과 규범을 배우는 과정이다. 섹슈얼리티(sexuality)는 생물학적 성, 사회적 성의 개념뿐만 아니라 남녀간의 행동, 느낌, 의미 및 사회적 관행까지도 포함하는 포괄적 개념이다.

위에서 살펴본 바와 같이 서양에서는 sex, gender 및 sexuality의 의미가 뚜렷하게 다르다. 우리나라를 비롯한 동양에서는 모두 성(性)으로 번역하여 오해가 생기는 부분도 없지 않으며 이러한 성의 개념이 어떻게 이해되느냐에 따라 성교육의 범위가 달라질 수 있다. 최근에는 성교육을 영문으로 표기할 때 'sex education'에서부터 'education for human sexuality'로 많이 쓰는 경향이 있다.

2) 섹슈얼리티(sexuality)의 범주

섹슈얼리티(sexuality)의 범주는 크게 6가지로 구분할 수 있으며 간단히 정의하면 다음과 같다.

- 생식보건과 생식기(reproductive health and genitals)

  사춘기, 폐경, 성병(STDs: sexually transmitted diseases), HIV, 임신, 가족계획, 위생의 측면을 다룬다.

- 성역할 및 성정체감(gender role and identity)

  우리가 남성다움 혹은 여성다움을 어떻게 느끼는지에 관해서이다. 그리고 우리가 어떻게 남성다움을 표현하고 여성다움을 표현할 것이냐에 관한 것이다. 그리고 이러한 심리적 혹은 사회적 성(gender)으로 인하여 성차별을 느끼는지에 관한 것이다.

- 관계(relationships)

  성과 관련된 행동, 기대, 만족, 폭력 등을 의미한다.

- 사랑과 애정(love and affection)

  우리가 이성간에 어떻게 사랑을 표현하며, 친구, 가족, 그리고 상대방에게 애정을 어떻게 표현하는지에 관한 것이다.

- **신체적 이미지(body image)**
  우리의 몸에 관해서 어떻게 느끼며, 어떻게 우리 몸을 관리해야 하는지, 어떻게 하면 우리가 좀 더 매력적인 신체적 이미지로 가꾸며 느낄 것인지에 관한 것이다.
- **성방향(sexual orientation)**
  우리가 어떤 사람에게 매력을 느끼는지에 관한 것이며 성정체감(sexual identity)과 관련되어 있다.

미국 성 정보 및 교육위원회(Sex Information and Education Council of the U. S.: SIECUS)는 인간의 성과 관련된 범주를 여섯가지로 구분하고 있다.

- 인간의 발달(human development): 성적 발달 및 생식
- 관계(relationships): 친밀감, 대인관계 강화
- 대인기술(personal skills): 책임감, 의사결정, 의사소통
- 성행동(sexual behavior): 감정과 성에 대한 표현
- 성보건(sexual health): 건강증진 및 질병예방
- 사회와 문화(society and culture): 서로 다른 성적 가치 혹은 라이프스타일에 관한 이해는 해부생리학적 측면이나 성행동뿐만 아니라 인간의 자연스런 표현이다. 자연스런 성의 표현은 생식 건강, 청소년의 사회발전, 긍정적 자아 및 자아존중감에 영향을 준다.

3) 성교육

(1) 성교육이란?

인간의 성은 생리적인 측면뿐만 아니라 심리적, 사회적 나아가 도덕적 측면이 다양하고 복잡하게 얽혀있다. 따라서 성교육은 단순히 인간의 생리적 구조나 기능 그리고 해부학적 지식을 전달하는데 그치는 것이 아니라 생리적, 심리적 및 사회학적인 각도에서 다루어야 한다. 간단히 성교육을 정의한다면 위에서 살펴본 섹슈얼리티(sexuality)의 범주를 다루고 교육하는 것으로 정의할 수 있다. 다음은 여러 학자가 정의한 성교육을 고찰해봄으로써 성교육의 범주 및 개념을 구체적으로 파악하고자 한다.

Miller와 Moore(1990)는 성교육을 다음과 같이 표현하고 있다. "성행위, 임신 및 부모가 되는 것은 개인의 발달, 가족 형성 및 사회적 안녕의 측면에서 가치가 있다. 그러나 이러한 경험을 이른 시기에 하는 것은 그들에게 개인적 및 사회적으로 문제를 야기할 수 있다." 즉, 성교육의 목표로 조기임신 및 성병 예방도 중요하지만 포괄적으로 접근해야 함을 강조하고 있다.

성교육이란 "성에 관한 과학적인 지식과 함께 관련된 사회 규범을 지도하는 교육, 즉 생물학적 성 기능에 대한 지식뿐만 아니라 성에 대한 올바른 가치관 형성을 도모하는 교육"을 말한다(브리테니카 백과사전, 1993). 미국 성 정보 및 교육위원회(Sex Information and Education Council of the U. S.: SIECUS, 1991)는 “성교육의 근본 목적은 성 보건의 증진이며 성교육은 성의 긍정적인 측면을 이해할 수 있도록 도움을 주어야 한다. 이는 성 보건 관련 정보와 기술을 제공하고 현재와 미래에 요구되는 의사결정 기술을 습득케 함으로써 달성된다”고 정의한다. 포괄적 성교육은 인지적 영역(사실, 자료 및 정보), 정서적 영역(감정, 가치 및 태도), 행동적 영역(효과적인 대화 및 의사를 결정하는 기술)으로부터 생물학적, 사회 • 문화적, 심리학적 및 영적 차원을 다룬다.

오늘날 우리 사회의 성 윤리와 성문화는 성기중심의 성관념과 가부장적 이데올로기를 기반으로 한 이중적 성 윤리로 집약할 수 있고, 여기에 성 산업의 발달과 함께 쾌락의 도구로서의 성이 부각되고 있다. 순결이나 금욕위주의 성교육은 ‘성차별적 관점’이 내포되어 있다. 성기중심의 성과 이중적 성 윤리를 극복하고 신체나 심리발달, 인간관계의 이해, 문화와 윤리 등을 다루어 성에 대한 새로운 인식을 바탕으로 한 포괄적 교육이 필요하다. 이를 위해 다음과 같은 원칙을 제시하고 있다.

첫째, 성교육은 성적으로 어떻게 행동해야만 하는가를 가르치기보다는 성에 대한 열린 마음과 정직한 시각을 갖게 해주는 것이어야 한다.

둘째, 성교육은 모든 인간은 태어나서부터 죽을 때까지 성적 존재라는 점을 인정하고 보다 현실적이어야 한다. 성교육 프로그램에 어떤 것이 포함되어야 하고 포함되어 있는지를 검토하는데 있어서도 그러한 시각이 필요하다.

셋째, 성교육은 부모와 함께 시작한다. 계획된 성교육 프로그램이 학교나 사회단체에서 전개된다고 할지라도 가장 중요한 성 교육자는 부모라는 사실을 잊어서는 안 된다.

넷째, 성교육에 있어서는 비언어적 성교육이 언어적인 성교육만큼 중요할 수 있다. 성에 관한 질문을 받고 머뭇거리며 어색해하는 모습은 아동과 청소년에게 성이란 답하기 곤란하고 난처한 것이라는 이미지를 심어주게 된다. 이처럼 질문을 받았을 때 어떠한 태도를 취하는가에 따라 성에 대한 태도가 달라진다.

다섯째, 성교육은 정확한 성 정보나 지식을 다루어야 한다. 많은 연구들은 사람들이 잘못된 성 정보와 성에 대한 그릇된 인식(myth)을 갖고 있음을 보여준다. 정확한 성 정보는 왜곡된 성 정보와 잘못된 성 인식을 제거하는데 도움을 줄 것이다.

여섯째, 성교육은 결혼과 자녀양육을 위해서만 필요한 것이 아니라 성적 존재로서의 인간이 전 연령 단계에 걸쳐 살아가는 삶의 양식을 위한 것이다.

또한 성교육은 성에 대한 과학적인 지식을 통해 남녀의 신체적, 심리적 특성과 사회적 역할을 이해하고 성에 대한 올바른 가치관을 확립하여 책임있는 성행동을 할 수 있도록 정보를 제공하는 것을 의미한다. 이를 통해 긍정적인 자아개념을 형성하게 하고 원만한 사회생활을 할 수 있도록 하는 것이다

이상의 정의들을 요약하면 성교육은 생물학적, 사회 · 문화적, 심리학적 및 영적 차원을 다루

는 전인교육이며, 전 생애에 걸쳐 올바른 성의식과 자신을 잘 조절하여 원만한 대인관계를 갖고, 건전한 성태도 등을 형성하여 성적 존재로서 다른 사람과 어떻게 살아가야 하는지의 삶의 방식과 철학을 가르치는 교육이라 할 수 있다.

(2) 학교 성교육의 긍정적 및 부정적인 측면

성교육에 관해 많은 논란들이 있어 왔다. 과거에는 성교육을 실시해야 하는가? 하는 문제가 논의되어 왔으나 근래에는 청소년의 성 문제가 사회적인 문제로 대두되어 아이들에게 성교육을 시키는 것은 필요하다는 점에는 일치를 보이고 있다. 그러나 누가, 무엇을, 어디서, 어떻게 가르치느냐에 대해서는 많은 이견이 있다. 대부분의 청소년들은 성에 대해서 부모에게 배우는 것이 아니라 친구나 또래로부터 잘못된 성지식을 습득하므로 학교에서 성교육을 해야 한다는 입장과 학교 성교육이 성행위를 부추길 수 있으므로 반대한다는 부정적인 입장이 있다.

학교에서의 성교육을 반대하는 입장은 첫째, 학교에서의 공공연한 성교육은 아이들로 하여금 이른 나이에 성에 대한 호기심을 자극하고 성행위를 하게 할 위험이 있다는 것이다. 둘째, 성에 대해 가르치는 것은 성이 원래 종교적 • 도덕적 가치와 밀접하기 때문에 가정이나 종교적 분위기

표 1-1 성교육에 대한 관점

성과 성교육에 대한 관점	성역할관	성교육론
• 성은 종족보존을 위한 본능적 행위이다. • 성은 가르치지 않아도 자연히 알게 된다.		• 성교육 불필요론
• 성은 종족보존을 위한 본능적 행위이다. • 생식기의 생물학적 구조를 알아야 한다.	• 남녀의 생물학적 차이 강조 • 남성의 성욕은 여성보다 강하다. • 여성의 성은 출산의 도구이다.	• 성기(性器)교육론 • 순결교육론
• 성은 종족보존을 위한 본능적 행위이다. • 성비행 방지, 성폭력 예방을 위한 교육이 필요하다.	• 남녀의 생물학적 차이 강조 • 남성의 성욕은 여성보다 강하다.	• 성폭력예방교육론
• 성은 인간관계의 표현이다. • 성비행 방지, 성폭력 예방을 위한 교육이 필요하다.	• 남녀의 차이는 사회 · 문화적 영향에 의한 것이다. • 남녀의 성욕은 크게 다를 바 없다.	
• 성은 인간관계의 표현이다. • 쾌락은 성의 중요한 요인이다. • 성에 대한 과학적 지식 및 심리적, 사회적, 윤리적 측면을 알아야 한다.	• 남녀의 차이는 사회 · 문화적 영향에 의한 것이다. • 남녀의 성욕은 크게 다를 바 없다.	• 포괄적 성교육론
• 쾌락은 성의 본질이다. • 성은 즐길 수 있도록 충분히 개발되어야 한다.	• 남녀의 차이는 사회 · 문화적 영향에 의한 것이다. • 남녀의 성욕은 크게 다를 바 없다.	• 성개방교육론

에서 가르쳐야 한다는 것이다. 또한 학교에서의 성교육을 찬성하는 입장이더라도 성을 보는 관점에 따라 여러 가지의 입장(예를 들면, 금욕 혹은 순결교육, 피임교육, 성병예방 교육, 성폭력 예방 교육 등)이 있다. 이러한 관점은 성교육의 방향과 교육내용의 틀을 형성한다는 점이다. 학교에서 성교육을 시켜야 한다는 입장은 같더라도 왜 성교육을 시켜야 하는지에 대한 철학이 다르면 목적과 내용이 달라질 수 있다. 표 1-1은 성교육에 대한 여러 관점들이 제시되어 있다.

(3) 성교육의 장애요인

우리는 청소년을 동일한 문제를 가지고 있는 집단으로 생각하는 경향이 있다. 청소년 집단은 생리적 호르몬의 급격한 변화로 스트레스가 발생되어 사회적으로 문제 행동을 일으키는 집단으로 간주한다. 이러한 고정관념은 청소년의 욕구, 감정 및 욕망을 제대로 파악하지 못하게 하므로 이들을 대상으로 한 프로그램을 계획할 경우 장애가 된다.

오늘날 우리 사회에 만연하는 고정관념은 학교 성교육의 역할에도 영향을 주어 여러 측면에서 사회적 논쟁을 발생시켰다. 학교 성교육에 대한 입장은 다음과 같은 생각으로 인해 매우 혼란스럽다.

- 교사가 성 혹은 성행위에 대해 토론시 부적절한 감정을 가질 수 있음
- 적절한 교과내용을 정의하는 성과 관련된 법의 혼란
- 부모와 종교집단의 반대에 대한 두려움
- 학교에서의 성교육이 성행위를 부추긴다는 생각

그러나 많은 연구에서 포괄적인 성교육 프로그램은 성행위를 부추기기보다는 성과 관련된 문제를 예방하는데 기여를 하며, 성교육은 성에 대한 지식과 태도에 영향을 미치는 것으로 나타났고, 문제적 성행동의 예방과 대처에 도움을 주며, 청소년기에 형성된 성에 대한 가치관과 태도는 일생을 살면서 상당히 영향을 끼치는 것으로 보고되었다. 또한 대부분의 부모는 학교에서의 성교육을 찬성하는 것으로 나타났다.

(4) 효과적인 성교육 프로그램

효과적인 성교육 프로그램은 학생이 올바른 지식과 기술을 획득하는 것을 강조하며 획득된 지식과 기술은 성에 대한 올바른 태도를 형성하여 바람직한 성행동을 유도할 것을 강조한다. 하지만 성교육 프로그램이 성공적으로 이루어지기 위해서는 개인의 지식, 기술 및 태도의 획득만으로는 충분하지 않다. 사회 · 경제적 상태, 서비스에 대한 접근, 가족과 지역사회의 지원 등과 같은 사회적 요인은 성적 건강에 영향을 주기 때문이다.

만약 우리가 청소년의 성적 건강에 긍정적인 영향을 주고자 한다면 "개인적 설득(individual persuasion)과 사회적 가능요인(societal enablement)"의 두 가지가 모두 필요하다. 가장 중요한 것은 건전한 성행동을 촉진할 수 있는 환경을 조성하는 것이다. 그러기 위해서는 다음에서 제시하

는 환경을 조성하려는 노력이 필요하다.

① 성에 대한 바른 정보

성에 대한 잘못된 정보가 많다. 청소년들은 적절하지 못하고 부적절한 시기에 성정보를 접하며 여러 가지 혼합된 정보로 인해 혼란스러워 한다고 보고하고 있다.

② 접근이 용이하고, 청소년에게 친근감을 주며 통합된 서비스

서비스에 대한 청소년의 지각(perception)은 청소년이 그 서비스를 이용할 것인지 그렇지 않을 것인지에 많은 영향을 준다. 청소년들이 공통적으로 관심을 갖는 사항은 첫째 신뢰성(confidentiality), 둘째 시간과 장소의 편의(convenience of clinic hours and locations), 셋째 십대의 성행위와 동성 행위에 대한 서비스 제공자의 태도이다. 공원, 대합실, 가끔 들르는 센터(drop−in centers)와 같은 장소에서 제공되는 서비스는 청소년들의 이용을 늘릴 수 있다. 서구유럽 중 그리스, 노르웨이, 프랑스, 스위스와 네덜란드에서는 청소년들에게 서비스를 제공하는 기관과 협력하여 성 보건 서비스를 제공하는 것이 매우 효과적인 것으로 나타났다.

③ 청소년에게 자신감과 희망을 고취

여러 연구에 의하면 원치 않는 십대 임신은 사회 · 경제적으로 박탈당한 집단이나 미래에 대한 희망이 없는 청소년들에게서 많이 일어난다고 보고하고 있다.

④ 가족환경(family environment)을 고양

부모와의 의사소통의 정도는 청소년 성적 건강의 지표이다. 즉 부모와 의사소통을 하지 않는 청소년 일수록 청소년의 성과 관련된 문제가 많다. 또한 부모의 성적 태도 및 관심은 안전한 성 행동의 지표이다.

⑤ 지역사회환경(community environment) 지원

사회적 지원과 건강은 긍정적 관계를 보인다. 사회적 지원은 아동, 청소년, 성인에 이르기까지 건강에 영향을 미친다. 그러므로 청소년의 참여를 유도하는 활동이나 이에 대한 지원이 이루어져야 한다.

02 성과 역사

성에 대한 관심은 누구한테나 있지만 '성이 무엇인가'에 대한 질문에 답을 하기는 쉽지 않다. 그것은 성에 대한 모습이 다양하기 때문이다. 성은 쾌락적이고 관능적이지만 동시에 권력적이면서 때로는 위험하기까지 하다. 따라서 성을 쾌락적인 도구로 생각하기도 하지만 은밀하게 감추고 도덕적으로 엄밀히 규제되어야 하는 것으로 생각하는 사람도 있다. 보통 모든 시대에서 성에 대한 관점이 이처럼 대립되기도 하지만 역사적으로 보면 시대적 상황에 따라 어느 한 관점이 보다 지배적이다.

성적 행동은 그 시대의 규범에 따라 다를지라도 전반적 양상은 큰 차이를 보이지 않는다. 과거나 현재 모두 이성애(heterosexuality)가 가장 보편적인 남녀간의 성관계로 인정된다. 특별한 종교의식과 관련되었던 사원매춘(sacred **prostitution**)은 더 이상 받아들여지지 않으며 동성애(homosexuality)는 시대에 따라 다른 견해를 보임을 알 수 있다.

20세기 이전에는 성에 관한 어떤 언행이나 표현도 금기시된 반면 20세기에 들어와서는 성의 개념이 급진적으로 변화되었음을 알 수 있다. 이 시기를 성의 해방 및 혁명기라고 하는데 모든 종류의 성행동 즉, 동성애, 이성애, 혼전 성관계, 혼외 성관계에서 성적 만족을 구하려는 사람들의 행위를 자연적인 행위로 인지하게 되었다.

20세기 전반의 성의 혁명은 크게 세 가지 측면에 영향을 주었다. 첫째, 성에 대한 금기 사항, 예를 들면 자위행위는 정신장애를 유발한다든가, 지나친 성행위는 건강을 해친다든지 또는 아내는 남편의 성적 요구에만 순응해야 한다는 등의 생각에 영향을 주었다. 둘째, 여성과 남성에 대한 성적 개념에 영향을 주었다. 여자는 남자에 비해 항상 수동적이어서 성적 욕구와 동기가 남자보다 적다는 생각에서 남녀가 성적으로 서로 동등하다는 생각을 갖도록 하였다. 세 번째로 성에 대한 윤리 및 도덕적 가치의 변화를 초래하였다. 성행위는 오로지 결혼한 남녀의 성행위만을 인정하였으나 결혼을 하지 않은 사람이나 동성애자들도 자유로운 성관계를 할 수 있다는 관점이 생겨나게 되었다.

서구사회는 20세기에 들어오면서 경제적 발전과 더불어 부와 여가를 즐기게 되었다. 1919년경부터 발달되기 시작한 피임법은 생식을 목적으로 한 성행위를 쾌락을 추구하는 성행위로 변화시켰다. 가장 보편적으로 많이 사용했던 것이 남성피임법인 콘돔이었는데, 처음에는 피임이 목적이 아니라 성병예방을 위해서 사용었다. 처음 콘돔이 만들어질 당시에는 질도 떨어지고, 사용도 불편하였으며, 가격도 비싼 편이었으나 1920년대에 라텍스 고무의 제조가 가능해지면서 실용화되기 시작하였다. 여성의 피임법인 자궁경부캡은 19세기 말부터 사용되기 시작하였고 1920년대에 들어와서 질 좋은 고무로 만들어진 격막으로 발전되어 여성들이 필요할 때 비교적 손쉽게 사용되었다. 그러나 가장 획기적인 피임방법은 경구 피임약의 개발이다. 1962년 영국에서 최초로 시판된 이 피임약은 그 당시 부작용이 없는 피임 도구는 아니었으나 여성을 임신의 공포로부터 해방시켰으며, 거의 비슷한 시기에 루프가 개발되었다. 제1차 세계대전을 전후로 상류층에서부터 시작된 성의 해방은 마침내 모든 계층에 파급되어 성에 대해 자유롭게 이야기할 수 있게 되었다.

제2차 세계대전동안 수많은 여성들이 간호원이나 다른 형태의 보조원으로 전쟁터에서 군인들과 함께 생활하였고 이로 인해 매춘이나 고아문제 등이 야기되었다. 또한 전쟁은 여성들로 하여금 스스로 경제적인 자립과 교육의 중요성을 인식시켜, 여성의 역할을 가정에서 사회로 이끌어내는데 지대한 영향을 미쳤다. 따라서 제2차 세계대전 후 서구사회는 경제적으로 매우 풍요로워지면서 성에 대한 생각 또한 다양해져 이성애, 동성애, 양성애, 부부교환(swaping), 자위행위, 독신자의 성생활 등의 행위가 사회에서 받아들여지게 되었다. 특히 술, 담배, 자동차 등 거의 모든 상품의 광고에 반드시 남녀가 등장하여 성이 상품화되는 풍조가 만연하게 되었다.

우리나라는 1950년대에 소설가 정비석이 〈자유부인〉이란 신문소설을 연재하면서 유부녀의 춤바람을 묘사한 것이 사회적 비난을 받은 적이 있다. 성행위를 직접적으로 묘사한 것도 아닌데도 춤바람 속에 성을 은유적으로 담겨있는 것조차 용납하지 못하였음을 보여주는 사례이다.

1960－1970년대에는 “산아제한”이라는 가족계획 정책이 국가적으로 실시되었는데, 임신, 피임, 낙태 등의 성이 공공연하게 논의되고 홍보되었다. 방방곡곡 보건요원들이 집으로 찾아가 피임방법을 알려주고 피임을 유도하는 등 성을 적나라하게 이야기 되었으나 오늘날 생각하고 있는 쾌락이나 에로틱한 상상을 하기는 어려웠다.

1980년데애는 ‘여성학’이라는 형태로 여성주의(feminism)가 도입되어 남성지배적인 가부장적 제도에 도전하고 변화를 유발하는 계기가 되었으며, 1990년대에는 동성애 운동이 시작되어 다양한 성정체성을 표현하려는 시도가 나타났다. 여성주의나 동성애 운동은 정치, 경제, 권력 등 사회의 다양한 측면과 밀접하게 연결되어 있다.

03 성과 사회

1) 성에 대한 규범과 가치

우리가 속해있는 사회는 그 사회의 규범과 가치에 따른 성윤리 및 도덕관이 있다. 이러한 성윤리나 도덕관은 교육, 결혼, 가정 등의 사회문제와 연결되어 있다. 그리고 이러한 도덕관은 시대나 사회에 따라 다양한 양상을 보인다. 특히 종교는 성적 도덕관이나 윤리를 결정하는 지표가 된다. 전통적 관점에서 기독교와 유태교는 성을 생식을 위한 것으로 간주하였기 때문에 쾌락을 추구하는 성행동은 결혼을 하였다고 하더라도 도덕적으로 나쁜 것으로 간주하였다. 따라서 자위행위, 혼전 성관계, 그리고 동성애 등은 대부분의 서구문화에서 죄악시되어 왔다. 이혼의 경우도 종교에 따라 취하는 입장이 다르다. 낙태(인공임신중절)에 대한 시각도 마찬가지다.

성과 관련된 언어, 성적매력을 높이기 위해 사용된 장식, 의복 등은 시대나 사회에 따라 표현되는 정도가 다르기는 하지만 동서고금을 막론하고 성적매력을 높이기 위한 수단임에는 틀림없다. 신체의 노출정도도 문화에 따라 다양해 오스트레일리아의 원주민들은 벌거벗은 채 지내는 것을 선호하는 반면 현재까지도 아랍문화권의 여자들은 눈만을 제외한 모든 신체를 가리고 다닌다.

거의 모든 문화권에서 발견되는 공통점은 남성이냐 여성이냐에 따라 서로 다른 성행동의 규범이나 가치, 즉 이중적 규범이 존재한다는 사실이다. 전통적으로 성에 있어서 남성은 적극적이고 능동적인 반면 여성의 성적 표현은 제한되어 왔으며 성행위의 결과적인 책임(예를 들면 원치 않는 임신, 성폭행 등)은 여성의 몫이었다.

유럽에서 사회의 변화는 남녀의 성적 역할의 변화를 초래했다. 여성의 사회참여 비율이 높아지고 남성이 가족을 경제적으로 부양하는 가부장적 가족구조가 변화함에 따라 전통적인 성에 대한 가치와 태도도 변화되었다. 남녀의 공동책임과 상호주의라는 개념이 부각되면서 성에 대한 남성의 인식이 많이 바뀌어져 가고 있다. 성행위의 결과에 대해 남녀가 공동으로 책임을 져야 하며 남성도 자녀 양육의 일정한 몫을 담당해야 한다는 개념으로 바뀌어가고 있다.

우리나라의 경우 성문화의 특징은 전통적 가족제도를 지탱해온 유교사상이 성에 대한 가치와 문화에 깊이 영향을 미치고 있다는 점이다. 유교에서의 성은 생명출산을 위한 행위이자 혈통의 계승이 의미를 두고 있어, 이러한 출산 위주의 성의식은 조선시대를 거쳐 성을 은밀한 영역으로 인식하게 하였으며 현대 산업사회에서도 성을 은밀하게 나누는 사적이면서도 금기적 영역으로 인식하고 있다는 점에서 억눌린 성적 욕구로 인해 성범죄와 문제들을 일으키게 되었다. 1990년대에 들어서 초혼연령 상승, 40대 이상의 미혼 여성과 남성의 비율 증가, 이혼율의 증가, 여성의 취업률 증가 등의 사회구조적 변화가 일어났고 성에 대한 도덕 및 윤리관의 변화를 가져왔다. 최근에는 삶의 모든 영역에서 동등한 참여를 보장받고 동등한 권리와 이익을 향유하고자 하는 양성평등주의의 확산으로 성에 대한 책임과 가족에 대한 부양 의무 등을 남성과 여성 모두에게 있다는 인식이 확대되어 가는 추세이다.

2) 문화적 특성에 따른 성관습

(1) 금기

많은 문화권에서 월경과 임신 중의 성행위를 금기(taboo)로 하고 있다. 특히 이슬람 문화권에서는 월경 중의 여자를 포옹하는 것조차 금하고 있다. 또 어떤 문화권에서는 사냥기간 동안, 전쟁에 나가기 전, 또는 추수하기 전이나 후에 성행위를 하는 것을 불길하게 생각하였고, 근친간의 성행위는 거의 모든 문화권에서 금기로 여겼다.

(2) 성인의식

많은 문화권에서 소년과 소녀가 완전한 성인으로 취급받는 의식을 행하며, 이 의식 후 성행위를 하는 것이 허용되었다. 성인의식은 대부분의 경우 육체적인 고통이 따르며, 너무 어린 나이에 행해져 성의 의미를 이해하기 힘든 경우가 많았다.

(3) 파과의식

여자가 결혼연령에 도달했을 때 처녀성을 빼앗는 의식을 파과의식(defloration ceremony)이라 한다. 대부분 부족장이나 제사장에 의하여 이루어졌으며 주로 손가락이나 다른 딱딱한 물체를 이용하여 처녀막(hymen)을 파괴하였고, 이 의식을 거쳐야 여성은 성인으로서 대우를 받고 결혼도 허용되었다.

(4) 일부다처

대부분의 현대사회는 일부일처(monogamy), 즉 한 명의 남자와 한 명의 여자사이의 혼인만을 법적으로 인정하나 20세기 초반만 하더라도 많은 문화권 내에서 두 사람 이상의 아내를 인정하는 일부다처제(polygamy)를 허용하고 있었다. 일부다처는 현재도 이슬람 문화권과 아프리카 종족 내에서 찾아 볼 수 있다.

(5) 일처다부

일부다처와는 반대로 한 여자가 여러 명의 남편을 두고 있는 경우로 일부다처나 일부일처에 비해 드물다. 이 제도는 남자의 숫자가 여자보다 월등히 많거나 여성우위인 사회에서 생겨났다.

3) 성에 관한 다양한 연구

지난 세기 동안 많은 학자들은 성에 대한 개념과 새로운 이론을 확립하고자 하였다. 초기의 성 문제에 관한 연구는 비과학적이고 다소 부정적인 측면이 내재되어 있기는 하지만 나름대로 몇 가지 중요한 의미를 주었다. 1910년 허쉬펠드(Hirshfeld)는 동성애가 성도착증이 아니라는 것을 밝혔다.

그 후 성 연구는 앨프레드 킨제이(Alfred Kinsey, 1984~1945)에 의해서 그 체계가 확립되었다고 볼 수 있다. 킨제이는 인간의 성적 행동을 분석하기 위하여 최초로 통계학적 방법을 도입하였으며 이를 이용하여 새로운 이론을 확립한 최초의 성 연구가라 할 수 있다. 그의 연구는 대략 5,300명의 남자와 5,940명의 여자를 개인적인 면담을 통하여 작성한 성생활 기록을 바탕으로 두 권의 저서(1948년의 '남성의 성적행동(Sexual behavior in the human male)'과 1953년의 '여성의 성적행동(Sexual behavior in the human female))'을 출판하였다. 혼전 성관계, 혼외 성관계, 동성

연애, 동물과의 성 접촉 등에 관한 내용은 그 당시 매우 충격적이었다. 이 보고서에 나타난 중요한 발견은 보편적이라 인정되었던 성행위나 그렇지 못하다고 생각되었던 성행위가 일반인들 사이에서 많이 행해지고 있다는 사실이었다. 예를 들면 남성의 96%, 여성의 85%가 자위행위의 경험이 있다는 것이다. 킨제이 자신은 자위행위가 신체상 · 의학상 전혀 무해하며 여성의 경우는 오히려 적당한 자위행위로 얻는 만족이 결혼생활의 행복에 도움을 줄 수 있다고 주장하였다. 왜냐하면 대부분의 여성들이 성교동안에 오르가즘을 전혀 느끼지 못한 것으로 조사되었기 때문이다. 또 하나 킨제이 보고서의 충격적인 내용은 남자와 여자의 각각 37%와 28%가 동성애 경험이 있거나 호기심을 갖고 있다는 것과 여성들이 성교시 연속적으로 여러 번 오르가즘을 느낄 수 있다는 다중성 오르가즘(multiple orgasm)의 발견이었다. 이 보고서에 따르면 중산층 이상의 사람들이 하층 계급에 비하여 여러 가지 다양한 성행위를 즐기고 있는 것으로 나타났다. 킨제이 보고서의 파장은 매우 컸다. 몰래 혼자서 죄를 짓듯이 성 도덕을 위반하던 미국인들이 이 보고서 발표 후에 자신들의 행위가 남들과 크게 다르지 않다는 것을 알게 되었다. 그동안 존재했던 성 도덕과 현실행동 간의 괴리가 분명하게 드러났기 때문에 여성의 혼전 순결을 강조하는 빅토리아 성 도덕은 더 이상 유지 되기 어려웠다.

물론 킨제이의 보고서는 연구 결과 자체보다는 표본추출이 어떻게 이루어졌는가, 어떤 계층의 사람들을 대상으로 조사하였는가에 대한 비판을 받아 연구의 결과를 일반화하는데는 무리가 있다. 그리고 보고서를 작성하기 위해 면담을 했던 사람들이 모두 자발적인 지원자들이었으므로 대부분은 자신들의 성생활을 드러내기 좋아하는 개방적인 성격의 소유자일 가능성이 크다는 비판을 받았다. 하지만 여러 가지 비난에도 불구하고 킨제이의 연구는 인간의 성적 행동을 신뢰성있게 분석한 것으로 평가받고 있으며 다른 학자에게 많은 영향을 미쳤다.

매스터스와 존슨(Masters and Johnson, 1966)은 킨제이의 연구에 영향을 받아 인간의 성적 반응에 대한 생리적인 연구를 실험하였다. 그들은 276쌍의 부부와 106명의 독신 여성, 그리고 36명의 독신 남성으로 구성된 지원자들을 대상으로 성행위 동안에 일어나는 여러 가지 생리적인 변화를 관찰하였다. 이들의 연구는 다양한 성적 자극에 의해 인간의 신체, 특히 음경(페니스), 질, 유방, 유두 등이 어떠한 반응을 보이는지에 관해 과학적인 설명을 제공해 주었다. 이 연구 결과는 성불능, 불임 등의 제반 성문제를 임상에서 적용할 수 있게 하였다. 매스터스외 존슨의 연구는 성적 쾌락의 수치적 표준을 제시하였고, 즉 성을 즐기는데 장애가 있는 사람들을 치료하고 교육하는 구체적인 방법을 제시해 주었다는 점이다. 즉 이들의 연구는 성을 즐기지 못하는 것이 오히려 문제가 된다는 새로운 담론을 제공했다는 것이다.

헌트(Hunt)는 1974년에 '1970년대의 성적 행동(Sexual Behavior in the 1970's)'이란 보고서를 출판하였다. 미국 전역의 24개 도시에 거주하는 사람들을 무작위 추출하고 각 개인을 면접하여 그 내용을 분석하였다. 헌트는 여러가지 다양한 직업, 교육수준, 인종, 주거환경 등의 인구학적 특성을 가지고 있는 928명의 남자와 1,044명의 여자를 대상으로 그들의 전반적인 성적 양상을 조사하여 70년대 초반의 성적인 변화를 킨제이 시대의 결과와 비교하였다. 비록 킨제이보다 샘플 숫자는 적었으나 샘플 추출의 다양성에 있어서는 킨제이보다 더 정확하다는 평가를 받았다. 그의 결과에 따르면 킨제이 이후 혼전 성관계가 훨씬 증가하였으며 서로 다른 사회계층간의 성관계도 매우 다양해졌다.

1976년에 발표된 하이테(Hite) 보고서는 여성들의 성에 대한 전반적인 면을 다루어서 많은 주목을 받았다. 하이테는 다른 성 연구가와는 달리 폐쇄형(객관식) 질문을 사용하지 않고 서술형의 질문을 사용했기 때문에 통계처리를 할 수는 없었으나 각 설문에 답한 여성들의 성 행동을 좀 더 면밀히 분석하였다. 이 보고서에서 놀라운 사실은 단지 30%의 여성만이 성관계시 오르가즘을 느끼며 대부분은 자위행위에 의하여 오르가즘에 도달한다는 것이다. 하지만 하이테의 설문에 답한 3,019명의 여성들은 대부분이 사회적으로 활동이 많은 여성해방운동가, 낙태 자율화 지지자 등이었기 때문에 그 보고서의 결과를 전 미국여성의 의견으로 일반화할 수 없다는 비판을 받았다. 1987년 하이테의 '여성과 사랑(Woman and love)'에 의하면 응답한 4,500명의 직장여성 중 77%가 남자로부터 보다 인간적인 대우를 받기 원하는 것으로 나타났으며 결혼한 여성 중 70%가 혼외정사의 경험이 있다고 보고하였다.

최근 우리나라에서도 성에 대한 연구가 다양하게 진행되고 있지만 대부분 실태를 파악하고 있는 수준이다. 질병관리본부가 발표한 '2015년 청소년건강행태조사'에 따르면 10대 청소년 중 성경험이 있는 학생들의 평균연령이 13.2세(남학생 13.1세, 여학생 13.5세)였으며, 성경험률은 남중생 3.8%, 남고생 9.8%, 여중생 1.9%, 여고생 3.5%였고, 이중 성관계 경험자의 피임 실천율은 48.7%로 절반이 되지 않는 것으로 조사되었다.

최근 20세 이상 성인남여 1,090명을 대상으로 실시된 한국 성인의 성생활에 관한 조사에 따르면 성생활 만족도는 만족한다 41%, 보통이다 36.1%, 불만족한다 23.8%로 나타났고, 섹스리스(월평균 1회 이하)의 국제 평균은 20% 내외인데, 우리나라 기혼자의 평균은 36.1%로 국가 간 비교에서 월등히 높은 수치로 조사되었다. 일생동안 외도 경험 50대 이상에서 남성 53.7%, 여성 9.6%로 조사되었으며 성생활을 중요하다고 생각하는 사람들의 비율은 93.9%로 조사되었다(강동우, 2016)

노년층의 성에 대한 연구도 활발히 진행되고 있는데, 보건복지부에서 전국의 65세 이상 남녀 500명을 대상으로 성생활 실태를 조사한 결과 응답자의 66.2%가 '성생활을 하고 있다'고 밝혔다. 다른 조사에 의하면 66~70세 노년층의 62.0%가 월1회 이상 부부관계를 갖는 것으로 집계됐다. 건강한 노인이 증가하면서 노년의 성생활은 이제 부끄러운 일이 아니며, 삶의 질에 관계되는 중요한 부분이고, '노년의 성'에 대한 그릇된 상식도 바로잡아야 한다는 주장이 제기된다.

보건학적 측면에서 볼 때 한국은 상당한 성 위험상태에 있다. 사람들이 다수의 성 파트너를 갖고 있는 반면에 성에 대한 안전의식이나 안전한 성행동의 실천이 제대로 작동되지 않고 있다. 파트너의 성위험을 인지하거나 안전에 대한 커뮤니케이션을 시도하는 등의 성각본이 만들어져 있지 못하다. 상당히 많은 낙태가 이루어졌던 현실이 이를 증명하고 있다. 성 위험에 대응하는 연구나 국가의 정책 또한 취약하기는 마찬가지이다. 한국사회는 이러한 사정에도 불구하고 지금까지 성에 대한 사회적 담론이나 사회적 연구가 취약하다. 젠더(gender), 성(sexuality) 및 권력 구조 간의 밀접한 관계가 있음에도 불구하고 이에 대한 사회적 학문적 관심은 저조하였다. 성문제는 가족구조, 남녀관계, 성행태, 국가권력 등과도 매우 밀접하게 서로 연관이 되어 있으므로 여러 측면에서 연구가 더 이루어져야 할 것이다.

제 2 장

여성의 생식해부생리

1. 여성의 생식 해부(구조)
2. 여성의 생식 생리
3. 여성의 생식 질환

여성과 남성은 서로 다른 점보다 유사한 점이 더 많다. 하지만 본 장에서는 서로 다른 점에 좀 더 중점을 두어 여성의 해부학적 구조 및 호르몬과 월경주기를 포함한 생리적 기능에 관해서 설명하고자 한다.

01 여성의 생식 해부(구조)

남성과 여성이 유전(염색체) 및 호르몬적인 분화의 시기에 부응하여 진행되는 성의 발달은 성장기를 지나 사춘기 후반에 이르게 되면 생식기의 성숙이 절정에 도달하게 된다. 남성과 여성의 생식기관은 발생 초기에는 유사한 해부학적인 구조를 보이지만 사춘기가 되면서 확연한 차이를 보인다. 해부학적으로 말한다면 여성의 생식기관 구조도 남성의 경우와 같이 내부와 외부구조로 되어 있다. 여성 생식 기관은 외부생식기와 내부생식기로 구분한다.

1) 외부생식기(external structures): 외음부(vulva)

남성과 여성의 외부에서 보이는 생식기관을 외부생식기(genitals)라 부르며 이는 라틴어 genere, 즉 '아이를 낳다'라는 말에서 유래되었다. 여성의 외부생식기는 크게 치구(mons pubis), 음핵(clitoris), 대음순(labia majora)과 소음순(labia minora)으로 구분할 수 있으며, 이를 통틀어 외음부(vulva)라고 부른다(그림 2-1).

(1) 치구(mons pubis)

피하지방조직이 잘 발달되어 있는 부위이며, 사춘기 이후에 음모로 덮인다.

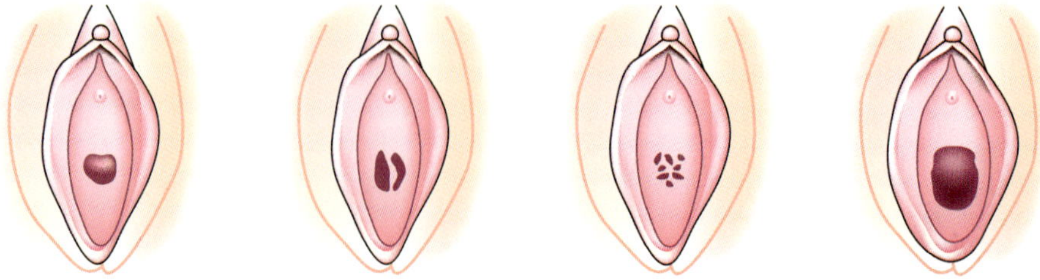

태가 있는 처녀막　사이막이 있는 처녀막　체모양 처녀막　경산부 질구

그림 2-1 처녀막의 형태

(2) 음핵(clitoris)

남성의 음경과 상동기관이며 외음부의 위쪽 끝에 위치한다. 성적으로 예민하며 신경과 혈관이 많아 흥분하면 발기하는 작은 조직이다.

(3) 대음순과 소음순(labia majora and labia minora)

대음순은 치구에서 항문 쪽으로 뻗어있는 종으로 된 피부의 주름으로서, 길이 **7~8cm**, 너비 **2~3cm**, 두께 **1~1.5cm** 정도이며 아래로 가면서 약간 경계가 희미해진다. 치구와 연결되어 있는 윗부분은 넓고 아래로 갈수록 점점 좁아져 회음으로 이어지는데 외성기의 윤곽을 이루고 있다. 해부학적으로 대음순은 남자의 음낭과 상동기관이다.

소음순은 대음순 안쪽에 위치하고 있으며, 역시 종으로 된 피부의 주름이다. 모양과 크기에 있어 개인차가 많다.

■ 질전정(vestibule)

좌 · 우의 소음순 사이에서 앞부분은 음핵에, 뒷부분은 회음에 의해 둘러싸인 함몰부이다. 성숙된 상태에서는 요도, 질, 좌우 바르톨린선 관, 좌우 요도측선의 관이 열려있다. 질전정의 점막 아래에는 양쪽으로 질 전정구가 있는데 태생학적으로 음경의 해면체에 해당된다.

■ 바르톨린선(Bartholin's glands or vestibular glands)

질구 양쪽에 한 개씩 위치하고 있는 점액을 분비하는 선으로, 성적으로 흥분하면 점액성 분비물이 분비되어 질 입구와 그 근방을 윤활하게 해 준다. 바르톨린선은 질의 괄약근 아래에 있으며 직경 **0.5cm~1cm**, 관의 길이는 **1.5cm~2cm**이다.

2) 내성기(internal structures)

체내의 생식기관을 내성기라 하며 직접 생식에 중요한 역할을 하는 것은 대부분 내부생식기이다. 내성기는 질(vagina), 자궁(uterus) 및 자궁경부(cervix), 난소(ovaries), 난관(fallopian tubes)으로 구분된다.

(1) 질(vagina)

외음부에서 자궁까지의 길이 **8~9cm** 정도 되는 근육의 관으로서 신축성이 강하고 탄력성이 있다. 신경은 분포되어 있지 않으며, 해부학적 구조로 볼 때 질의 앞부분에는 요도와 방광이 있고 질의 뒷부분에는 직장이 있다. 질 분비물의 산성도(pH)는 분비되는 난소 호르몬의 성상에 따라 다양해지는데, 성인 여자의 경우 일반적으로 4.0~5.0 사이이다.

질 입구의 조임근은 항문과는 8자근으로 연결되어 있으므로 항문을 조이면 이에 따라 질 입구도 조이게 된다. 질 입구을 제외한 질벽에는 음경에 강한 자극을 줄만한 수의근이 없음으로 질 자체는 음경을 압박하거나 자극을 줄 수 없다.

■ 처녀막(hymen)

질 입구를 덮고 있는 탄력성있는 얇은 막으로 모양과 경도에 있어서 상당히 개인차가 있다. 처녀막의 입구는 직경이 매우 다양하여 바늘구멍 크기에서 한 손가락 또는 두 개의 손가락이 들어갈 수 있는 경우도 있다. 또한 입구의 모양은 대개 반월형 또는 원형이나 사람에 따라서는 체모양(cribriform), 사이막형 혹은 격막형(septate)인 경우도 있다(그림 2-1). 일반적으로 처녀막 파열시 출혈이 동반되는 것으로 믿고 있으나 모든 여성에게 해당되는 것은 아니다. 손상되지 않은 원 상태의 처녀막이 처녀성의 상징인 듯 여겨지기도 했으나 이는 잘못된 생각이다. 처녀막의 파열과 함께 다량의 출혈이 있을 수도 있으며, 드물지만 처녀막이 매우 질겨서 성교 전에 절개가 필요한 경우도 있다.

■ Gräfenberg Spot(G spot)

질 내의 요도 아래쪽에 있는 단단한 조직을 자극하면 남성의 사정과 비슷한 현상을 일으키는 부분을 G 스폿이라고 한다. 1950년 독일의 산부인과 의사이자 성과학자인 그레펜베르그(Gräfenberg)는 여성의 질 내에 강렬하게 성감을 일으키는 부분이 있어서 그 곳을 자극하면 사정과 같은 반응을 일으킨다고 보고하였다. 그의 이름 첫 자를 따서 G 스폿이라고 이름을 붙였으며, G 스폿은 질 입구로부터 3~4cm 안쪽 질 상부에 있다. 모양은 난형이며 크기는 완두콩 정도인데 자극을 가하면 팽창한다. 이 곳에는 요도로 통하는 수많은 구멍이 있고, 팽창된 부분으로부터 분비액이 나온다. 이것은 요도로 통하는 작은 구멍 속에 정액과 같은 액체가 되어 요도 내로 흘러 들어가 사출되는데 이 현상을 여성의 사정반응이라 하며 이 때 여성은 강렬한 오르가즘을 느끼게 된다.

■ 질분비(vaginal secretions and lubrication)

질은 성적으로 흥분하면 그 내부가 분비물에 젖게 된다. 질액이 질 전체에서 스며나오는데 이 때 나온 질액(윤활액)을 애액(love fluid)이라고도 한다.

(2) 자궁(uterus)과 자궁목관(경부, cervix)

두꺼운 근육 벽으로 된 속이 빈 장기로서, 마치 서양 배를 거꾸로 놓은 듯한 모양이다. 자궁의 크기와 모양은 사람마다 다양하며 나이와 출산력이 큰 영향을 미친다. 출산경험이 없는 여성의 경우 보통 길이 6~8cm, 넓이 5cm, 깊이 3cm, 무게는 50~70g 정도 되며 방광과 직장 사이에서 앞쪽으로 굽어져 있다.

(3) 난소(ovaries)

자궁의 좌우에 한 개씩 부착되어 있는 타원형의 기관이다. 길이 2.5~5cm, 넓이 1.5~3cm, 두

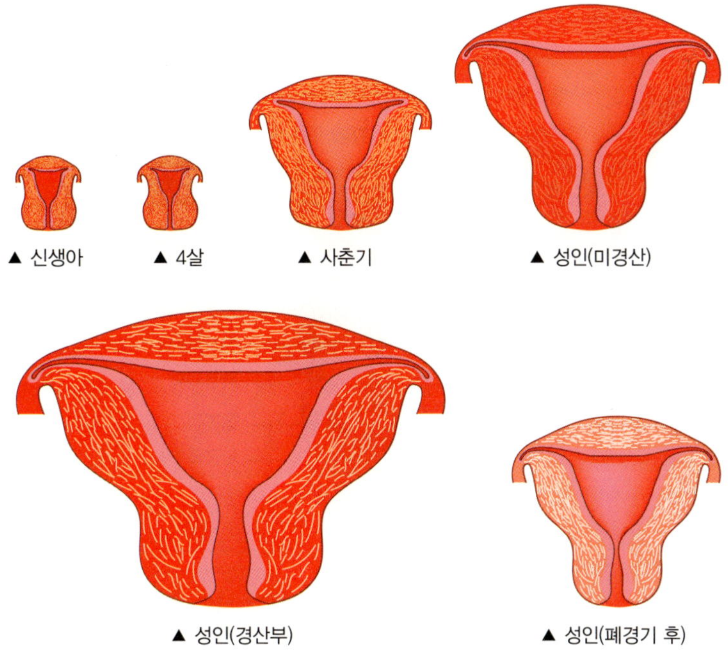

그림 2-2 연령별 출산경험별 자궁변화

께 0.6~1.5cm로 개인마다 크기가 상당히 다양하다. 출생시에는 좌 · 우 난소에 약 75만개의 미성숙난포(원시난포)가 구성되어 있으나 점차 소실되어 사춘기에 이르렀을 때는 약 40만 개의 미성숙난포가 남게 되는데, 좌 · 우 난소에서 교대로 한 개씩 성숙시켜 각 월경주기에 성숙난포를 배란시킨다. 여성의 일생동안 배란되는 난자의 수는 약 450개 정도이다. 또한 난소에서는 대표적인 여성 호르몬인 난포호르몬(estrogen)과 황체호르몬(progesterone)을 생산한다.

(4) 난관(fallopian tubes)

자궁의 위쪽 좌 · 우에 붙어있는 가늘고 긴 관으로, 깊고 굴곡이 있다. 두께는 부위에 따라 다양하여 가장 좁은 부위는 직경이 2~3mm, 팽대부의 가장 넓은 부위는 5~8mm 이다. 길이는 사람마다 다르나 보통 12cm 정도이고, 말단 부분(난관 팽대부)이 나팔모양으로 넓게 벌어져 있다고 해서 나팔관이라고도 하는데 그 끝은 손가락 모양으로 갈라져 있다(난관체부). 섬모운동과 연동운동으로 난자의 수송에 중요한 역할을 하며, 난관섬모운동의 방향은 자궁강을 향하고 있다.

3) 유방(breasts)

유방(젖샘)은 분만 후에 유즙을 분비하므로 기능상 여성의 생식기관과 관계가 있고 젖샘(유선)

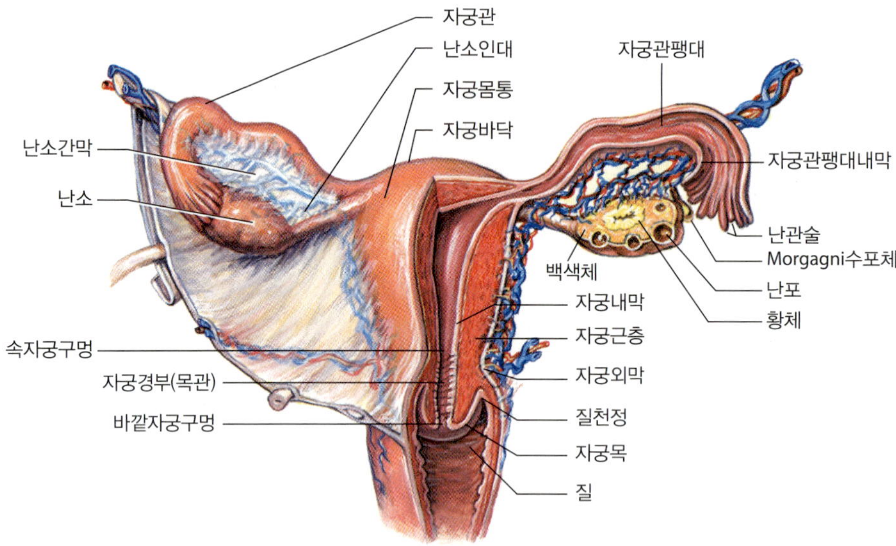

그림 2-3 자궁과 부속기관

은 유즙을 분비하고 생산하는 부위와 이를 유두로 연결시키는 관으로 이루어져 있다. 사춘기에 성호르몬의 분비가 증가하면 유방내의 샘조직(glandular tissue)들이 확대되기 시작한다. 이 성호르몬의 양이 월경 주기나 피임약의 복용, 임신 기간이나 유방내 샘조직의 부피에 따라 변하는 것이므로 여성의 유방 크기나 모양이 생리적으로 달라지는 현상을 보게 된다. 같은 생리적 주기의 여성들을 비교해보면 대부분 거의 비슷한 샘조직을 갖고 있는 것이 관찰되나 겉으로 나타나는 유방의 크기가 달라 보이는 이유는 이 젖샘조직 사이에 분포하는 지방량의 차이에서 비롯된다. 대체로 왼쪽의 유방이 오른쪽의 유방보다 약간 크다(Rome, 1992).

02 여성의 생식 생리

여성의 생식주기(reproductive cycle)는 많은 생리적 과정이 관여되지만 크게 두 가지 과정, 즉 난소주기(ovarian cycle)와 월경주기(menstrual cycle)로 구분한다. 이 주기는 30~45년 간 매달 일어나며 이러한 과정은 호르몬의 변화에 의해서 일어난다.

1) 생식기 호르몬(reproductive hormones)

호르몬은 체내의 항상성을 유지할 뿐 아니라 모든 생리현상의 발현과 생물학적 성숙에 도 관여하는 중요한 물질이다. 인체 내에서 분비되는 수많은 호르몬 중에서 특히 성의 발달에 관계하는 호르몬을 성선자극호르몬(gonadotropins)이라 하며 성선자극호르몬으로 난포자극호르몬(follicle–stimulating hormone: FSH), 황체형성호르몬(luteinizing hormone: LH), 에스트로겐(estrogen: 난포호르몬), 프로게스테론(progesterone: 황체호르몬), 안드로겐(androgen) 등이 있다(표 2–1).

난포자극호르몬(FSH)은 고환과 난소의 정상적인 성장을 촉진한다. 이 난포자극호르몬은 추후에 성인의 여성에게서 진행되는 배란에 필수적인 요소이며 성숙하고 있는 난자(난세포)를 둘러싸고 있는 난포(follicle)가 에스트로겐을 분비하도록 유도하는 기능을 갖고 있다. 또한 성인 남성의 정자 형성 과정에서도 난포자극호르몬은 중요한 역할을 한다.

황체형성호르몬(LH)은 여성의 난포성장의 최종 단계에서 난포자극호르몬과 함께 작용한다. 황체형성호르몬은 여성의 황체세포를 자극시켜 프로게스테론을 분비하도록 유도한다.

젖샘자극호르몬(lactogenic hormone: LTH)이나 황체형성호르몬(LH)은 프로락틴(prolactin)을 포함하고 있으며 임신 후반기부터 유방에서 모유의 분비를 촉진한다.

위에서 언급한 성선자극호르몬들은 남성과 여성의 생식 기관계의 내부 조직을 1차적으로 조절하고 통제하여 남성과 여성간에 나타나는 근본적인 생리적 구별을 가져오는 주요인으로 작용하고 있다.

대표적인 여성호르몬은 에스트로겐과 프로게스테론이다. 에스트로겐은 생식기관의 성숙, 월경과 임신에 관여하며, 프로게스테론은 가슴의 발달을 촉진하고, 자궁내막을 분비기로 유도하고 수정란이 착상할 수 있도록 준비해 준다. 표 2–1은 여성의 생식기에 관여하는 호르몬이다.

표 2-1 세포벽 구성성분에 의한 분류 (그람양성균과 그람음성균)

호르몬(hormone)	분비되는 장소	기능
에스트로겐 (estrogen: estradiol, estrone, estriol 포함)	난소(난포), 부신피질(adrenal glands), 태반	이차성징의 발달, 생식기간의 성숙, 배란, 자궁점막의 증식, 정기적 월경주기, 임신유지
프로게스테론(progesterone)	난소(황체), 부신피질(adrenal glands)	가슴발달촉진, 자궁내막을 분비기로 유도, 정기적 월경주기, 임신유지
성선자극분비호르몬 (gonadotropin–releasing hormone: GnRH)	시상하부(hypothalamus)	생식선의 성숙을 촉진, 정기적 월경주기
난포자극호르몬 (follicle–stimulating hormone: FSH)	뇌하수체(pituitary)	정기적 난소기능, 난포의 발달
황체형성호르몬 (luteinizing hormone: LH)	뇌하수체(pituitary)	에스트로겐과 프로게스테론의 생산을 도움, 난포의 성숙 및 배란

표 2-1 세포벽 구성성분에 의한 분류 (그람양성균과 그람음성균) 계속

호르몬(hormone)	분비되는 장소	기능
인간융모성선자극호르몬 (humanchorionicgonadotropin: HCG)	태아(embryo)와 태반	임신의 지속을 도움
테스토스테론(ttstosterone)	난소, 부신피질	성적 흥미를 자극하는데 도움
옥시토신(oxytocin)	시상하부(hypothalamus)	분만시 자궁을 수축함.
프로락틴(prolactin)	뇌하수체	젖의 분비를 자극
프로스타글란딘(prostaglandins)	모든 체세포	호르몬 반응, 근육수축

2) 난자형성(oogenesis)과 난소주기(ovarian cycle)

여성의 생식과정은 여성이 태어나기 이전부터 매우 복잡한 과정을 거친다.

(1) 난모세포의 발전(oocyte development)

사춘기가 시작되면서 얼마간의 난모세포는 감수분열을 계속하도록 자극받는다. 최종적으로 생성된 세포는 부모 세포가 핵 속에 가지고 있는 염색체의 절반인 23개를 갖고 있다. 제 1난모세포가 분열할 때에는 세포형질(cytoplasm)이 매우 다르다. 분열한 세포들 중에서 제 2난모세포라 부르는 것은 꽤 크고, 1차 극체라 부르는 것은 작다.

커다란 제 2난모세포는 정자와 결합하여 수정될 수 있는 미래의 난세포(난자: ovum)이다. 난모세포는 또다시 똑같지 않게 나뉘어져 2차 극체와 수정할 수 있는 비교적 큰 난세포 혹은 접합자를 만든다. 이렇게 만들어진 하나의 제 2난모세포 혹은 미래의 난세포와 하나의 극체는 난자형성(oogenesis)이라 부르는 과정의 결과이다. 수정된 후 제 2차 난모세포는 2차 극체와 태아를 만들 접합자로 분열하며, 극체는 더 이상 기능을 하지 않고 곧 퇴화한다.

(2) 난소주기(ovarian cycle)

여성의 난소에서는 약 28일을 주기로 하여 난포의 발달, 성숙난포로부터 난자배출 및 황체 형성이라는 일련의 과정이 반복적으로 일어나는데, 이를 난소주기(ovarian cycle)라고 한다.

① 원시난포

출생하기 전 성장기간 동안에 난소의 피질 바깥쪽에서 세포의 작은 그룹들이 수 백 만개의 원시난포(primordial follicles)를 만든다. 이러한 각각의 원시난포는 한 개의 큰 난모세포(primary oocyte)로 구성되어 있으며, 이 난모세포는 난포세포라고 하는 얇은 상피세포층에 빽빽하게 둘러싸여 있다. 난모세포는 성장기 초기에 감수분열을 하기 시작하나 그 과정은 곧 끝나고 사춘기까지 계속되지는 않는다. 일단 원시난포가 나타나면 다른 새로운 것은 형성되지 않고, 대신 난소에서 난모세포의 수가 감소하는데, 그 이유는 많은 난모세포가 퇴화되기 때문이다.

원래 생성된 수 백만개의 난모세포 중 1백만개 정도만이 출생 무렵까지 남아 있고, 사춘기에는 약 40만개 정도가 남는데, 실제적으로 여성의 생식가능기간에 난소에서 배란되는 난포의 수는 약 400개 정도이다.

② 난소주기(ovarian cycle)

난소의 주기는 시상하부와 뇌하수체 전엽에서 에스트로겐과 프로게스테론의 상호작용에 따라 난소의 활동과 난모세포의 성숙을 보통 3단계의 주기로 설명하며, 난소주기는 약 28일이 된다.

가. 난포기(follicular phase)

주기 첫 날에 뇌하수체 전엽은 많은 양의 난포자극호르몬(FSH)을 분비하며, 그 반응으로 난소는 성장한다. 이와 동시에 많은 원시난포들은 성숙해진다. 이 성숙의 과정 중에 난모세포는 커지고, 둘러싼 난포세포들은 과립세포라고 하는 층을 이룬 상피세포를 만들면서 유사분열에 의해 분화한다. 투명층이라 불리는 당단백이 생겨 과립세포와 난모세포를 분리시키는데, 이 시기를 1차 난포라고 한다. 한편 난포 밖의 난소세포는 2개의 세포층으로 나뉘어진다. 안쪽의 느슨한 결합조직과 혈관으로 된 내혈관층(난포내막) 밖의 치밀결합조직세포로 된 외섬유층(난포외막)으로 되어 있는데, 이 난포외막은 결합조직세포로 꽉 차 있다. 난포세포들은 증식을 계속하여 6~12개의 세포층이 형성되었을 때, 액으로 가득 찬 여러 개의 불규칙한 공간이 나타난다. 이러한 공간들은 곧 하나의 난포동을 형성하기 위해 결합하고 난모세포는 난포의 한쪽 면으로 눌린다. 이 단계의 난포는 직경이 0.2 mm 가량이며, 이를 2차 난포라고 부른다. 그 과정이 시작된 지 10~14일 만에 난모세포는 완전히 성숙한다. 성숙난포(그라피 안난포: mature or graafian follicle)는 직경이 10 mm 혹은 그 이상 되고, 액이 가득 찬 강은 수포처럼 난소 표면 바깥쪽으로 부푼다. 성숙난포 안에 있는 난모세포는 비교적 두꺼운 투명층으로 둘러싸인 큰 구형의 세포이며, 투명층 밖은 방사관으로 싸여 있다. 난포 안에 있는 난포세포들은 난모세포에 영양분을 공급한다. 그리하여 오직 하나의 난포만이 완전한 성숙에 이르고 나머지 난포들은 퇴화한다.

나. 배란기(ovulatory phase)

배란기는 약 11일경부터 배란이 일어나는 14일까지의 기간이다. 에스트로겐의 분비량이 최고조에 달했을 때 시상하부는 뇌하수체 전엽으로부터 황체형성호르몬을 분비하게 된다. 이 호르몬은 성숙된 난포로 부풀려지며 그 벽이 약해지기 시작하고 최종적으로 난포가 파괴되고 난모세포와 난포액이 난소의 표면을 통하여 밖으로 나올 수 있도록 난소의 외벽을 뚫고 나오게 하는데 이 과정을 배란(ovulation)이라고 한다.

다. 황체기(luteal phase)

황체기는 배란 직후인 14일부터 난소주기의 28일간 지속된다. 황체형성호르몬에 의한 자극으로 황체는 에스트로겐의 양이 많아짐에 따라 또 하나의 중요한 호르몬인 프로게스테론을 분비하기 시작한다. 황체형성호르몬의 유출은 난포에서 황체로의 변화를 촉진한다. 난자가 수정되지 않

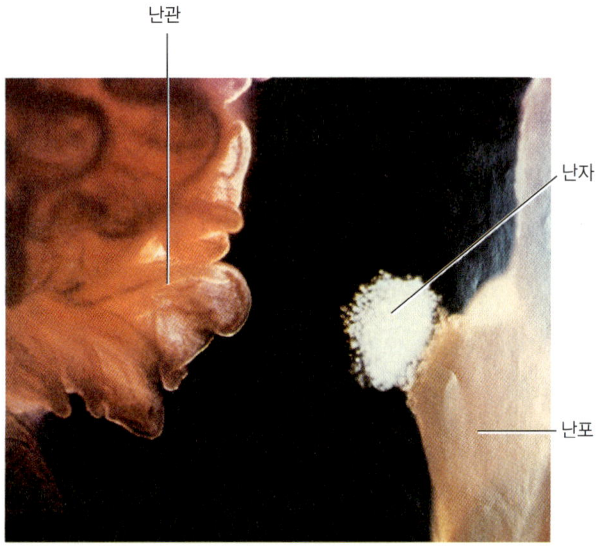

그림 2-4 자궁과 부속기관

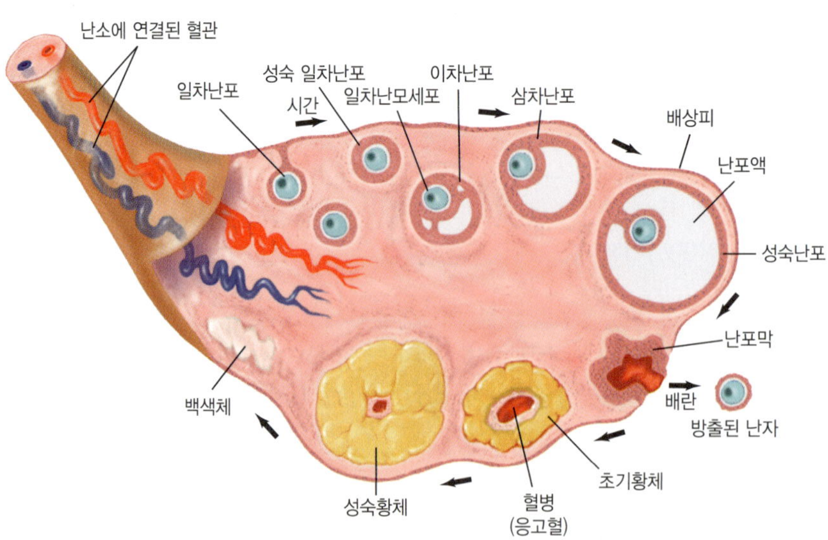

그림 2-5 난자와 난포의 단계(stages of ovum and follicle)

으면 황체형성호르몬의 혈중농도가 서서히 떨어져 황체는 쇠퇴하고 프로게스테론의 생산은 중단된다. 그러나 만약 수정란이 착상되면 황체의 활동은 태아발육을 위해 황체형성호르몬과 같은 호르몬이 계속 유지된다.

3) 월경주기 혹은 생리주기(menstrual-cycle)

(1) 월경주기의 단계(phases of menstrual-cycle)

여성의 생리주기 혹은 월경주기, 월경(menses)은 자궁내막에서의 규칙적이고 반복되는 변화에 의해 특징지워질 수 있다. 이와 같은 주기는 보통 13세경에 시작하여 중년까지 계속되며, 중년 이후에는 그 주기가 멈춘다. 여성의 첫 번째 월경(초경)은 난소와 여성생식 조절체계의 다른 조직들이 성숙해지고, 어떤 호르몬에 반응할 수 있게 된 이후에 시작된다. 이때 성선자극호르몬(GnRH)의 시상하부 분비는 난포자극호르몬(FSH)과 황체형성호르몬(LH)을 역치단계에까지 분비하도록 뇌하수체 전엽을 자극한다. 난포자극호르몬(FSH)은 이 기간 동안에 난포의 성숙을 촉진하도록 난소에 작용하며, 난포의 과립세포는 에스트로겐과 약간의 프로게스테론을 생산한다.

에스트로겐은 젊은 여성에게 다양한 이차 성징의 발달을 촉진하며, 반복적인 월경주기 동안에 에스트로겐은 이런 특징을 발달 · 유지시키는 일을 맡고 있다. 월경주기의 첫 주 혹은 그 정도의 기간에 증가되는 에스트로겐의 농도는 자궁내막이 두꺼워지는 것을 비롯하여 자궁내부의 변화를 가져온다. 한편 성장하고 있는 난포는 그 주기의 14일째까지 성숙을 끝마치고, 마치 수포와 같은 것이 부풀어 난소 표면 위에 나타난다. 이와 같이 자궁 내에서 일련의 변화가 일어나는 것을 월경주기라 하며 그 기간은 약 28일이다. 월경주기는 월경기(menstrual phase), 증식기(proliferating phase), 분비기(secretory phase)로 구분한다.

① 월경기(menstrual phase)

월경의 시작은 월경주기의 끝과 새로운 주기의 시작을 의미한다. 월경이 진행되는 동안에 자궁내막층이 벗겨지면서 분비물, 혈액이 배출된다. 월경(menstrual flow)은 보통 주기의 28일째에 시작하여 에스트로겐의 농도가 비교적 낮은 3~5일 동안 계속된다. 월경기는 새로운 월경주기의 시작으로 먼저 에스트로겐과 프로게스테론의 혈중농도가 낮기 때문에 시상하부와 뇌하수체 전엽은 활성화되기 시작하고, 그 결과 난포자극호르몬(FSH)과 황체형성호르몬(LH)의 농도는 곧 증가되는데 월경 후 5일째부터 일어나며 월경기가 끝나게 된다.

② 증식기(proliferating phase)

증식기는 약 9일 동안 지속된다. 이 기간동안 자궁내막은 두꺼워지고 에스트로겐의 농도가 높아진다. 황체형성호르몬은 황체의 발달과 프로게스테론의 분비를 촉진한다. 배란 즉 난모세포의 배출은 대개 다음 월경이 시작되기 전 14±1일 경에 난포자극호르몬과 황체형성호르몬의 양이 최고치에 달하는 시기에 일어난다. 난포자극호르몬의 분비가 증가된 결과로 난자를 에워싸고 있는 난포 내에 있는 액체의 압력이 증대되어 난포가 터지면서 자궁관의 자궁관술에서 난모세포를 방출하는 현상이 바로 배란이다.

③ 분비기(secretory phase)

배란에 이어 난소 내에 있는 난포의 잔여물들과 난포내막이 급속한 변화를 겪는다. 즉, 난포 액으로 채워져 있던 공간이 혈액으로 가득 차는데, 이 혈액은 곧 응고되고 황체형성호르몬(LH)의 영향으로 난소 내에 황체(corpus luteum)라고 하는 새로운 분비구조를 형성한다. 이 황체가 두 번째로 중요한 여성 호르몬인 프로게스테론의 분비를 담당하는 새로운 분비 기관이 되는 것이다. 결과적으로 황체가 형성되었기 때문에 프로게스테론의 혈중농도는 급격히 증가한다. 증가된 프로게스테론은 자궁내막에 작용하여 혈관과 분비조직의 증식을 초래하고, 또 자궁선에 작용하여 글리코겐과 지방질을 많이 분비하도록 한다. 그 결과 자궁의 내막조직은 태아에게 유리한 환경을 공급하는 영양소와 전해질 등의 액으로 가득 차게 된다.

혈중 에스트로겐과 프로게스테론의 증가는 뇌하수체 전엽으로부터 황체형성호르몬(LH)의 분비를 억제하게 되며, 또한 황체는 난포자극호르몬(FSH)의 분비를 억제하는 인히빈(inhibin)호르몬을 분비한다. 따라서 황체가 활동하는 동안 난소내의 다른 난포세포는 성장하지 못한다. 그렇지만 배란 중에 방출된 난자가 수정되지 않으면 황체는 그 주기의 대략 24일째에 퇴화하기 시작한다.

황체가 퇴화하면 에스트로겐과 프로게스테론의 분비가 급격히 감소하게 되고, 뒤따라 자궁내막에 있는 혈관들은 수축된다. 이 작용으로 두꺼워진 자궁내막에 산소와 영양소 공급이 감소되고, 일부 조직인 탈락막(decidua)은 곧 퇴화되어 떨어져 나가게 된다. 파괴된 세포 부스러기와 모세혈관에서 새어나온 혈액이 합해져 질을 통해 나가는데, 이를 월경(menses)이라고 하며, 보통 월경주기의 28일째에 시작하여 에스트로겐의 농도가 비교적 낮은 3~5일 동안 계속된다.

(2) 폐경(menopause)

월경주기는 사춘기 이후부터 40대 후반이나 50대 초반까지 비교적 규칙적인 간격으로 계속된다. 그러다가 어느 순간에 이르면 월경주기가 불규칙해지기 시작하고, 이로부터 몇 달 혹은 몇 년 후에는 완전히 멈추게 되는데, 이 때를 갱년기 혹은 폐경기(climacterium)라고 부른다.

이러한 폐경(menopause)은 난소의 퇴화가 주원인으로 여겨지고 있다. 즉, 약 35년 간의 반복적인 주기를 거친 원시난포는 뇌하수체의 성선자극호르몬(GnRH)에 대해 거의 반응을 하지 않는다. 따라서 난포는 더 이상 성숙해지지 않고 배란이 일어나지 않는다. 많은 여자들이 부신안드로겐에서 약간의 에스트로겐을 계속 합성하기는 하지만, 에스트로겐의 혈중 농도는 크게 감소한다.

감소된 에스트로겐 농도 및 프로게스테론의 결핍으로 인해 여성의 2차 성징도 다양한 변화를 일으키며, 질과 자궁, 난관의 크기가 줄어들기도 한다. 또 비뇨생식기계의 상피세포가 얇아지고, 골질의 감소로 골다공증이 야기되며 피부가 얇아진다.

폐경기 여성의 약 50% 가량은 얼굴과 목 등의 상체에 홍조(hot flashes)라고 부르는 더운 느낌의 불쾌한 혈관운동 증세를 경험한다. 그런 느낌은 30초에서 5분 정도 지속되며 한기와 땀이 동반될 수도 있다. 또 폐경기의 여성은 다양한 형태의 두통과 복통 및 피로를 경험한다. 이런 혈관운동 증세의 원인은 잘 알려지지는 않았으나, 성호르몬의 농도가 감소한데 따른 반응으로 시상하부에 의한 성선자극호르몬(GnRH) 분비의 변화 때문이다.

(3) 월경과 관련된 문제점(menstrual effects)

① 월경전 증후군(premenstrual syndrome: PMS)

월경전 증후군은 가임기 여성들이 월경주기에 따라 반복적으로 나타나는 여러 가지 형태의 신체적 · 정서적 · 행동적인 증상으로 인해 일상생활에 상당한 지장을 받는 현상을 말하는데, 여성 호르몬의 과다생성과 분비에 의한 것으로서 가임 여성의 약 40%에서 볼 수 있다.

월경 2~3일 전부터 월경이 시작될 때까지 소름이 끼치고 손에 쥐가 나거나 마비되는 듯한 느낌, 현기증과 피곤함, 복통, 유방압통, 체중증가, 부종 등의 육체적 증상과 더불어 불안, 우울, 초조감, 음식탐닉, 신경과민 등의 정신적 증상을 합해 150~200여 가지의 복합적 증상이 있다. 심한 경우 물건을 훔치기도 한다. 이러한 증세에는 개인차가 있는데, 전혀 아무런 장애가 없는 사람도 있으나 건강한 사람이라도 월경전증후군 증상이 있을 수 있다. 그러나 정도가 심하면 비정상으로 보아야 한다.

② 월경곤란(dysmenorrhea)

어떤 여성의 경우 월경 중에 골반경련(pelvic cramping), 월경통을 경험하게 되는데 이를 월경곤란증이라 한다.

③ 무월경(amenorrhea)

노화로 인해서 월경을 하지 않는 경우(폐경)를 제외하고 월경을 하지 않는 것을 무월경이라 한다.

4) 여성의 성적 반응(Female-sexual response)

(1) 발기

음핵과 질 입구 주위에 있는 발기성 조직은 성적 자극에 반응한다. 이 자극으로 척수의 천골부에서 나오는 부교감신경 충동이 발기성 조직과 관계가 있는 동맥을 확장시키면 혈액의 유입이 증가하고 유출이 줄어들며 발기성 조직이 부푼다. 동시에 질은 팽창하고 늘어나기 시작한다. 질구 양쪽에 한 개씩 위치하고 있는 점액을 분비하는 바르톨린선(Bartholin's gland)에서 성적으로 흥분하면 점액성 분비물이 분비되어 질 입구와 그 근방을 윤활하게 해 준다.

(2) 오르가즘(orgasm)

성적 자극이 최고조로 격렬해지면 부교감신경 충동이 대전정선의 점액을 질전정으로 분비하도록 자극한다. 이 분비는 질전정을 둘러싸고 있는 조직들과 질의 아래쪽 끝을 축축하게 하고 매끄럽게 하여 음경이 질 속으로 쉽게 삽입될 수 있게 한다. 음핵은 특별히 자극에 민감한 감각신경섬유로 가득 차 있다. 이러한 자극의 절정은 오르가즘(orgasm)이라 부르는 생리 · 심리적으로 안정된 즐거운 기분을 말한다. 오르가즘이 발생하면서 척수의 천골과 허리부분을 포함하여 일련의 반사작용이 시작된다. 이 반사작용의 반응으로 회음근이 수축하고 자궁과 난관의 근육이 활성화된다. 이러한 근육수축은 정자가 여성의 생식기를 지나 난관 위쪽 끝으로 이동하는데 도움을 주는 것으로 알려지고 있다. 오르가즘이 지나면 발기성 조직 안으로 혈액의 유입이 감소되고, 회음근과 생식기의 근육이 이완된다.

03 여성의 생식 질환

1) 자궁경부암

자궁은 체부(corpus)와 경부(cervix)로 구성되는데, 질에 연결된 자궁경부에 발생하는 악성종양을 자궁경부암이라고 한다. 여러 가지 암들 중에 암 예방 백신의 개발로 인해 최근 관심을 받고 있는 것이 자궁경부암이다. 자궁경부암은 전체 여성 암의 약 3.3%를 차지하고 있다. 2015년도 국가암등록통계사업에 따르면 자궁경부암은 10년 전에 비하여 다소 감소하는 추세이다(2013년 기준).

가. 자궁경부암 위험요인

자궁경부암의 원인은 아직 정확하게 밝혀지지 않았지만, 성생활이나 바이러스 감염 등 여러 가지 원인들이 작용하는 것으로 추정되고 있다. 자궁경부암의 발생 원인으로는 인유두종 바이러스를 들 수 있는데, 성 접촉에 의한 인유두종 바이러스(human Papillomavirus, HPV) 감염이 주된 원인이며, 자궁경부암 환자의 99.7%이상에서 고위험 인유두종 바이러스 감염이 발견된다고 보고된다.

또한 연령을 살펴보면 20세 이전에는 발병이 드물고, 30세 이후부터 발병률이 증가하기 시작하

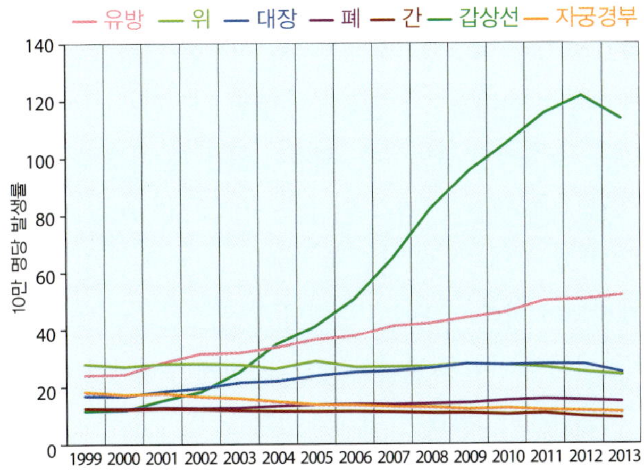

암종	발생연도		연간 변화율 (%)
	1999	2013	
갑상선	11.9	114.4	20.9*
유방	24.5	52.1	5.7*
대장	17.1	25.5	3.7*
위	28.3	24.0	−0.7*
폐	12.9	15.3	1.6*
자궁경부	18.6	11.1	−3.7*
간	12.6	9.2	−1.8*

*P<0.05

연령표준화발생률 : 우리나라 2000년 주민등록연앙인구를 표준인구로 사용

그림 2-6 연도별 연령표준화 암발생률 추이 : 여자

여 50대에 정점에 이른다. 그 이후에는 연령에 관계없이 발병률이 거의 일정하게 유지된다. 서구에 비해 남미, 아프리카, 아시아 지역에서 발생 빈도가 높다고 알려져 있고, 저소득 계층에서 많이 발병하며, 비위생적 환경, 빈약한 의료시설 등이 중요한 요소로 작용한다. 또한 16세 이전의 조기 성 경험자, 성교 대상자가 많은 여성, 아이를 많이 낳은 경험 등과 배우자의 불결한 성생활이 여성의 자궁경부암 발생과 밀접한 관련이 있다고 한다. 흡연과 경구피임약의 장기 복용, 성병 유무, 면역 기능 저하 등도 원인이 된다. 자궁경부암의 증상은 아주 천천히 진행되며 병이 악화되기 전까지 별다른 증세를 자각할 수 없는 경우가 많다.

나. 증상

대부분 성교 후 경미한 질 출혈이 가장 흔한 증상이다. 이러한 질 출혈은 처음에는 피가 묻어 나오는 정도이지만, 암이 진행되면서 출혈 및 질 분비물이 증가하고 궤양이 심화된다. 성관계 후에 질 분비물에 피가 섞여 나오는 것도 자궁경부암의 일반적인 증세이다. 환자에 따라서는 월경의 양이 많아지거나 기간이 길어지기도 한다. 암이 상당히 진행되어 자궁주위에 있는 방광이나 직장, 또는 척추뼈나 골반의 신경계통을 침범하게 되면 2차적인 증세가 나타날 수 있다. 엉덩이나 다리에 통증이 오거나 대소변 보기가 불편해진다. 특히 신장에서 만들어진 소변을 방광으로 보내는 통로 역할을 하는 요관의 경우, 자궁경관에 바짝 붙어 있는 까닭에 암조직이 퍼져나가게 되면 쉽게 막힌다. 따라서 얼굴이 붓고 먹은 것을 토하는 등의 요독 증세가 나타날 수 있다. 직장 출혈, 허리통증, 하지의 동통 및 부종, 체중 감소 등의 증상이 나타나기도 한다.

다. 예방

자궁경부암 예방에 있어서 가장 중요한 것은 자궁경부세포검사를 이용한 선별검사이다. 자궁경부의 세포를 채취해서 이상 세포의 유무를 현미경으로 관찰하는 방법으로 검사로 인한 통증이나 부작용이 거의 없는 매우 간편하고도 효율적인 방법이다. 월경이 없을 때 시행 받는 것이 좋고, 검사 전에 질 세척 등을 하지 않고 검사를 받는다. 검사의 민감도가 약 50~80%로 낮다는 단점이 있으나, 매년 반복적인 검사를 함으로써 대부분의 암을 초기에 또는 암이 되기 전단계에서 발견하여 치료 할 수 있다. 최근에 개발되어 이미 국내에도 도입되어 있는 인유두종바이러스 검사법은 90%이상의 높은 민감도로 세포검사의 단점을 보완하고 있다. 현재 우리나라의 자궁경부암의 검진권고안(대한산부인과학회, 국립암센터, 2001)은 아래와 같다.

- 방법 : 표준검사는 세포검사이다.
- 연령범위 : 성경험이 있거나 만 20세 이상의 모든 여성 단, 성경험이 없을 경우는 대상에 포함되지 않는다.
- 검진주기 : 1년 간격으로 세포검사를 시행할 것을 권장한다. 단, 치료 및 추적검사의 필요성에 따라 조절될 수 있다.

라. 치료

선별검사를 통하여 이상이 발견되면 조직검사를 통한 정밀검사를 하며, 필요한 경우 병변을 절제하여 암으로 진행되기 전 단계에서 치료를 함으로써 완치를 도모할 수 있다. 조직검사에서 자궁경부 상피내종양이 진단된 경우 등급에 따라 치료는 달라진다. 자궁경부 상피내종양 1단계의 경우 대부분 자연치유가 되기 때문에 면밀히 추적 관찰하면서 자연치유를 기다려볼 수 있으나 2, 3단계의 경우 자연적으로 잘 없어지지 않아 암으로 진행 될 수 있어 제거해야 한다. 현재의 선별검사와 그에 따른 추가적 치료는 암을 예방하는데 있어서 결정적인 역할을 하고 있지만 이러한 과정 자체가 환자들에 있어 최종 진단이 나올 때까지 불안감과 사회적, 의료적 비용을 초래하고 있다.

자궁경부암으로 진단되면 수술을 하기 전에 임상적으로 질병이 어느 정도 진행되었는지를 나타내는 병기(stage)를 결정하기 위한 몇 가지 검사를 시행하게 된다. 자궁경부암의 병기는 1기에서 4기까지 분류되어 있고, 각 병기에 따른 치료 원칙이 정해져 있다. 1기에서 2기 초에는 수술이나 동시화학방사선요법이 모두 가능하고, 2기 말 보다 더 진행된 암에 대해서는 동시화학방사선요법이 시행된다. 자궁경부암의 수술은 완치를 목적으로 하는 것이며, 제거되는 조직은 자궁과 자궁방조직, 골반림프절이 해당된다. 수술 후 병리 검사의 결과에 따라 보조적인 치료법으로 항암제 투여와 방사선 치료를 동시에 시행하는 화학방사선요법이 필요한 경우도 있다. 치료 후 5년 생존율은 1기 초의 경우 100%도 가능하지만, 1기 말은 80~90%, 2기 초는 70~80%, 2기 말은

60~65%, 3기는 35~45% 정도이다. 4기에 암이 발견되는 경우에는 치료에도 불구하고 5년 생존율이 15% 정도이다. 따라서 자궁경부암은 예방하거나 조기에 진단하여 치료하는 것이 중요하다. 그러나 병이 진행될 경우 파급 정도에 따라 완치율이 크게 감소한다. 따라서 자궁경부암 예방을 위해서는 첫 성교 연령을 늦추고, 성교 대상자 수를 제한해야 하며, 콘돔을 사용하고, 성 접촉 경험이 있는 모든 여성은 1년 간격으로 자궁경부 세포검사를 받는 것이 중요하다. 특히 출산이 끝난 이후부터는 정기적인 검진을 받아야 하며 조기 진단의 중요성에 대한 인식이 필요하다.

최근에는 자궁경부암의 발생을 사전에 예방할 수 있는 백신이 개발되었으며 이미 국내에 도입되어 획기적인 암 예방 방법으로 주목받고 있다. 2007년에 발표된 백신접종 권고안에서 9세 이상의 여아에서부터 접종이 가능하며 26세까지를 권장하였으나, 최적 접종 연령은 성 활동과 백신 효과 지속 기간을 감안하여 15~17세이다. 최근에 개정된 임상 접종 지침은 중년 여성을 대상으로 백신의 효능에 대한 임상연구를 바탕으로 4가 백신의 경우 45세, 2가 백신의 경우 55세까지 접종 가능 연령을 확대하였다. 인유두종 바이러스 백신은 다른 백신과 같이 접종 받을 수 있다. 인유두종 바이러스 백신 접종 후에도 자궁경부암 선별검사는 매년 받는 것이 좋다.

2) 난소암

난소는 3 × 3 × 3cm 정도의 크기로 자궁과 난관의 바깥 부위에 위치하며 난자와 생식세포를 저장하고 연령과 주기에 따라 여성 호르몬(주로 에스트로젠과 황체 호르몬)을 분비하여 월경과 임신, 신체 대사 등에 관여하는 중요한 기관이다. 난소암은 난소에 발생한 암이며, 암이 발생하는 조직에 따라 크게 상피세포암, 배세포종양, 성삭 기질 종양으로 구분한다. 이 중 난소 표면의 상피세포에서 발생하는 난소 상피세포암이 전체 난소암의 90% 이상 대부분을 차지한다.

난소암은 50~70세 사이에 제일 많이 발생한다. 자궁 경부암에 이어 두번째로 흔한 부인과 암이다. 2013년 보건복지부 암등록 통계에 의하면 매년 인구 10만명당 6.0명에게 새로 발병하고 있

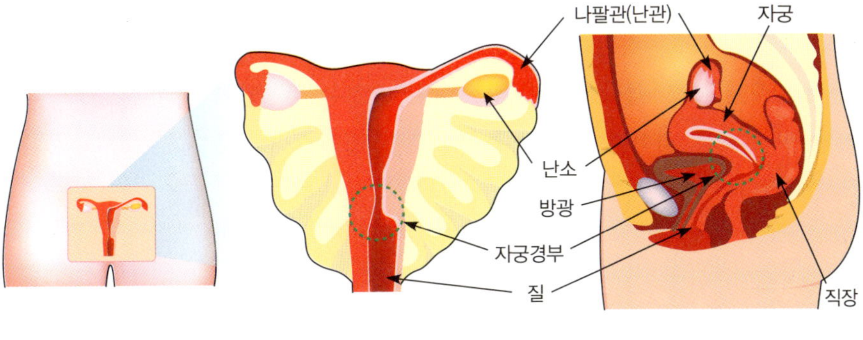

그림 2-7 여성생식기 구조

으며, 2009년-2013년 기준으로 5년 생존률은 62.0%로 조사되었다. 그러나 난소암의 약 90%를 차지하는 상피성 난소암은 대부분 3기 이상의 진행된 상태에서 발견되기 때문에 5년 생존율이 매우 나빠 40%가 채 되지 않는다. 정기 검진과 조기 발견이 매우 중요하다.

가. 위험요인

다른 암과 마찬가지로 난소암의 원인은 정확히 밝혀져 있지는 않지만, 첫째, 가족 중에 난소암 환자가 있는 경우 난소암에 걸릴 위험이 높아진다. 유전자 검사에서 양성일 경우 음성인 경우보다 난소암에 걸릴 확률이 10배 이상 높아지므로, 검진을 통한 조기발견이 매우 중요하다. 그러나, 95% 이상의 대다수 난소암은 가족력이 없는 환자에게서 발생하고 있다. 둘째, 본인이나 가족이 유방암, 자궁 내막암, 직장암 등의 과거 병력이 있는 경우 난소암에 걸릴 위험이 높아진다. 특히, 유방암과 난소암은 밀접하게 연관되어 있어 유방암이 생기면 난소암이 생길 가능성이 2배 높아지고, 난소암이 있으면 유방암이 생길 가능성이 3~4배 많아진다고 알려져 있다. 셋째, 배란 횟수가 적을수록 난소암에 걸릴 위험은 낮아진다. 임신은 난소암 발생을 방지하는 경향이 있어 출산 횟수가 한 번이면 출산을 전혀 하지 않은 여성에 비해 약 10%가량 위험이 감소하고, 세 번 출산을 하면 난소암 위험도가 50%나 줄어든다. 또한 출산 후 수유를 하는 경우에도 배란을 억제하여 월경을 지연시키기 때문에 난소암의 위험이 감소한다. 먹는 피임약을 복용하는 경우에도 피임약이 배란을 억제시키기 때문에 난소암의 위험을 감소시킨다. 나팔관을 절제하거나 자궁을 절제한 사람이 난소암의 발생률이 낮은 것으로 보고되었다. 넷째, 고지방, 고단백 식품을 섭취하는 식습관, 비만 등도 난소암의 위험을 증가시킨다.

나. 증상

여성의 복부는 만삭의 태아가 지낼 수 있을 만큼 팽창이 가능하기 때문에 복부 내 작은 기관인 난소에서 발생하는 암은 그 크기가 상당히 커지고 다른 곳으로 전이될 때까지 전혀 증상을 느끼지 못하는 경우가 많다. 따라서 증상이 있어 병원을 찾을 때는 이미 3기 이상 진행된 경우가 많아 수술 및 여러 차례의 항암약물 치료에도 불구하고 치사율이 높다. 난소암이 의심되는 경우에는 초음파, CT, MRI, 내시경/위, 대장 , 흉부 X선, 혈액 검사 등을 시행하며 개복술(開腹術)을 시행하여 조직 검사를 통하여 확진된다. 난소암의 증상으로는 골반 부위의 불편감이나 팽만감, 하복부 통증 등이 있으나, 초기 증상은 경미하여 증상만으로는 난소암이 아닌 경우가 많다. 암이 진행되면 복부 팽만, 오심, 하복부, 다리의 통증과 부종, 갑작스러운 체중의 변화, 배변이나 배뇨기능의 이상이 나타난다.

다. 치료

난소암의 기본적 치료방법은 수술로 가능한 모든 종양을 제거하고 항암제를 투여하는 것이다.

조직 검사의 결과와 수술 후 암 세포가 퍼진 정도를 토대로 병의 진행정도(1-4기)를 판단한 후 치료방침을 결정하게 된다. 일반적으로 난소암의 경우 진행된 경우가 대부분이기 때문에 항암제 효과를 높이기 위해 가능한 모든 암 덩어리를 제거하는 것이 원칙이다. 난소는 물론, 난관, 자궁 및 전이된 장기/대장, 소장, 복막, 간, 비장, 장간막, 임파선 일부 혹은 전체를 절제하여 병소를 완전히 제거하는 것이 원칙이나 연령, 병의 진행 정도, 향후 임신의 여부 등에 따라 치료가 달라질 수도 있다. 대부분의 진행된 경우에는 항암제를 투여하게 된다.

2장 Q & A

1. **Q 여성이 첫 성교 때 처녀막이 터져서 출혈이 없다면 처녀가 아니라는 것이 확인된다고 들었어요. 결혼한 첫날밤에 문제가 생기기도 한다는데...정말로 출혈이 있어야만 처녀인가요?**

A 그렇지 않습니다. 처녀막은 질입구 바로 안쪽에 얇은 살점으로 둘러쌓여 있습니다. 처녀막은 여성마다 다른 모습을 하고 있고, '둥근 원'처럼 생긴 것입니다. 원주변이 두꺼울 수도 있고, 얇을 수도 있고, 원이 하나일 수도, 둘일 수도 있습니다. 모든 여성들이 처녀막을 지니고 있는 것도 아닙니다. 있다고 하더라도 성장하는 과정에서 혹은 격한 운동을 통해서 쉽게 파열될 수 있기 때문입니다. 처녀막은 반드시 질구 전체를 덮고 있는 것이 아니며 질구 가장자리에만 있는 경우도 있습니다. 이처럼 처녀막의 모양은 매우 다양하고, 파열될 때 전혀 출혈이 없는 경우도 있습니다. 또한 수 차례에 걸친 성교로도 처녀막이 다치지 않을 수도 있습니다. 따라서 첫 성교 때의 출혈 여부로 처녀인지 아닌지를 분간할 수는 없습니다. 그런데도 이런 이유로 인하여 결혼 첫날밤에 파혼으로 치닫는 사례도 많습니다. 애꿎은 여성에게 비난을 하는 것은 성에 대한 무지에서 비롯된 것이라고 할 수 있습니다.

2. **Q 월경 혹은 월경주기란 무엇인가요?**

A 사춘기는 소녀들이 월경을 시작하는 시기입니다. 초경부터 폐경(보통 40대 혹은 50대)까지 매달 피가 섞인 소량의 액이 질을 통해 나옵니다. 이렇게 피가 나오는 시기를 월경주기라고 부르며 며칠(보통 3~7일)동안 계속 됩니다. 질에서 나오는 피는 임신을 하면 태아가 발달하는 자궁에서 옵니다. 실제로 월경주기는 임신을 하지 않으면 정상적으로 매달 나타납니다. 대부분의 여성은 월경주기 동안에 나오는 피를 흡수하기 위해 생리대를 하거나 탐폰(tampon)을 질 안에 넣습니다. 월경주기가 정규적 패턴으로 장착되는데 2년이 걸리기 때문에, 소녀들은 예기치 않게 월경이 시작되는 경우를 대비해서 생리대를 지니고 다니는 것이 좋습니다. 월경주기가 시작되는 초기에는 흔히 경련이나 불편함을 느낍니다.

3. **Q 월경을 시작했어요. 학교에서 배운 적이 있지만 어떻게 해야 할지 잘 모르겠어요.**

A 월경을 시작하면 당황스럽겠지만 월경 중에도 평소처럼 생활하면 됩니다. 다만 월경혈과 위생처리를 잘 하는 것입니다. 월경 중의 위생에서 중요한 것은 월경(생리)대를 잘 선택하는 것입니다. 직접 질 속에 삽입하는 탐폰은 월경 중인 여성들이 활발하게 움직일 수 있습니다. 우리나라에서는 결혼 전 여성들은 주로 외부 부착용 월경대를 사용하고 결혼 후에는 탐폰을 사용하지만 외국에서는 탐폰 사용이 혼전에도 빈번합니다. 월경(생리)대는 오랫동안 바꾸지 않으면 냄새가 나서 불쾌하고 위생에도 좋지 않으니 자주 갈아주도록 합니다. 교환 횟수는 개인의 월경량이나 필요에 따라 달라지는데, 월경량이 많은 둘째 날에는 두꺼운 것을, 밤에 잘 때에는 긴 것을 사용해서 옷이나 이불에 월경혈을 묻히지 않도록 합니다. 사용한 생리대는 그냥 버리면 다른 사람에게 불쾌감을 줄 수도 있기 때문에 돌돌 말아서 신문지나 휴지 등에 잘 싸서 반

드시 휴지통에 버립니다. 그리고 생리대를 바꾸기 전과 후에는 손을 깨끗이 씻도록 합니다. 월경 기간 중에는 몸에 꽉 끼거나 비치지 않는 넉넉하고 짙은 색깔의 옷을 입는 것이 좋습니다. 월경 중에는 질 속의 항균력이 약해져서 세균 감염이 될 수도 있으므로 주의해야 합니다. '뒷물' 즉 미지근한 물로 자주 씻어 주어 상쾌한 신체 상태를 유지하도록 하는 것이 좋습니다.

4. Q 월경이 시작되기 며칠 전부터 몸도 기분도 이상해져서 미칠 것만 같아요. 신경질도 잘 내고 기분이 우울해져요. 내가 이상한 건가요?

A 대부분의 여성들이 경험하는 것이며, 이것을 '월경전 증후군'이라고 합니다. 이런 증세가 나타나는 원인은 월경 과정에서 호르몬 분비에 변화가 생기기 때문입니다. 주로 월경을 시작하기 5~7일 전부터 또는 출혈이 시작되면서 나타납니다. 공연히 우울해지고 슬퍼지거나 초조해지고 때로는 잠을 이룰 수도 없는가 하면 학교나 집 어디서나 졸음이 쏟아지기도 합니다. 자꾸 먹고 싶고, 먹고 나면 체중이 갑자기 늘기도 합니다. 유방과 가슴 전체가 아파지기도 합니다. 대부분의 증세는 우울, 불면, 졸음, 하복부가 당기는 느낌이나 통증으로 나타나는데, 경우에 따라서는 부종이 생기거나 체중이 갑자기 늘기도 합니다. 하지만 월경이 시작됨에 따라 이 모든 증세가 사라지는 것을 느낄 수 있습니다. 그 증세가 가벼운 정도라면 허리 운동(전후 좌우 굴곡 운동)을 매일 3회씩, 1회에 5분 정도로 2~3개월간 계속하여 골반 근육의 수축 · 이완 작용을 증가시키는 방법으로 고칠 수 있습니다. 무엇보다도 바람직한 것은 정신력으로 극복해 나가는 것입니다. 간단한 활동이나 적절한 운동을 하면서 기분을 전환하는 것도 좋은 방법입니다. 또한 주변 사람들의 이해와 배려도 필요합니다. 물론 그 정도가 심한 경우에는 의사의 진단을 받고 치료를 해야 합니다.

5. Q 월경 때마다 배가 많이 아파서 힘이 들어요. 누구나 그런건지, 또 왜 아픈지 궁금해요. 그리고 배가 아플 때에는 어떻게 해야 하나요?

A 월경 때에는 심하게 아프지는 않지만 배를 가볍게 약간 잡아당기는 듯한 느낌이 드는 것이 보통입니다. 사춘기에는 월경에 익숙하지 않기 때문에 심한 통증을 느끼기도 합니다. 월경통은 대부분 초경이 있은 후 수개월 또는 2~3년 내에 배란성 월경이 되면서 시작되는데 여성의 80% 정도가 여러 가지 통증을 경험하게 됩니다. 하복부를 당기는 듯한 통증, 허리가 끊어질 것 같은 아픔, 머리가 빠개질 것 같은 두통만이 아니라 초조, 우울, 불안 등의 여러 가지 불쾌감을 경험합니다. 심지어 신경이 예민해져서 화를 잘 내고, 식욕도 없고, 졸리게 됩니다. 또한 월경전의 긴장으로 인한 월경통도 있을 수 있습니다. 그러나 대부분의 사람들은 그 정도가 심하지 않습니다. 보통은 일상 생활에서 지장을 느끼지 않는 정도라고 할 수 있는데 때로는 그 정도가 심해서 일상 생활이나 학교 공부에 지장을 초래하는 경우도 있습니다. 통증이 심할 경우에는 의사의 진찰을 받아 처방에 따라 약을 복용해야 합니다. 그렇지만 대부분의 통증은 정신력으로 이겨 낼 수 있으므로 약부터 먹는 행동은 피해야 할 것입니다.

6. Q 음모가 없는 여성도 있다고 들었는데 사실인가요?

A 음모가 없는 것을 무음모증이라고 부릅니다. 우리나라에는 약 9.7%의 여성들이 무음모증의 증상을 보인다고 합니다. 아직 무음모증의 원인은 밝혀지지 않았으며 유전에 의한 것이라고 보는 견해도 있습니다. 그러면 "무음모증의 여성은 성적인 면이나 외모에서 특별히 다른 특징을 나타낼까요?" "그렇지 않습니다." 무음모증이 성생활이나 임신 등에 지장을 주는 것은 아닙니다. 다만 여러 인종의 피부색깔처럼 유전성을 갖고 나타나는 하나의 차이일 뿐입니다. 그런데도 있어야 할 것이 없다는 데서 오는 심리적 고통과 그릇된 인식 때문에 결혼을 포기한 여성, 혼기를 늦추는 여성, 심지어 자살을 기도하는 여성도 있고, 이혼을 당한 여성도 있습니다.

제 3 장

남성의 생식해부생리

1. 남성의 생식 해부(구조)
2. 남성의 생식생리
3. 남성의 생식 질환

남성의 성기관 및 기능은 여성과 많은 점에서 다르나 여러 측면에서 유사한 점을 많이 가지고 있다. 우리는 앞 장에서 여성의 생식구조와 기능에 대해서 공부하였으며, 본 장에서는 남성의 생식구조와 기능에 관해서 기술하고자 한다.

01 남성의 생식 해부(구조)

1) 외성기(external structures)

남성의 외부 생식구조는 음경과 음낭으로 되어 있다.

(1) 음경(penis)

남성의 생식 기관 중에 우리가 흔히 성생활의 실행 기관이라 부르는 음경이 있다. 인간의 음경은 다른 종과는 달리 그 내부에 뼈대나 근육 구조가 없다. 음경은 가운데에 요도가 통해 있는 둥근 통과 같은 기관으로서, 방광 내에 고여 있는 소변을 배설하는 역할 이외에 질 내로 사정되는 정액의 통로 역할도 겸하고 있다. 해면체 조직으로 되어 있어 보통 때는 축 처져있고 아주 연하나 성적으로 흥분하게 되면 많은 혈액이 모여 음경은 딱딱하게 커지면서 발기한다. 사정이 끝나면 음경내의 해면조직을 채웠던 혈액이 빠져나가면서 본래의 상태로 돌아가 이완되면서 크기는 다시 작아진다. 길이는 평균 7~8cm 정도이고 중앙부에서 잰 둘레도 대체로 길이와 같으나 발기하면 길이와 둘레가 모두 커진다.

음경의 제일 앞부분을 귀두(glans penis)라 하며 남성의 생식기관 중 성감에 가장 민감한 곳이다. 여기에 요도구가 열려 있는데, 소변과 정액은 이곳으로부터 체외로 방출된다. 남아의 출생시 이곳은 음경꺼풀(prepuce, foreskin)이라는 여분의 피부로 덮여 있는데 흔히 포경수술을 통하여 포피를 제거하고 음경 귀두를 노출시키기도 한다. 귀두 끝부분에 요도의 출구가 있으며, 이 곳을 통해서 소변과 정액 그리고 정자가 배출된다. 귀두의 가장 윗부분은 화관모양으로 생겼으며, 이를 코로나(corona)라고 한다. 코로나와 몸체(shaft)가 만나는 부분에 생기는 급경사진 형태의 부위를 썰커스(sulcus)라고 한다.

음경의 크기는 동서고금을 막론하고 관심과 흥미의 대상이 되어왔지만, 실제로는 여성의 질은 다양한 크기의 음경을 적당히 맞추어 받아들일 수 있으므로 음경의 크기와 정상적인 성생활과는 무관하다. 더욱이 발기되지 않은 이완상태에서의 작은 음경은 성적흥분상태에 이르면 평상시의 큰 음경보다 상대적으로 더 많이 확대된다. 예를 들면 8cm 음경은 발기시 4cm 정도밖에 늘어나지 않지만 6~7cm 음경은 거의 두 배나 늘어나게 된다. 더구나 여성의 경우 성적 흥분을 느끼는

G 스폿은 질 입구로부터 약 3cm 정도 부위에 있기 때문에 남성의 음경이 아무리 크더라도 여성에게 더 큰 성적 감흥을 주지 못한다. 그러므로 여성파트너나 남성들이 음경크기에 대해서 특별히 신경을 쓰고 과민반응을 하는 것은 바람직하지 못하다.

(2) 음낭(scrotum)

고환과 부고환, 정관의 일부가 들어가 있는 주머니로서 음경 후방에 늘어져 있는 주름이 많은 주머니이다. 정자는 체온보다 약 1℃ 정도 낮은 온도에서 생산되는데 고환과 같이 남성의 중요한 기관이 체외에 나와 있는 것은 그 때문이다. 그러므로 너무 꼭 끼는 팬티나 청바지는 정자 생산에 좋은 영향을 주지 못한다.

2) 내성기(internal structures)

남성의 내부 생식 기관은 정자의 형성과 안드로겐 분비를 담당하고 있는 두 개의 고환(testes), 정세관(seminiferous tubules), 좌우 양측으로 존재하는 부고환(epididymis), 정관(vas deferens), 정낭(seminal vesicles), 사정관(ejaculatory duct), 전립선(prostate gland)과 카우퍼선(Cowper's or bulbourethral glands)으로 구성되어 있다(그림 3-1).

(1) 고환(testis)

여성의 난소와 비교되는 것으로, 성세포인 정자와 남성호르몬인 테스토스테론(testosterone)이 만들어지는 곳이다. 고환은 복강밖에 느슨하게 매달려 있는 음낭이라 불리는 주머니 형태의 피부 속에 들어 있다. 각 고환은 흰색을 띠고 있으며 타원형 모양으로 크기는 작은 계란 정도인데 그 곁의 측면에 붙어 있는 부고환에 고환 수출관으로 연결되고 있다. 고환을 단면으로 잘라 현미경으로 관찰해 보면 용수철처럼 촘촘하게 꼬인 아주 미세한 관인 정세관(seminiferous tubules)을 무수히 포함하고 있으며 수백 개의 작은 소엽들로 구성되어 있다(그림 3-1). 이들 각 정세관의 벽에 종자상피조직(germinal tissue)이 자리잡고 있는데 바로 이 안에서 정자가 끊임없이 생산된다. 정자형성(spermatogenesis)의 모든 단계가 끝나고 완전히 성숙된 정자(sperm 또는 spermatozoa)가 만들어지면 고환을 떠나 부고환에 연결된 고환수출관으로 이동을 한다.

(2) 부고환(epididymis)과 정관(vas deferens)

고환의 위쪽에서 고환과 연결되어 있는 연필 굵기 정도의 것으로서, 한쪽은 고환에 다른 한쪽은 정관에 연결되어 있다.

부고환의 가는 관과 연결되어 있는 정자의 수송관으로, 음낭의 가운데를 지나 위로 올라가고 방광의 뒤쪽으로 내려와 방광의 가까운 요도 입구에 열려져 있다(그림 3-2).

(3) 정낭(seminal vesicles), 전립선(prostate glands) 및 카우퍼선(Cowper's glands)

정낭은 정관에 의해 운반되어 온 무수한 정자를 사정으로 방출될 때까지 일시 보관해 두는 주머니이다. 일정기간이 지나도 사정되지 않은 정자는 소실되어 체내에 흡수된다. 정낭에서는 정액의 일부인 정낭액이라고 하는 투명한 한천과 같은 액을 분비한다.

전립선(샘)은 밤알과 같은 형태의 기관으로서 방광에 가까운 요도를 싸고 있으며, 정낭과 합류한 정관은 이 전립선을 통해서 요도 가운데에 열려있다. 전립선에서는 아주 진한 우윳빛 액체가 분비되는데, 이것과 정낭에서 분비되는 정낭액, 고환에서 생산되는 정자가 혼합된 것을 정액이라고 하고 정자의 운동이 보다 용이하도록 돕는 역할을 한다. 이곳은 젊은 남성에게는 감염이 매우 잘 되는 곳이며 나이든 남성의 경우 전립샘에서 나타나는 암의 발생률이 꽤 높아 남성사망자의 약 2~3%를 차지한다는 보고도 있다(그림 3-1).

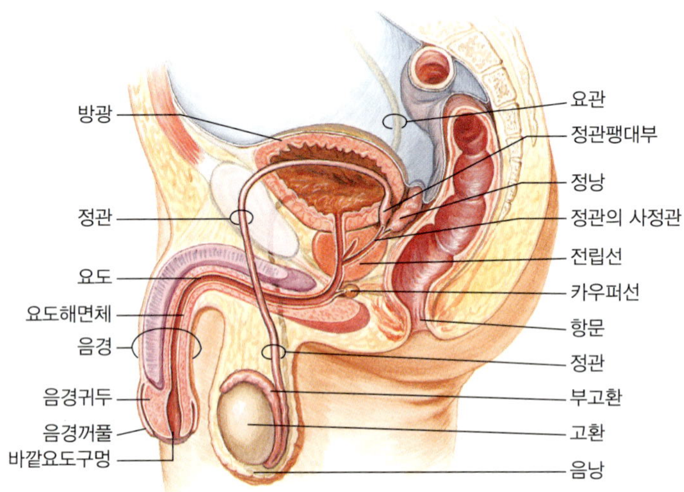

그림 3-1 남성의 생식기관

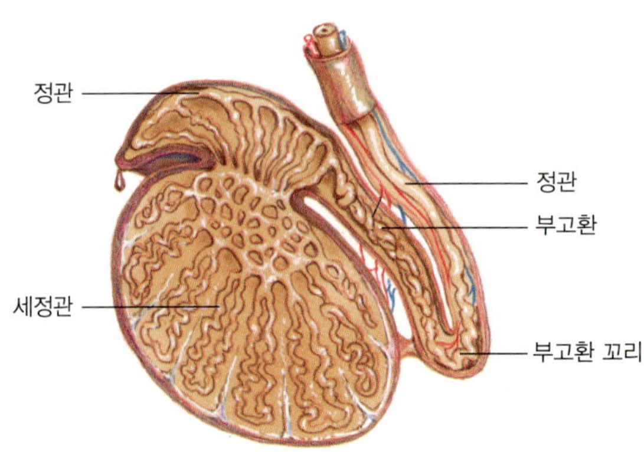

그림 3-2 고환의 횡단면

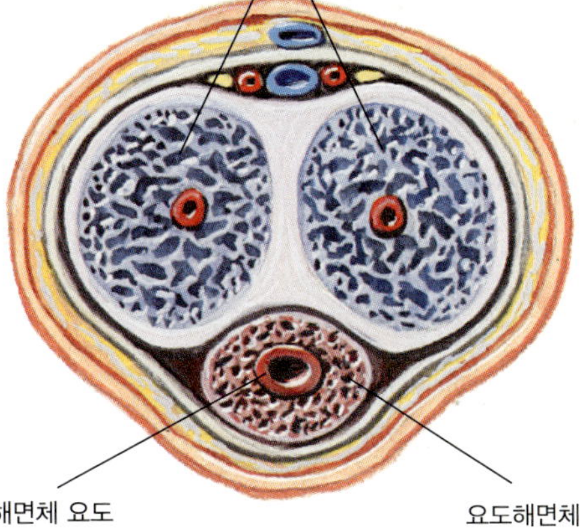

그림 3-3 음경의 횡단면

02 남성의 생식생리

정자의 형성과 유지 및 남성의 성적 특징의 발달은 크게 시상하부와 뇌하수체 전엽 및 고환에서 분비되는 호르몬들에 의해 조절된다. 시상하부는 성선자극분비호르몬(GnRH)을 분비하는데, 이는 혈관을 통하여 뇌하수체 전엽으로 들어간다. 그 결과 뇌하수체 전엽은 혈중으로 황체형성호르몬(LH)과 난포자극호르몬(FSH)이라고 하는 성선자극호르몬들을 방출하게 된다. 간질세포

표 3-1 남성생식호르몬

호르몬(hormone)	분비되는 장소	기능
테스토스테론(testosterone)	고환, 부신피질	정자생산을 자극, 이차성징의 발달, 주기적 성욕을 갖게 함
성선자극분비호르몬 (gonadotropin-releasing hormone: GnRH)	시상하부(hypothalamus)	정자생성동안 뇌하수체 자극
난포자극호르몬 (follicle-stimulating hormone: FSH)	뇌하수체(pituitary)	고환에서의 정자생산 자극
간질세포자극호르몬(ICSH)	뇌하수체(pituitary)	고환의 간질세포의 발달을 촉진하여 남성 호르몬인 테스토스테론을 분비
인히빈(inhibin)	고환	FSH의 분비를 억제함으로써 주기적으로 정자를 생성하도록 함
리랙신(relaxin)	전립선	정자운동성을 증가

자극호르몬(ICSH)이라고도 하는 황체형성호르몬(LH)은 고환의 간질세포의 발달을 촉진하여 남성 호르몬인 테스토스테론을 분비하게 하며, 난포자극호르몬(FSH)은 정세관의 지지세포(sertoil's cell)를 분화 · 성숙시키고 정자발생세포를 자극하여 정자 형성을 촉진한다(표 3-1).

1) 성호르몬

남성호르몬은 통틀어 안드로겐(androgen)이라는 용어로 부르는데, 그 중 대부분은 고환의 간질세포에 의해 생산되고, 일부는 부신피질에서 합성된다.

테스토스테론이라고 하는 호르몬은 안드로겐 중에서 가장 많으며 혈액으로 들어가 혈장단백과 결합하는데, 이는 다른 스테로이드호르몬의 경우처럼 표적세포의 수용체와 결합함으로써 효과를 나타낸다. 표적세포에 결합하지 못한 테스토스테론은 대개 간에 의해 담즙이나 오줌으로 배설될 수 있는 형태로 변한다. 이러한 테스토스테론의 분비는 태아의 발육기간에 시작되어 13~15세 사이에 급속히 증가한다.

고환에서 황체형성호르몬은 간질조직세포인 라이디히(Leydig)세포에서 테스토스테론의 합성과 분비에 관여한다. 난포자극호르몬은 테스토스테론과 함께 세정관에서 정자생산을 자극한다. 그러므로 정상적인 정자생산에는 황체형성호르몬과 난포자극호르몬이 모두 필요하나 테스토스테론 생산에는 황체형성호르몬만 필요로 한다.

안드로겐(androgen)의 주된 기능은 성선자극호르몬의 분비조절, 성분화 과정에서의 남성화, 사춘기 이후의 성 성숙과 기능을 유도하는 것이다. 생물학적으로 안드로겐은 활동성있는 호르몬, 즉 디하이드로테스토스테론과 에스트로겐으로 변환되며, 디하이드로테스토스테론은 남성 성분화와 남성화에 관여한다.

안드로겐은 남성과 여성에서 모두 에스트로겐으로 변환된다. 그러므로 테스토스테론의 생리적 효과는 테스토스테론 자체의 효과와 활동성있는 안드로겐과 에스트로겐 대사물의 효과가 합쳐 이루어진다.

(1) 테스토스테론(testosterone)의 작용

테스토스테론은 수정 후 8주가 되면 태아의 고환세포에서 생산되며, 이는 음경, 음낭, 전립선, 정낭 및 다양한 관들을 포함하는 남성 생식기관의 형성을 자극시킨다. 또한 앞에서 언급한 바와 같이 고환을 음낭으로 내려가게 한다.

사춘기에 이르면 테스토스테론은 고환의 성숙과 생식기계의 여러 부속기관들을 자극하여 남성의 2차 성징의 발달을 일으킨다. 이러한 2차 성징은 성인 남성의 육체적 특징을 형성하는데, 첫째는 얼굴 · 가슴 · 겨드랑이 · 치골부분에 체모의 성장을 증가시키고, 둘째는 후두가 커지고 성대의 주름이 두꺼워지면서 변성이 된다. 셋째는 피부가 두꺼워지며, 넷째는 어깨가 넓어지고 허리가 비교적 가늘어지며 근육이 발달한다. 다섯째는 골격이 크고 튼튼해진다.

또 다른 테스토스테론의 작용으로는 세포의 신진대사와 혈액의 평균 적혈구 수를 여자보다 더 많게 하기 위해 적혈구의 생산을 증가시킨다.

(2) 호르몬의 분비 조절

남성의 이차 성징은 간질세포에 의해 분비되는 테스토스테론의 양과 직접적으로 관련이 있다. 그 양은 시상하부의 음성 피드백(negative feedback)기전에 의해 조절된다.

혈액에서 테스토스테론의 농도가 증가함에 따라 시상하부는 억제되고, 성선자극호르몬(GnRH)에 의한 뇌하수체 전엽의 자극은 감소된다. 이어서 뇌하수체에서 황체형성호르몬(LH(ICSH))의 분비가 감소되면 간질세포에 의한 테스토스테론의 합성이 감소한다.

테스토스테론의 혈중농도가 떨어지면 시상하부는 활성화되고, 그것은 다시 한번 뇌하수체가 LH를 분비하도록 자극한다. LH분비의 증가는 간질세포들이 더 많은 테스토스테론을 생산하게 해서 혈중 농도가 올라간다.

(3) 남성주기(male cycle)

남성과 여성을 비교한 연구에서 남성과 여성 모두 비슷한 심리적, 행동적 주기를 가지는 것으로 나타났다. 여성은 월경주기에 따라 변화가 잘 구분되는 반면에 남성은 테스토스테론의 분비 수준에 따라 영향을 받는지에 대해서는 분명하지 않다. 남성도 여성처럼 에스트로겐과 프로게스테론 분비량에 따라 분명하게 드러나지는 않지만 여성의 경우와 마찬가지로 주기변화를 경험한다. 하루를 기준으로 볼 때 남성의 테스토스테론의 양은 저녁 8시경에 가장 낮으며, 아침 4시경에 가장 높다(Gorman, 1992). 일년을 기준으로 할 때는 봄에 다소 낮으며 가을에 높다. 테스토스테론의 분비량이 기분, 정서나 정신적 과정에 어떤 영향을 미치는지는 밝혀지지 않고 있지만, 한 연구에서는 정신적 수행에 관한 실험을 한 결과 남성은 가을보다는 봄에 더 수행을 잘했다는 연구가 있다(Gouchie and Kimura, 1991). 다른 연구에서는 남성의 기분은 4~9주 정도의 주기로 변화되고 있다는 연구도 있다(Ramey, 1972).

2) 정자형성(spermatogenesis)

고환에서 정자를 생산하는 것을 정자발생(spermatogenesis)이라고 하며, 이는 정세관에서 이루어진다. 정세관의 상피세포는 지지세포(sertoli's cells)와 정자발생세포(spermatogenic cells)로 구성되어 있는데, 지지세포들은 정자세포(spermatid)를 생성하는 정자발생세포들을 도와주고, 영양분을 공급하며 조절해준다.

정자세포의 발생과정은 먼저 아직 분화되지 않은 정자발생세포들인 정조세포(spermatogonia)

로부터 시작되는데, 이 세포들은 46개의 염색체를 갖고 있다. 사춘기 이후에 바깥 층의 정조세포가 분열 · 성장하여 제 1정모세포(primary spermatocytes)가 되며, 이는 1차 감수분열의 과정에서 2개의 제 2차 정모세포로 나누어지면서 22개의 상동염색체와 1개의 성염색체(X, Y중 하나)를 갖게 되고, 이는 다시 두 번째 감수분열을 통하여 각각 2개씩 4개의 정자세포(spermatid)가 되지만 염색체 수는 변동이 없다.

정자형성은 남성의 생식능력이 있는 동안에 계속 일어나고, 생성된 정자는 각 정세관의 관강에 모인 다음 고환망을 지나 한동안 머물면서 성장하게 되는 부고환에 이른다.

3) 정자(sperm)

하나의 성숙한 정자(sperm)는 길이 0.06 mm의 올챙이처럼 생긴 가느다란 모양이며, 납작한 머리와 원통형의 몸, 가늘고 긴 꼬리로 이루어져 있다(그림 3-4).

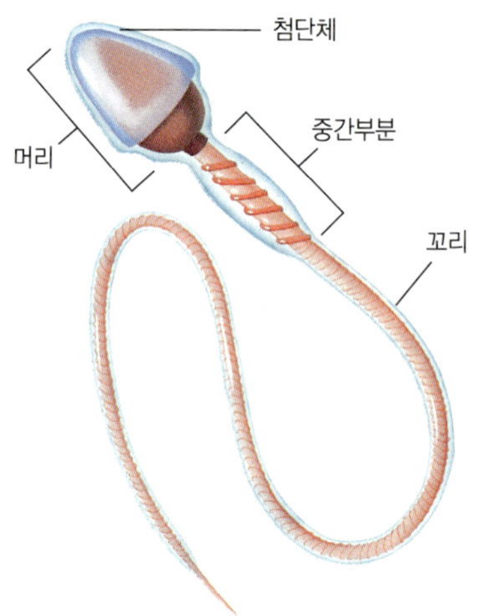

그림 3-4 정자의 구조

윤곽이 달걀형인 정자의 머리는 주로 핵으로 이루어져 있고, 23개의 염색체를 가진 염색질로 꽉 차 있다. 또한 앞쪽 끝에는 수정시 난세포를 뚫고 들어갈 수 있도록 리소좀같은 효소를 함유하고 있는 첨단체(acrosome)라고 하는 작은 부분을 가지고 있다.

4) 정액(semen)

사정하는 동안에 요도에 의해 바깥으로 운반되는 액을 정액(semen)이라고 한다. 이는 고환에서 나온 정자들과 정관, 전립선, 구요도선에서 나온 분비액으로 이루어져 있으며, pH 약 7.5의 약알칼리성으로 다양한 영양소를 가지고 있다. 또한 정자의 생존과 여성 생식기 내에서의 운동성을 강하게 해주는 프로스타글란딘(prostaglandins)을 함유하고 있다.

사정할 때 정액의 양은 2~5 ml 정도이며 그 속에 들어 있는 정자의 수는 1ml당 평균 약 1억 2천만 개이다. 정자는 여성의 생식기 속에서 정자의 첨단체의 막이 약화되어 난자의 막을 뚫고 들어갈 때 단백질 분해효소가 나와 난자의 벽을 용해시킨다. 정자는 남성 생식기관에서는 여러 주 동안 살 수 있으나, 밖으로 나오면 하루나 이틀 밖에 생존할 수가 없다.

5) 남성의 성적 반응(male sexual response)

(1) 발기(erection)

음경의 발기 조직은 동양혈관망이 발달해 있는데, 혈관의 내강은 보통 싸고 있는 평활근섬유의 수축이 부분적으로 일어나는 관계로 작다. 성적 자극시에 평활근이 이완하고, 척수의 천골부에 있는 부교감신경이 흥분하여 음경으로 가는 동맥을 확장시키면 음경은 팽창하게 된다. 동시에 동양혈관으로 들어간 혈액의 양이 많아짐으로 인해 압력이 높아지고 주위의 정맥을 압박하여 음경 밖으로 나가는 정맥은 혈액의 흐름이 줄어든다. 결과적으로 혈액은 발기성 조직에 축적되며 음경은 부풀어지고 늘어나서 발기(erection)가 된다.

(2) 오르가즘(orgasm) 및 사정(ejaculation)

성적 자극의 절정을 오르가즘(orgasm)이라고 하는데, 이것은 생리적으로 즐거운 기분과 정신적인 안정이 함께 느껴진다. 또 남성의 오르가즘은 방출과 사정을 수반한다.

방출(emission)은 고환에서 나오는 정자와 전립선 및 정낭에서의 분비물이 요도로 나와 정액을 형성하는 것을 말하는데, 방출은 척수로부터 나오는 교감신경에 의한 반응으로 일어난다. 이 신경의 흥분은 고환관, 부고환, 정관 및 사정관의 벽안에 있는 평활근의 연동수축을 자극하며, 동시에 다른 교감신경은 정낭과 전립선의 수축을 유도한다.

요도가 정액으로 가득 차면 감각신경이 자극되어 천수로 들어가고, 그 반응으로 운동신경은 음경의 발기성 조직을 수축시킨다. 이로 인하여 발기 조직은 압력이 높아지고 요도를 통하여 정액이 밖으로 나가게 되는데, 이 과정을 사정(ejaculation)이라고 한다. 방출과 사정은 순서가 정연하여 구요도선의 분비액이 제일 먼저 분비되고, 이어서 전립선액의 분비, 정자의 이동, 마지막으로 정낭에서 정액의 사정이 뒤따른다. 보통 사춘기 남성에게 있어 자발적인 방출과 사정이 잠을 자는 동안 많이 일어나는데, 이를 몽정(nocturnal emissions)이라고 하며, 이는 사춘기적 발달과 성적 성숙이 수반되는 호르몬의 농도 변화 때문에 일어난다.

03 남성의 생식 질환

1) 발기부전

발기부전이란 만족스러운 성생활을 누리는데 충분한 발기를 얻지 못하거나 유지할 수 없는 상태가 지속되는 것이다. 이로 인하해 야기되는 문제점들로는 자신감 상실, 배우자와의 갈등, 심리적 좌절 등으로 인한 개인적인 문제와 가정불화 등의 사회적인 문제 등을 들 수 있다.

① 위험요인

발기부전의 원인은 여러 가지를 들 수 있다. 심인성 요인으로 정서적 스트레스, 상대방과의 관계에서 오는 긴장, 우울증이나 불안 정서 등의 심리적 문제가 발기부전을 일으킬 수 있다. 또한 발기부전의 유병률은 흡연, 당뇨, 고혈압, 이상지질혈증 등의 심혈관계 위험인자들과 역학적으로 강한 상관관계를 보인다. 발기부전과 대사증후군과의 관련성을 조사한 연구에서도 대사증후군 환자들에서의 발기부전 유병률이 유의하게 높게 나왔다. 그 외에 호르몬제제, 고혈압 치료제 중 일부, 향정신성 약물 등도 발기부전의 원인이 되며, 뇌와 척수, 골반의 수술 및 손상도 발기부전을 야기할 수 있다. 만성질환도 발기부전에 영향을 미친다. 다발성경화증(뇌, 척수, 시신경을 포함하는 중추신경계에 발생하는 만성 신경면역계 질환), 신경계 질환, 우울증, 만성 신부전 및 간부전증, 만성 폐쇄성 폐질환, 피부경화증(피부가 굳어져 탄력이 없어지는 질환) 등도 발기부전의 원인이 될 수 있다.

② 진단

발기부전의 진단은 자세한 병력청취로부터 시작한다. 위험 인자를 충분히 고려하여 신체검사와 검사실 검사를 시행한다. 발기부전의 위험인자, 심혈관계 상태, 현재 복용 중인 약물, 발기부전 기간 및 정도 등에 대해 질문하여 진단한다. 그 외에 과거 골반수술, 외상, 방사선치료 병력과 음주, 흡연, 신부전, 당뇨, 신경질환, 정신질환, 심혈관계질환, 말초혈관질환 등에 대해서도 확인을 한다. 혈압 측정과 더불어 성기 바깥 부분에 대한 주의 깊은 검사를 하게 된다. 음경포피의 기형, 왜소음경, 요도상역 등을 조사하고, 고환의 크기, 경도, 대칭성 등을 확인한다. 기초혈액검사, 생화학검사, 요검사 외에 당뇨검사, 콜레스테롤 수치 측정, 호르몬 검사를 시행한다. 갑상선에 이상이 있는 환자의 경우 갑상선자극호르몬 검사를 시행하기도 한다. 설문조사도 실시하는데 국제발기능 측정 설문지(International Index of Erectile function)가 가장 널리 사용되는 설문지이다. 이 설문지는 발기능, 절정감, 성적욕구, 성교만족도, 전반적인 성생활 만족도 등을 평가하기 위한 것이다. 또한 야간 수면 중 음경발기검사를 한다. 야간 수면 중 발기 여부는 심인성 발기부전과 신체 기질성 발기부전을 감별하는 데 가장 중요한 검사 중 하나이다.

③ 치료

음경계 혈관이 의심되어 혈관계 수술을 고려하는 경우 혈관확장제를 음경 내에 주사한 후 음경 복합초음파로 혈관의 변화를 관찰하는 검사를 행한다. 해면체 동맥의 내경, 수축기 혈류속도, 이완기 혈류속도 등을 측정한다. 정맥이상이 의심되는 경우에는 음경해면체 내압 측정술 및 음경해면체 조영술을 선별적으로 시행할 수 있다. 발기부전의 치료법에는 여러 가지가 있다.

● 가역적 원인에 대한 교정

당뇨, 고혈압, 고지혈증 등이 동반되어 있는 경우에는 이를 우선적으로 치료해야 한다. 흡연, 비만, 운동을 잘 하지 않는 습관 등의 생활습관을 개선하는 것도 필요하다. 실제로 규칙적인 운동만으로도 발기부전이 호전될 수 있다는 연구 결과도 보고된 바 있다. 체중 조절에 있어서는 전체 체중도 중요하지만 복부 비만의 교정이 특히 중요한 것으로 알려져 있다.

● 경구용 약제

먹는 약제는 발기부전 치료 시 일차적으로 사용되는 방법이다. 약제로는 비아그라(Viagra), 시알리스(Cialis), 레비트라(Levitra)가 있고, 국내에서 개발된 자이데나(Zydena), M-빅스(M-Vix) 등도 있다. 이들은 약물의 흡수, 작용 시간 등에서 약간의 차이를 나타내지만, 약물의 작용 기전은 근본적으로 모두 동일하다. 이 약물들은 적절한 성자극이 선행되어야만 최대 효과를 나타낼 수 있다.

● 해면체 내 주사요법

경구 투여 약제를 사용해도 효과가 없는 경우 다음으로 시도될 수 있는 이차 치료법이다. 여러 혈관확장제를 단독 혹은 병합하여 주입하며, 먼저 안전한 주사법에 대한 교육과 적절한 용량 결정이 선행되어야 한다. 환자의 만족도는 매우 높지만 부작용으로 통증, 섬유화, 발기 지속증 등이 나타날 수 있다.

● 수술적 치료

주로 손상에 의하여 음경동맥이 부분적으로 막혀 있는 건강한 젊은 환자의 경우 음경동맥 재건술을 선택적으로 시행할 수 있다. 여러 치료법에도 불구하고 만족할 만한 발기 효과를 얻을 수 없는 경우에 일반적으로 고려할 수 있는 수술적 치료는 음경 보형물 삽입술이다. 음경 보형물은 비팽창형과 팽창형이 있고, 시술 후 만족도가 매우 높다는 장점이 있다. 감염, 미란, 통증, 음경 굴곡, 기계적 기능부전 등의 합병증이 발생할 수 있고, 일단 시술하면 자기 발기력은 완전히 소실되므로 선택에 매우 신중을 기해야 한다.

발기부전의 가장 흔한 원인은 노화이다. 인간의 노화를 막을 수 없는 것과 같은 원리로 노화과정으로 발생하는 발기부전을 막을 길은 없다. 그러나 모두가 늙어갈 수밖에 없지만 노력하면 노화가 가능한 더디게 진행하도록 할 수는 있듯이, 발기부전도 노력하면 발생을 가능한 늦출 수 있다. 성의 노화 방지를 위해서는 건강한 성생활을 유지하는 것이 무엇보다 중요하다. 발기부전의 예방을 위해서는 과다한 음주와 흡연을 줄이고, 적절한 운동과 균형적이고 건강한 식이요법을 병행하면서 규칙적인 생활을 하는 것이 정상적인 발기를 유지하는 데 도움이 된다. 충분한 수면과 적극적인 삶의 자세도 중요하다.

2) 조루

조루란 남성에게서 흔한 성기능 장애 중 하나로 정신장애의 진단 및 통계편람의 기준에 의하면 약간의 성적 자극으로도 질 내 삽입 전, 삽입 당시, 삽입 직후 또는 개인이 원하기 전에 극치감과 사정이 반복적 혹은 지속적으로 일어나는 것이다. 일부에서는 질 내 삽입에서 사정까지의 시간을 기준으로 하기도 하지만 최근에는 사정을 의지대로 조절하기 힘든 상태로서 배우자와의 성행위에서 만족을 얻지 못할 정도로 빠르게 극치감에 도달하게 되는 경우로 정의하고 있다.

조루증으로 인해 환자 본인은 심각한 스트레스 및 성적인 자신감, 만족감, 자존심이 저하되어 불안감과 우울함을 느낄 수 있고, 파트너에게도 심리적 스트레스를 유발하여 친밀감이 감소하고 관계에도 부정적 영향을 미칠 수 있다. 2008년 대한남성과학회가 19세 이상 성인 남성 2,037명을 대상으로 실시한 유병률 조사에서는 질 내 삽입 후 사정까지의 시간이 1분 미만인 경우가 2.5%, 1~2분이 5.4%, 2~5분이 23.6%로, 조사된 인원의 전체 31.5%가 질 내 삽입 후 사정까지의 시간이 5분 이하로 관찰되었다. 27.5%의 남성은 스스로 자신이 조루증이라고 생각하고 있으며 연령별로는 50대 이상에서는 36.8%, 40대는 30.7%, 30대는 24.6%, 20대는 23.4%가 본인 스스로 조루증이 있다고 생각하는 것으로 나타났다

① 위험요인

조루의 원인은 명확하지 않다. 과거에는 초기 성적 경험을 통해 형성된 조건 때문에 생긴 정신적인 원인으로 생각하였고, 성 상대와의 관계 악화, 성에 대한 지식부족, 정신내면의 요인 등도 원인으로 생각하였다. 최근에는 중추신경계뿐만 아니라 말초신경계 조절기능의 소실을 원인으로 본다.

② 진단

조루의 진단은 주로 환자에게 질문하고 경청하여 진찰하는 문진에 의해 이루어진다. 조루증의 증상발현 시작 시기, 빈도, 얼마나 오랫동안 조루증이 동반되었는지를 조사하고, 성생활의 빈도, 파트너와의 관계 등에 대한 평가가 필요하다. 질 내 삽입 후 사정 시간은 조루증을 진단하는데 있어 가장 객관적으로 환자의 상태를 나타낼 수 있는 척도이다. 그러나 아직 조루증을 진단하기 위한 공인된 질 내 삽입 후 사정시간에 대한 기준은 없는 상태로 객관적인 기준의 마련을 위해 많은 연구가 진행되고 있다. 2007년 국제성의학회에서는 일차성 조루를 항상 혹은 거의 대부분 질 내 삽입 후 1분 이내에 이루어지는 사정, 항상 혹은 거의 대부분 질 내 삽입 후 사정을 지연시킬

수 없는 상태, 이로 인해 고통, 괴로움, 좌절, 성적친밀감의 회피와 같은 성격에 부정적인 영향을 일으키는 상태를 조루의 기준으로 진단한다.

③ 치료방법

● 행동 치료

조루의 전통적 치료법으로 정지-시작법이 있다. 치료의 목적은 감각집중 훈련을 통해 강한 성적 자극을 받아들이는 데 목적이 있다. 사정 반사를 지연시키기 위한 방법으로 사정이 가까워졌다는 느낌이 들 때 귀두와 음경이 만나는 부분을 눌러 충동감을 지연시킨 후 다시 성행위를 계속하는 방법이다.

● 알파차단제

알파차단제는 전립선비대증에 주로 사용되는 약제이지만, 사정에 교감신경계가 작용하므로 알파차단제가 일정 부분 효과가 있을 것이라는 추론이 가능하다. 실제 임상 보고에서도 알파차단제가 가짜 위약에 비해 사정 잠복기를 연장시켰다.

● 다폭세틴, 속효성 세로토닌 재흡수 억제제

다폭세틴(dapoxetine)은 기존의 선택적 세로토닌 재흡수 억제제보다 효과가 더욱 빠르고 체내에서 빨리 배설되는 특징을 지녀 부작용을 더욱 감소시킨 약물로 최근 많이 사용되고 있다. 성행위 한 시간 전에 복용하여 효과를 내는 속효성의 장점을 가지고 있으며, 다음날 아침이면 약물이 체내에서 대부분 빠져나가 체내 축적이 되지 않게 되어 부작용이 감소하므로 현대인의 생활 패턴에 가장 적합한 약물로 평가되고 있다. 기존의 선택적 세로토닌 재흡수 억제제의 부작용인 오심, 구토, 두통, 설사, 어지럼증 등이 더 적은 빈도로 발생하여 보다 안전한 사용이 가능하다.

● 항우울제

선택적 세로토닌 재흡수 억제제인 플루옥세틴(fluoxetine), 파록세틴(paroxetine), 세트랄린(setraline) 등은 심혈관계에 미치는 영향이 적어 안전하고 성행위 4~6시간 전에 복용한다는 점이 특징이다. 그러나 간질 발작이나 불안증세가 있었던 환자이거나, 최근 심근경색증을 앓은 환자에게는 피해야 하고 모노아민 산화효소 억제제를 복용하는 경우 절대 금기이다. 흔한 부작용으로 오심, 구토, 두통, 불면, 불안, 감각혼란 등이 있다.

● 국소도포 치료제

국소마취제를 단독 혹은 병합하여 사용하기도 한다. 국내에서 생약제를 추출하여 제조된 S-S 크림도 사용되고 있다. 이러한 약제는 도포한 후 성행위 전 물로 세척해야 한다. 문제점은 여성의 질이나 음핵이 마취되어 성감각을 억제할 수 있다는 점이고 과량 도포 시 남성의 경우 성욕감퇴, 쾌감장애, 발기부전 등을 일으킬 수 있다.

● 배부신경 차단술

음경 귀두의 민감도가 증가한 경우 선택적으로 시행되는 수술이다. 그러나 배부신경차단을 한 모든 환자에게 효과적인 것은 아니며 신경 차단에 따른 신경통, 발기부전의 위험성 등을 고려하여 신중히 선택해야 한다. 배부신경차단술에 대해서는 서로 다른 의학적 의견들이 아직 완전히 정리되지 않은 상태이다.

3) 전립선암

전립선은 방광에서 요도 주변을 둘러싸고 있는 밤톨만한 크기의 남성 생식기관이다. 정액의 액체 성분을 분비하는 역할을 주로 하므로 정상적인 성생활을 위해서 중요한 기관이다. 전립선에서 만들어진 전립선액은 정소에서 만들어져 이동해 온 정자에게 영양을 공급하며, 사정된 정액이 굳지 않도록 액체 상태를 유지시킴으로써 정자가 활발하게 운동할 수 있도록 돕는다. 이러한 정자의 운동 능력은 난자와 만나 수정할 수 있는 능력과 직접적으로 연결된다. 전립선암은 전립선에서 발생하는 암으로, 서서히 성장하는 특징이 있다.

전립선암을 주목할 필요가 있는 것은 국내에서 발생하는 남성 암환자 증가율 중 가장 가파른 상승곡선을 보였기 때문이다. 전립선암의 급속한 증가는 이미 예상되어 왔다. 그 이유는 진단 기술의 발달, 노인인구의 증가와 식생활의 서구화를 들 수 있다. 인구의 노령화가 우리보다 빠른 서구에서는 전립선암이 남성 암의 1위로 올라선 지 꽤 됐다. 그나마 다행인 것은 특별히 악성도가 높은 경우를 제외하고는 병의 진행이 비교적 느리고, 치료가 어렵지 않다는 사실이다.

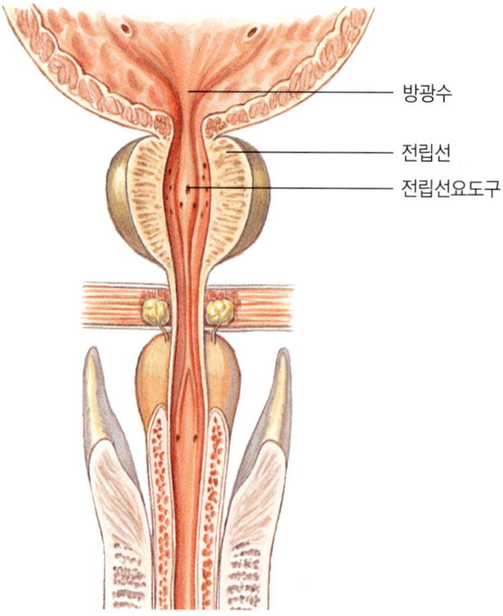

그림 3-5 전립선의 구조

우리나라에서는 2015년 보건복지부 암등록통계에 따르면 위, 대장, 폐, 간 다음의 순으로 전립선암이 발생된다. 인구 10만명당 26.2명 꼴이다. 그림을 보면 연간 발생률 변화가 가파른 것으로 나타난다.

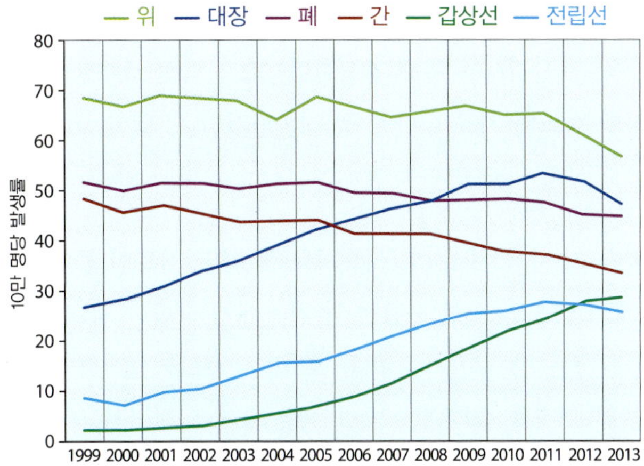

암종	발생연도 1999	발생연도 2013	연간 변화율 (%)
위	68.4	56.8	−0.8*
대장	27.0	46.9	5.0*
폐	51.9	44.9	−0.9*
간	48.5	33.7	−2.3*
갑상선	2.3	28.8	23.4*
전립선	8.5	26.2	10.5*

*P<0.05

연령표준화발생률: 우리나라 2000년 주민등록연앙인구를 표준인구로 사용

그림 3-6 남성의 연도별 연령표준화발생률 추이

① 위험요인

전립선암을 일으키는 발생 원인이 무엇인지 정확하게 알려져 있지는 않다. 다만, 연령은 전립선암의 가장 주요한 위험인자로 전립선암은 40세 이전에는 매우 드물지만 50세 이후에는 급격히 증가하게 되며 전립선암의 2/3는 65세 이상의 남자에서 발견이 되는 것으로 보고되고 있다. 식이의 정확한 영향에 대해서는 명확히 밝혀진 바는 없으나 육식을 많이 하는 사람이나 고지방의 낙농제품을 섭취하는 사람에서 약간의 높은 발생률을 보인다는 연구 결과가 있다

② 증상

전립선암의 증세를 살펴보면, 초기에는 뚜렷한 자각증세가 나타나지 않지만 전립선 비대증과 유사한 증상이 보이기도 한다. 회음부와 직장부에 압박감이 느껴지거나 이로 인해 불쾌감이 생기기도 한다. 종양의 크기가 커지면 요도가 압박되어 소변이 잘 나오지 않는 배뇨곤란 증상이 생기고, 이로 인해 소변을 보는 횟수가 잦아지며, 배뇨 뒤에도 잔뇨감이 들기도 한다. 또 혈뇨나 농뇨가 생기기도 하며 신기능 장애 등도 나타난다. 전립선암은 또한 뼈로 잘 전이된다. 뼈에 전이가 생겼을 때는 전이가 일어난 뼈 부분이 약해져 골절되기도 하며 통증이 발생한다. 근래 10여 년 사이에 전립선암이 급증하기 시작한 원인은 진단방법의 획기적인 변화에서 찾을 수 있다. PSA라고 하는 전립선특이항원이 밝혀지면서 피검사만 해도 암을 의심할 수 있게 된 덕분이다.

전립선암은 직장수지검사(손가락으로 항문을 통해 전립선을 직접 만져 보는 검사)에서 조직이 딱딱하게 만져지거나, 혈청 전립선특이항원(PSA)의 수치가 상승되었을 때, 또는 전립선 초음파 검사에서 이상 소견이 있을 때 의심할 수 있으며, 항문을 통한 조직검사를 시행하여 확진하게 된다. 일반적으로 50세 이상 남성에겐 1년에 한 번 혈액검사와 직장수지검사를 권고하고 있다. 손가락으로 촉진하는 직장수지검사를 통해 전립선에 단단한 결절이 만져지면 전립선암을 의심해 볼 수 있다. 이밖에 초음파와 세침생검, 조직검사를 통해 진단한다. 또 전립선 특수항원(prostatic specific antigen: PSA)으로는 암의 진행 정도와 치료의 반응 정도를 평가할 수 있다.

③ 치료

전립선 암 치료법에는 전립선 적출술, 방사선 치료, 호르몬 치료 및 기타 치료법 등이 있다. 전립선 적출술은 대략 70세 이하의 비교적 젊은 국소성 전립선 암 환자에게 적합한 치료법이다. 나이가 많거나, 이미 전이가 이루어진 환자는 방사선 치료 또는 호르몬 치료를 선택하게 된다. 전립선 적출술은 개복해서 전립선과 주변 조직을 잘라내는 방법이며, 과거에 전립선 적출술 후 발기부전과 요실금이 문제가 되었으나, 지금은 많은 부분 극복이 된 상태이다.

방사선 치료는 전립선 및 골반 부위에 수주에 걸쳐 방사선을 가하게 된다. 호르몬 치료는 전립선암 성장에 영향을 미치는 테스토스테론이라는 호르몬을 억제하는 약물을 사용하거나, 테스토스테론을 생성하는 고환을 제거하는 방법이다. 대부분의 암이 5년 생존율을 따지지만 전립선암은 생존율이 워낙 좋아 10년을 기준으로 하고 있다. 진단 당시 암 세포의 전이가 없는 국소성 전립선암의 경우 10년 생존율이 80% 이상으로 알려져 있다. 국소성 전립선암 환자의 경우 수술 후 설사 재발하더라도 방사선 치료 또는 호르몬 치료로 효과적인 암 억제가 가능하다. 그러나 전이성 전립선암의 경우 처음에는 호르몬 치료에 탁월한 효과를 보이지만 시간이 지나면서 치료에 반응을 하지 않는 호르몬 불응성 전립선암이 되기도 한다. 호르몬 치료를 오래하면 대부분 언젠가는 호르몬 불응성이 되므로, 간헐적 호르몬 요법을 통해 이 시기를 늦추려는 시도가 이루어지고 있다. 전립선 암의 예방을 위해서는 지방이 많은 음식과 육류 섭취를 줄이고, 녹황색 채소, 토마토, 콩 등의 음식을 많이 섭취하는 것이 도움이 되는 것으로 알려져 있다.

3장 Q & A

1. Q 고환이 한쪽밖에 없는데 어떤 지장이 있을까요?

A 정자를 생산하는 고환은 양쪽에 두 개가 있고 왼쪽이 오른쪽보다 크고 약간 밑으로 처져 있습니다. 고환이 한쪽밖에 없는 경우는 계류고환일 수가 있습니다. 이 경우 다른 한 개는 뱃속에 남아 있고 음낭에는 전혀 고환이 있지 않은 경우도 있습니다. 고환 중 하나만이 계류되어 있는 경우는 나머지 하나가 대상성으로 작용할 수 있으므로 수술까지 받을 필요는 없으나 일단 전문의사의 진단을 받아볼 것을 권합니다.

2. Q 내 고환은 짝짝이인가 봐요?

A 고환은 정자를 생산해 내는 기관입니다. 고환은 태아 시절에는 뱃속에 들어있다가 출생후 곧 음낭으로 내려와 밖에 머무는 것이 보통입니다. 고환을 뱃속에서 음낭으로 끌어내리는 데는 이유가 있답니다. 뱃속은 보통 체온인 섭씨 36.7도 보다 1도가량 높기 때문에 정자 생산에 차질이 생기게 됩니다. 온도가 높아질수록 정자 생산은 줄어들고, 따라서 아기를 수태시킬 수 있는 능력이 감소합니다. 고환이 짝짝이인 이유는 양쪽 고환이 충돌해서 파열되는 위험을 막기 위해서입니다. 양쪽 고환의 크기가 같은 사람은 거의 없습니다.

3. Q 어느 날 자고 일어났는데 팬티에 이상한 것이 묻어 있었어요. 이상한 꿈을 꾸었던 것 같은데...기분이 이상해요. 이게 뭘까요?

A 첫 번째 몽정을 경험한 것이며, 잠을 자는 동안에 사정을 했음을 의미하는 것으로 이것을 '몽정'이라고 합니다. 몽정은 남성으로 성장하는 과정에서 나타나는 자연스러운 현상이며, 결코 부끄러운 일이 아닙니다. 남성의 고환에서 하루에도 5천만 내지 1억 마리의 정자가 만들어지는데 자신도 모르는 상태에서 정액과 함께 밖으로 나오는 것입니다. 오줌이 방광에 많이 고이면 소변이 나오듯이 정액이 정관의 끝 부분에 모여 있다가 넘치는 현상이 일어나며, 밤사이에 성과 관련된 꿈을 꾸기도 합니다. 사춘기에는 대부분 이러한 방법으로 사정을 합니다.

제 4 장

사회적 성과 성역할

1. 사회적 성과 성역할

2. 성역할에 대한 이론

3. 사회적 성과 관련된 문제:
염색체와 호르몬에 의한 성의 이상

4. 성역할의 형성단계

우리는 어떻게 남성과 여성을 구분하는가? 여성과 남성의 생식기가 기본적으로 다르다는 것을 알기 때문에 생식기를 가지고 남성과 여성을 구분할 수 있다. 하지만 사회적 상황에서는 생식기를 가지고 성을 구분하는 것이 가능하지 않다. 이러한 구분은 나체촌이나 목욕탕에 가야만 알 수 있을 것이다. 우리는 성을 구분할 때 이차 성징 즉 가슴과 머리카락, 뼈의 구조, 키 등으로 구분한다. 그러나 인간의 모양이나 크기는 매우 다양하여 이러한 구분만으로는 성을 판단할 수 없다. 만약 사람이 멀리 있을 경우 신체적 특성이 제대로 보이지 않아 남성이냐 여성이냐를 판단할 때는 다른 특성에 의존하게 된다.

남성과 여성을 판단하는데 중요한 역할을 하는 것은 바로 옷이다. 대부분의 문화에서 남성과 여성의 옷은 다르기 때문에 우리는 쉽게 성을 구분할 수 있다. 옷 이외에도 신발이나 다른 장신구 등에 의해서 더 확실히 성을 구분한다.

또한 성에 따라서 그 사람의 행동양상이나 취향을 예측할 수 있다. 소년이라면 야구나 축구를 좋아할 것으로 생각하고, 소녀일 경우에는 인형이나 발레를 좋아할 것이라고 예측한다. 남자일 경우에는 자신의 명예나 경력을 위해 전념할 것이고, 여자라면 집안일이나 아이들에게 관심이 있을 것이라고 생각한다. 요즘은 이런 틀에 박힌 생각이 많이 변하고 있다. 하지만 개방적인 부모일지라도 아들이 인형을 좋아하고, 딸이 축구를 좋아한다면 걱정을 하지 않을 수 없을 것이다. 우리는 남성에게는 남성다움을 기대하고 여성에게는 여성다움을 기대한다. 이러한 성을 사회적 성이라 한다.

본 장에서는 우리사회에서 여성 혹은 남성이라는 것이 의미하는 것이 무엇인지 이들의 역할 즉 성역할에 대해 살펴보고자 한다.

01 사회적 성과 성역할

다음은 성에 대한 정의를 통해 사회적 성(gender), 성역할(gender roles) 및 성정체성(혹은 성동일시)에 대한 개념을 분명히 하고자 한다.

① 성(sex)

성(sex)은 생물학적 성을 의미하며 해부학적으로 남성인지 여성인지를 말한다. 이것은 염색체, 호르몬 및 생식기의 결합으로 인해 해부생리적으로 구분되는 성을 말한다. 예를 들면, 아기의 성은 아이가 음경(남근)을 가지고 있느냐 혹은 음순을 가지고 있느냐에 의해서 남아인지 여아인지가 결정된다.

② 성역할(gender role)

성(gender)은 사회적 성을 의미하며 개인이 속한 사회문화권에서 통용되는 남성다움(maleness)이나 여성다움(femaleness or femininity)을 나타내는 심리학적 성을 의미한다. 우리가 성(sex)을 남성과 여성으로 구분할지라도 우리의 성역할(gender role)은 어떻게 행동하는 것이 남성다움을 나타내고 여성다움을 나타내는지에 관한 것이다. 예를 들면, 남성에 대한 전통적인 성역할은 경쟁적이고, 강건하며, 공격적인 것이다. 여성의 전통적인 성역할은 아이를 낳고 돌보는 것이다. 그러나 성역할은 사회나 시대에 따라 다르게 설명된다.

③ 성정체감 혹은 성동일시(gender identity)

성정체감은 자신이 자기에 대해서 느끼는 성(gender)을 의미한다. 정체성은 흔히 순수하게 개인적인 차원의 자기규정이기보다는 특정 부류의 사람들과는 다는 자기존재에 대한 인식을 지칭한다. 사회학에서는 정체성을 보다 구체적으로 특정 집단에 대한 소속감을 의미한다. 대부분의 아동은 생물학적 성(sex), 생물학적으로 남성인 경우 사회적으로도 남성으로, 생물학적으로 여성인 경우 사회적으로도 여성으로 느끼면서 성장한다. 그러나 극히 소수의 사람은 생물학적 성(sex)과 사회적 성(gender)을 서로 다르게 느끼며 경우 성전환자(transgender)가 되기도 한다. 동성애 정체성 문제는 남과 다른 성적 성향의 문제이다. 즉 남성이지만 다른 성적 지향을 갖고, 여성이지만 일반 여성들과 다른 성적 성향을 가진 사람을 말한다, 흔히 "호모(homosexual)" 또는 "게이(gay)"라고 부른다.

④ 성적 지향(sexual orientation)

성적 지향은 자신이 이끌리는 이성, 동성, 혹은 복수의 성 또는 젠더를 나타낸다. 이 때의 끌림은 감성적인 것일 수도 있고, 성적일 수도 있으며, 이러한 것이 복합적으로 일어날 수도 있다. 최근의 연구에 의하면 성적 지향은 선택의 문제가 아니라는 결론을 내리고 있다. '성적 취향'이나 '성적 성향'이라는 용어는 종종 혼용되어 사용되지만 사회적으로는 다른 의미이다. 성적 지향의 분류에는 크게 반대 성에 이끌림을 뜻하는 이성애, 같은 성에 이끌림을 뜻하는 동성애, 두 성 모두 또는 때에 따라 둘 중 한 성에 이끌림을 뜻하는 양성애, 이분법적인 남성과 여성 외에도 모든 성에 이끌릴 수 있음을 뜻하는 범성애, 성적 이끌림이 없음을 뜻하는 무성애 등이 있다. 이러한 분류는 때로 논란을 불러일으킨다. 사람들마다 느끼는 이끌림이나 행동의 경향 및 강도가 제각기 다르기 때문이다.

⑤ 커밍아웃(coming out)

커밍아웃은 성소수자가 스스로 자신의 성정체성을 드러내는 것을 말한다. 주로, 게이, 레즈비언, 양성애자라고 밝히는 것을 뜻한다. 벽장 밖으로 나오다(coming out the closet)'라는 어구에서 유래되었고, 자신의 사상이나 지향성 등을 밝히는 행위의 뜻으로 확대되어 사용된다. 여기에서 자신의 정체성을 밝히지 않은 성소수자를 '벽장'이라고 한다. 한국에서는 2001년 9월 홍석천의 커밍아웃, 2002년 12월 하리수의 성전환수술 공개 이후 커밍아웃이 등장하기 시작하였다. 2007년 당시 영화배우로 활동하던 이시연이 자신의 성 정체성을 밝히고 성전환 수술을 하면서 성적 소수자들의 커밍아웃이 계속 등장하였다. 일반적으로, 커밍아웃은 세 가지 단계로 설명된다. 첫 번째 단계는 "스스로 알게 되는 것"으로, 정체성을 자각하게 되며 동성 간 관계에 열려있는 상태다. 이것은 종종 내적인 커밍아웃이라 불린다. 두 번째 단계는 가족, 친구, 동료 등 타인에게 커밍아웃하기로 마음 먹은 것을 말한다. 세 번째 단계는 일반적으로, LGBT[1]로 드러내놓고 살아가는 것이다.

⑥ 아웃팅(outing)

아웃팅은 타인의 성적 지향이나 성 정체성에 대해 본인의 동의 없이 밝히는 행위를 말한다.

사람들은 살아가는 동안 자신이 남자라는 것 혹은 여자라는 것을 인식하게 된다. 이같이 성역할의 사회화는 출생할 때부터 남성과 여성에게 부여되는 그 사회의 가치관을 의식적 혹은 무의식적으로 받아들임으로써 자신이 속해있는 성역할과 규범을 배운다.

02 성역할에 대한 이론

생물학적 성(sex)과 남성다움 혹은 여성다움의 사회학적 성(gender)과의 관련성은 무엇인가? 남성이 남성다운 것 혹은 여성이 여성다운 것은 천부적으로 결정되는가 아니면 사회적으로 학습되는가? 천부적으로 결정된다는 학자들은 해부학적인 차이가 호르몬의 차이를 가져와서 이 호르몬의 차이가 필연적으로 심리적 행위의 차이를 가져온다고 주장한다. 사회생물학자들은 남성에게는 남성다운 성격과 역할을 규정하고 여성에게는 여성다운 성격과 역할을 규정하는 서로 다른 유전적 특성이 있다고 여긴다. 예를 들면 남성은 독립적이고 경쟁적이어서 가족부양자의 역할을 하게 되고, 여성은 관계 지향적이며 감성적이어서 자식을 양육하고 가족을 보살피는 역할을 맡는 것이 적합하다는 것이다. 사회는 남성과 여성으로 나뉘고 둘이 성적으로 결합하고 동시에 사회적으로 분업화된 역할을 나누어 수행할 때 그 사회는 안정된 질서를 가지게 된다고 생각한다.

다른 학자들은 생물학적인 차이는 성의 차이를 가져오는데 매우 적은 역할을 하며, 남녀의 차이는 성장하는 동안 환경으로부터 서로 다른 성의 역할을 학습한 결과라고 주장한다. 즉 부모는 그들의 아들이나 딸에게 각기 다른 행동을 기대하고, 그 기대에 따라 아이들을 키우고 이로 인해

---

1) 성소수자 중 레즈비언(lesbian), 게이(gay), 양성애자(bisexual), 트랜스젠더(transgender)를 합쳐서 부르는 단어임

남자아이는 남자다운 행동을 배우고, 여자아이는 여자다운 행동을 학습한다는 주장이다.

이 두 주장에 대하여 아직까지 공통된 합의점은 없지만 두 주장 모두 남성과 여성의 성역할의 차이를 부분적으로 설명하기 때문에 함께 고려하는 편이 나을 것 같다.

1) 생물학적 이론

성 호르몬인 에스트로겐(estrogen)과 안드로겐(androgen)이 성의 분화를 가져오는 가장 중요한 생물학적 요인들이다. 이 호르몬의 역할에 대해서는 존스 홉킨스(Johns Hopkins)대학의 존 마니(John Money)가 연구해왔다. 그는 성 호르몬이 생리적인 성 발달에 지대한 영향을 줄뿐만 아니라 성심리 발달에도 큰 영향을 준다고 보고했다.

한 연구에서 그는 안드로겐이 과잉인 여자들에 대해서 연구했다. 여자들은 유전적인 결함으로, 혹은 어머니가 임신 중에 복용한 약 때문에 안드로겐을 지나치게 많이 분비하는 여자들이었다. 이런 경우 비록 유전적으로는 여자이지만 젖먹이였을 때의 외부성징은 남자의 모습에 가까웠다. 즉 과장되게 큰 음핵에서부터, 작은 음경에 가까운 성기의 모습을 하고 있었다. 때로는 이런 아기들을 위하여 분만 직후에 아기의 성기를 수술로 여성화하고, 필요할 때에는 안드로겐의 생산을 억제하기 위해서 코티손을 투약하기도 한다. 사춘기나 성인이 되어서는 일반 여성들과 육체적인 외모는 별로 차이가 없다. 그러나 마니는 이들의 행위나 흥미는 일반 여자들과 차이가 있다고 보고했다. 즉, 정상적인 소녀는 인형, 실내놀이, 드레스와 보석들을 더 좋아하는 반면 안드로겐 과잉인 소녀는 소년의 장난감에 더 흥미를 갖고, 여자 옷보다 남자 옷을 더 좋아한다. 또 여자 역할에도 흥미가 없다. 결혼 후에는 어린아이에게는 별로 흥미가 없고, 사회적인 경력에 더 관심을 갖는다. 그러나 이런 관찰만으로 성 호르몬이 여성적인 흥미나 행동에 지배적인 요인이라고 결론지을 수는 없다. 그 밖의 많은 요인들이 이 소녀의 소년기질에 영향을 줄 수가 있기 때문이다. 또 그 소녀의 부모도 어린아이가 태어날 때 보여준 성징의 애매함 때문에 남자아이처럼 다루었을 수도 있을 것이다. 그럼에도 불구하고 마니는 성 호르몬이 성 차이를 가져오는 큰 요인이라고 강조한다. 그러나 그는 동시에 사회학습이 성에 대한 자아인식의 형성과 성역할에 큰 요인이 된다고 역설한다.

생리학자인 다이아몬드는 호르몬이 임신초기에 태아의 두뇌를 남성화 혹은 여성화함으로서 성역할의 요인이 된다고 주장한다. 그는 남녀의 심리적 차이는 임신 후 4~5개월경에 확인할 수 있다고 하였다. 따라서 그는 생물학적인 요인이 사회학습보다 훨씬 더 성역할에 중요한 배경이라고 믿고 있다. 그는 환경적 요소의 중요성도 배제하지는 않으나, 그것은 발생초기에 프로그램 된 생물학적인 특성을 강화시켜주는 역할을 할 뿐이라고 주장한다. 그의 학설에 반대하는 학자도 많지만, 남녀의 심리적 차이에 생물학적인 요인이 중요한 영향을 주고 있다는 것은 인정해야 할 것이다. 호르몬이 발생 초기 대뇌의 프로그래밍에 영향을 준다는 마니의 학설은 남녀의 대뇌에는 차이가 있다는 많은 연구보고들에 의해서 지지를 받고 있다. 즉 인간의 대뇌는 두 개의 반구로 나누어져 있는 구조이며, 각각 서로 다른 기능과 능력을 가진 것이라고 밝혀졌다. 대뇌의 왼쪽 반구는 언어능력과 관계가 있고, 오른쪽 반구는 공간적 기능과 관련이 있다고 밝혀졌다.

남자와 여자의 대뇌에 차이가 있다는 것은 최근에 발견된 사실이다. 심리학자인 골맨(Goreman)은 성에 따른 대뇌 조직상의 차이에 대한 많은 연구를 발표했다. 그는 기능에 있어서 남자의 대뇌가 여자의 대뇌에 비해 두 반구간의 차이가 훨씬 심하게 분화되어 있다는 것을 발견했다. 한 예로 대뇌에 상처를 입은 성인의 연구에서, 오직 남자만이 왼쪽 반구의 대뇌에 손상을 입었을 때 언어장애를 가져오고, 또 오른쪽 반구의 손상에 의해서 공간인식의 장애를 가져온다는 것을 발견했다. 반면에 여성의 경우에는 좌우반구의 대뇌 손상에 따른 언어나 공간기능의 차이가 훨씬 경미하다고 보고했다.

이 발견은 시사하는 바가 많다. 즉, 남자와 여자는 같은 일에 대해서 각기 다른 반응을 보일 수 있음을 예측할 수 있는 타당성을 말해준다. 여자의 경우에는 대뇌가 공간기능과 언어기능에 있어서 덜 분화되어 있으므로 이 두 가지 기능을 종합하는데 있어서, 즉 읽는 일에 더 쉽게 적응할 수 있음을 예측할 수 있다. 그에 비해 남자의 경우에는 양쪽 대뇌의 기능이 각기 분화되어 있으므로, 두 가지 일을 동시에 하는데 더 용이할 것이다. 즉 이야기를 하면서 기계를 움직인다든지 하는 경우이다.

이 학설이 가져올 수 있는 결점은 **성차별을 합리화시키는데 이용**될 수 있다는 점이다. 만일 어떤 일에는 남자가 더 우수하고, 다른 일에는 여자가 더 우수하다는 사실이 과학적으로 확인된다면 생물학적인 특성이나 그 장점만을 살리면 되겠지만, 어떤 특정의 직업은 한쪽 성의 사람들에게만 허용될 것이며 성적인 차별에 대한 당위성을 주게 될 것이다.

사람들은 곧잘 어떤 차이를 우수성과 열등성으로 파악하려고 하는 경향이 있다. 비록 학자들이 성에 따른 기능의 차이를 증명해낸다 할지라도 그것을 어느 한쪽의 성이 다른 성보다 우수하다고 결론짓는 것을 합리화하는데 이용하거나 한쪽 성을 경멸하는데 이용해서는 안 될 것이다. 지금까지 보고된 연구에서는 남녀는 어떤 특수한 분야에서는 미미한 능력의 차이를 보이지만 이것은 서로 상쇄되는 것이어서 전반적인 면에서는 뚜렷한 우수성을 보이지 않는다. 다만 신경심리학자인 맥기네스(McGuiness)와 칼 프리브람(Karl Pribram)의 연구에서는 남녀의 뚜렷한 기능차이를 보고한 바 있다.

2) 정신분석이론

프로이드(Freud)에 의하면 인간은 태어나면서부터 성적인 욕구를 가지며 성적인 쾌감을 충족시킬 수 있는 성감대(eros zone)가 있다. 성감대는 아동의 발달에 따라 그 부위가 달라지며 성격발달 단계는 표 4-1과 같이 이러한 성감대의 부위에 따라 결정된다. 각 단계에서의 성감대의 경

표 4-1 프로이드(Freud)의 성격 발달

단 계	연 령	주된 특징
구강기	출생~12–18개월	빨고, 먹고, 깨무는 행위로부터 성욕 충족.
항문기	12–18개월~3세	변의 보유와 배설을 통한 성욕 충족.배변훈련을 통한 사회적 통제가 시작됨.
오이디푸스기	3세~5세, 6세	성기에 관심을 가짐, 오이디푸스 콤플렉스 동성의 부모 동일시, 초자아 발생
잠복기	5, 6세~청년기	성적 욕구가 잠복됨, 외부세계에 관심집중.
생식기	청년기 이후	오이디푸스적 환상의 재현, 독립의 욕구 형성, 내면세계에 관심 집중.

험이 성장 후의 성격을 결정해 주는 요체가 된다.

구강기(oral stage)는 발달단계의 첫 시기로써 출생에서 12~18개월까지 지속된다. 이 시기의 성감대는 입술 주위에 집중된다. 따라서 유아들은 입술 주위를 자극함으로써 성적 욕구를 충족시키려 한다는 것이 프로이드의 주장이다. 유아들이 젖을 빠는 것이 단순히 배고픔을 충족시키기 위함이 아니라는 것은 배가 부르더라도 빈 젖을 빤다거나 또 젖이 아닌 다른 어떤 것이든 입에 닿는 것은 무엇이든 빨려고 한다는 것에서 알 수 있다. 이 시기는 구강기 전기와 구강기 후기로 세분할 수 있다. 구강기 후기가 되면 이가 생기게 됨에 따라 깨무는 공격적 행동이 나타나기 시작한다.

프로이드의 주장에 따르면 인간의 욕구는 충족되어야 하지만 과도한 욕구충족도 바람직하지 않다고 한다. 욕구가 충족되지 못할 때 나이에 따라 계속적인 발달이 진전되어야 함에도 불구하고 그 단계에 머물러 있는 경향이 나타나는데 이를 고착현상(fixations)이라 한다. 한편 발달이 진행되는 경우 어떤 어려움이나 좌절을 경험하게 될 때 욕구충족이 앞의 단계로 되돌아가려는 경향이 생긴다. 이를 앞 단계로의 퇴행(regression)이라고 한다.

이 시기의 욕구좌절과 과도한 욕구충족에 의하여 나타나는 성인들의 성격적 요소는 많이 찾아볼 수 있다. 수다스러운 성격, 이야기 중 항상 남의 아픈 부분을 꼬집어 내어 상대방의 감정을 상하게 하는 성격, 기분이 언짢은 경우 무엇이든 먹고 싶어하는 성격, 껌을 씹을 때 지나치게 씹는 행동 등은 구강기 성격의 대표적인 예라고 할 수가 있다.

두 번째 발달 단계는 항문기(anal stage)이다. 이 시기는 12~18개월부터 시작하여 대략 3세 말까지로 성감대가 항문 주위로 옮겨진다. 따라서 아동들은 배설물의 간직과 배설을 통하여 성적욕구를 충족시키기 때문에 쾌감의 원천은 배설물이 된다. 이 시기의 유아들은 배변훈련을 받기 때문에 어머니와 유아 사이에는 치열한 배변 싸움이 벌어진다. 즉 유아들은 자신이 원하는 시기에 배변을 하려고 하고, 어머니들은 사회적 관행에 맞추려고 한다. 이러한 배변훈련에 의한 욕구충족과 좌절이 성인이 된 다음의 항문기 성격을 결정하여 준다. 지나치게 엄격한 배변훈련에 의하여 많은 욕구좌절을 경험한 경우에는 성인이 된 다음 만사에 지나치게 엄격하다. 이런 성격의 소유자들은 일상생활이 잘 정돈되지 못하여 견딜 수 없게 된다. 즉 모든 것을 잘 정돈하지 않으면

안 된다는 강박증에 쌓이게 된다. 이런 성격을 항문기 강박증 성격(anal compulsive personality)이라고 한다. 반면에 느슨한 배변훈련에 의하여 과다한 욕구충족이 이루어진 경우도 성인이 된 다음 특징적인 성격으로 나타나게 된다. 이들은 여러 면에서 단정치 못한 성격이 나타난다. 집안의 청소상태, 책상 서랍 심지어 자신의 호주머니 속까지도 지나치게 지저분한 경우의 사람들이 대표적으로 이 시기의 성격을 나타내는 사람들이며 이를 항문기 폭발성 성격(anal explosive personality)이라고 한다.

인간의 발달은 항문기에 이어서 남근기 혹은 오이디푸스기(phallic stage, **odipus** stage)라 불리는 시기로 옮아가게 되는데 3세부터 약 5~6세까지 지속된다. 이 시기는 성적관심이 성기로 옮겨가며 성기의 접촉을 통하여 성적쾌감을 얻으려 한다. 그러므로 유아들이 자신의 성기를 만지거나 주위 사람과 신체적인 접촉을 계속하려고 하는 현상은 흔히 찾아볼 수 있는 일이다. 이 시기의 유아들은 자신의 성적 요구를 충족시켜 줄 수 있는 대상은 어머니라고 생각하게 되어 어머니에 대한 근친상간의 욕구가 형성된다. 그러나 그들은 이와 같은 욕구가 충족될 수 없다는 사실을 쉽게 발견한다. 어머니는 아버지의 성적욕구 충족의 대상이며 따라서 자신과 아버지와는 경쟁관계라는 것을 알기 때문이다. 특히 이 시기의 유아들을 괴롭히는 사실은 만일 자신의 어머니에 대한 이러한 욕구가 아버지에게 발각된다면 아버지에 의하여 쾌락의 원천인 성기가 절단될 것이라는 걱정을 하게 된다. 이러한 불안을 거세불안(castration anxiety)이라고 한다. 유아들은 어머니에 대한 근친상간의 욕구와 이에 따라 일어나는 거세불안 사이에서 고민하게 된다. 이것이 오이디푸스 콤플렉스(oedipus complex)이다. 아동들이 오이디푸스 콤플렉스를 해결하는 방법은 아버지를 닮아 가는 것이라고 판단하게 됨으로서 모든 행동에서 아버지의 흉내를 내려고 한다. 왜냐하면 자신의 어머니에 대한 근친상간의 욕구를 감춤으로써 거세불안에서 벗어날 수 있고 또 아버지처럼 행동하면 어머니가 좋아할 것이라고 생각하기 때문이다. 이 시기의 욕구는 성인이 된 다음의 성격에 반영된다. 연상의 여인을 좋아한다거나 어머니와 같은 사람을 배우자로 맞이하려고 하는 사람, 극단적으로 마마보이같은 성격으로 나타난다.

여자아이의 경우 조금 다른 과정을 거친다. 여자아이들은 자신이 성적쾌감의 원천인 성기를 갖지 못한 것에 대한 열등감을 갖게 된다. 따라서 여자아이들에게는 남근선망(penis envy)이 일어난다고 프로이드는 말하고 있다. 이러한 주장은 많은 비판을 받기는 하였으나 여아들은 성기를 갖고 있는 아버지를 존경하게 되고 나아가서는 아버지와의 관계를 통하여 남자아기를 임신하고 싶어하는 이유로 설명되고 있다. 여아들은 어머니가 있기 때문에 이러한 욕구 충족이 어렵다는 것을 알고 괴로워하는 엘렉트라 콤플렉스(electra complex)에 빠지게 되지만 시간의 흐름에 따라 어머니와 동일시함으로써 엘렉트라 콤플렉스를 해결해 간다.

남아, 여아 모두 같은 성의 부모와 동일시(identification)함으로써 이 시기의 갈등을 해결하게 된다. 이 시기가 지나면 성감대가 집중되는 특별한 신체부위가 나타나지 않고 성적 욕구가 잠복되는 잠복기(latency period)에 접어든다. 흔히 초등학교시기로 볼 수 있는 이 시기의 아동들은 외적세계에 대한 관심이 고조될 뿐 특별한 발달적 문제는 제기되지 않는다.

12~13세 경의 사춘기가 되어서야 비로소 성적관심은 다시 나타난다. 이 시기에 대한 이론의 전개는 프로이드의 딸인 안나 프로이드(Anna Freud)에 의하여 잘 설명된다. 그녀에 의하면 이 시기는 남근기의 오이디푸스적 환상이 다시 되살아난다고 하였다. 이 시기의 청년들은 이러한 갈등을 해소하기 위하여 부모와 거리를 멀리하려는 심리적 분리현상이 나타난다. 흔히 사춘기의 청년들은 하숙생과 같은 자세를 취한다. 집에 들어와서는 부모와의 대화가 단절되고 부모들의 의견에 가능한 한 반대를 함으로써 심리적으로 거리를 두려고 한다. 경우에 따라서는 가출을 하는 극단적인 현상도 나타나게 된다. 이와 같이 부모와 멀어지려는 분리의 욕구는 오이디푸스적 갈등을 해소하기 위한 하나의 방편으로 알려져 있다.

정신분석이론으로서 애정상실에 대한 공포와 공격자에로의 동일시로 설명된다. 애정상실에 대한 공포는 소박한 동기로서, 아동이 부모에 대해서 의존관계를 가지고 있는 경우 의존의 대상인 부모와 같이 행동하고 그 관계를 유지하려는 것이다. 공격자에로의 동일시란 자기에 대한 동성의 부모로부터의 벌이 두려워서 동성의 부모와 같이 행동함으로써 그러한 불안을 해소하려는 것이다. 이러한 생각의 배경에는 아동이 이성의 부모와 밀접한 정서관계를 갖고자 하기 때문에 동성의 부모로부터 거부와 벌 등을 받는 불행이 생길 것이라는 오이디푸스 콤플렉스적인 사고가 깔려 있다.

프로이드에 의하면 인간은 어린시절 적절한 훈육을 통하여 리비도(libido: 성 에너지)를 통제할 수 있는 사회적 규범(초자아)을 내면화시켜 성적 본능과 사회적 규범의 균형을 유지할 수 있는 자아를 발전시키게 된다고 하였다. 그런데 만일 이 과정이 잘못되었을 경우 성인이 되어 신경증(neurosis)와 같은 비정상적 행동을 하게 된다는 것이다. 즉 프로이드는 성을 사회심리적 차원에서 접근함으로써 성 연구의 신기원을 만들었지만 이론적으로는 성 욕구는 억제되어야 한다는 논리를 만들었다고 할 수 있다.

3) 인지이론

인지이론에 의한 것으로서, 아동이 부모 중 어느 쪽에 대해 자신과의 유사성을 인지하는가로 설명된다. 유아는 일상생활을 통해 많은 특성에 관해서 자기와 부모와의 유사성을 인식하게 된다. 예를 들면 옷차림, 머리모양, 신체의 체형 등의 특성이 남성과 여성을 구별하는 기준이 된다는 것을 알게 되는 것이다. 이렇게 자기 성에 대한 인지가 되면 자기와 같은 성의 부모에 대해서 보다 강한 친밀감을 느낄 수 있게 되고 동성의 부모와의 동일시가 일어나는 것이다.

4) 사회학습이론

사회학습이론을 주장하는 학자들은 남녀의 성역할의 차이는 자라면서 사회적으로 학습되는 것이라고 주장한다. 즉 소녀는 여자가 되도록 가르쳐지고, 소년은 남자가 되도록 가르쳐진다는 설명이다. 우리가 살고 있는 사회는 소년과 소녀가 각기 어떤 가치관이나 흥미, 그리고 능력을 가져야 하는가에 대해서 미리 예측된 기대를 갖는다. 따라서 부모나 성인들은 성별에 따라 각 사회가 요구하는 기대가 충족되는 길로 어린이에게 영향을 주는 것이라는 주장이다. 성에 대한 보편적 혹은 예측된 기대는 구체적으로 소년의 경우 독립성과 공격성 등을 의미하며, 소녀의 경우 수동적인 성격, 예민한 감수성 등을 뜻한다.

사회학습이론자들은 부모가 아동에게 주는 성별이라는 직접강화와 일상적인 관찰을 통해서 행하는 모델의 모방으로 설명한다. 특히 모방을 통해서 모델이 가지고 있는 특성이 대리적으로 자기의 것으로 느껴지게 되므로 모방에 의한 학습이 강조되고 있다. 어머니가 남아에게는 소리를 지르거나 거칠게 재주넘는 놀이를 시키는 반면 여아에게는 조용하고 조심스럽게 다루고, 얼굴을 비비는 놀이 등을 하게 한다고 주장한다. 또 어린이 자신에게도 성역할에 대한 책임이 있다고 주장한다. 즉 출생 후 18개월이 되면 이미 대부분의 아기는 자기가 여아인가 남아인가에 대해 확고한 자각을 갖기 시작한다. 그런 자각에 따라서 자신의 성에 따른 심리적 경향을 갖게 된다. 그들은 자신의 성역할에 대한 자각을 갖기 시작하게 되고, 자신이 행동해야 하는 방식으로 행동하려고 노력하게 된다. 이런 과정의 일부가 부모 중 자신과 같은 성의 행동을 보고 모방하는 것이다. 즉 남아는 자기 아버지와 같아지려고 노력하게 된다.

학교 또한 성역할의 형성과정에 영향을 준다. 학교에서는 일반적으로 여아에게는 언어영역에서 우수할 것을 기대하고, 남아에게서는 수학이나 과학에서 더 우수할 것을 기대한다. 학교 이외의 다른 교육기관들도 성역할을 형성하는데 관여한다. 남아인 경우에는 법학이나 의학 및 과학의 전문직에 들어가기를 종용하고, 여아들의 경우에는 그보다는 보조역할 즉, 비서, 간호사, 실험실 연구 보조원 등을 택하도록 종용한다. 결과적으로 이런 환경이 성역할을 강화시켜 나가는 것이다.

또 영화, 텔레비전, 대중음악, 책 등의 대중매체들도 남자와 여자의 성역할 형성 과정에 영향을 준다. 미국의 교과서를 분석한 연구 결과를 보면, 여자는 나태하고 수동적이고, 남에게 의존적이고 미련하며, 남자는 용감하고, 독립심이 강하고, 능동적이며, 지능적으로 묘사되었다고 보고하였다.

03 사회적 성과 관련된 문제: 염색체와 호르몬에 의한 성의 이상

1) 반음양(hemaphroditism): 염색체나 호르몬의 이상에 의한 성 이상

해부학적으로 남과 여의 양성을 갖는 사람을 반음양자(hermaphrodite)라고 한다. 이 말은 그리스 신화에서 온 것이다. 고대 그리스의 스포츠와 발명의 신 헤르메스(Hermes)와 사랑과 미의 여신 아프로디테(Aphrodite)의 사이에 태어난 아들로 헤르마프로디투스(Hermaphroditus)라고 하는 아름다운 청년이 있었다. 어느 날 그가 냇물에서 헤엄치고 있는 모습에 반한 물의 요정 사르키스는 평생 두 사람이 떨어지지 않게 해달라고 신에게 기원하였다. 그랬더니 두 사람의 몸이 서로 녹아서 남녀 양쪽이 합쳐진 양성 인간이 되었다고 한다. 반음양자는 고대 그리스와 로마시대부터

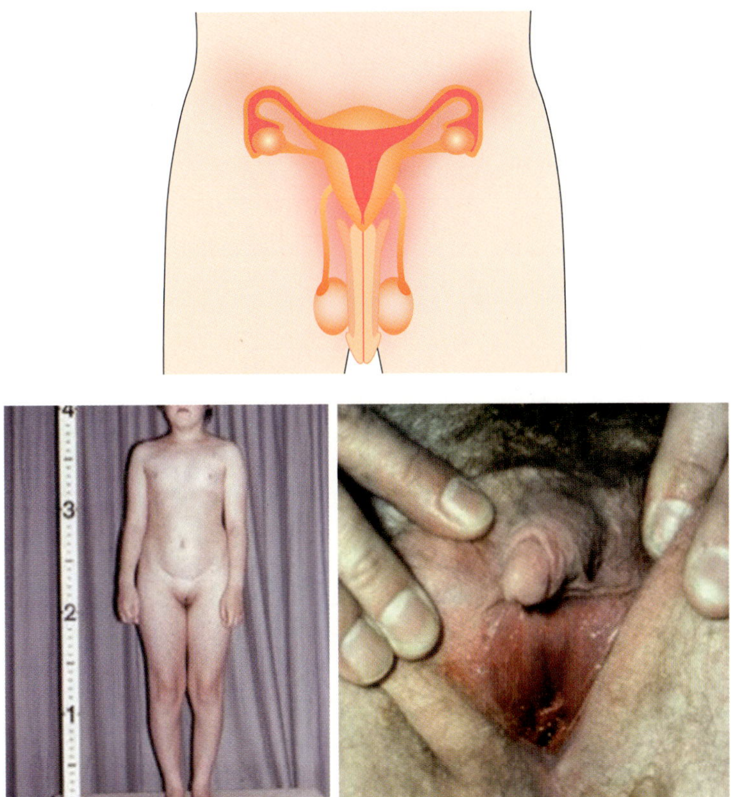

그림 4-1 반음양(hemaphroditism)

출처: http://www.slideshare.net/ShridhanPatil/hermaphroditism

이미 그 존재가 알려져 있었으며 많은 아름다운 조각과 회화로서 남아 있다.

비정상적인 생식기나 신체발전이 사람의 성을 불분명하게 만든다. 그러한 애매 모호한 성은 임신하는 동안 염색체나 호르몬의 이상에서 기인한다. 생물학적 성은 23쌍의 염색체 중 성염색체의 존재여부로 성이 결정된다. 즉, 2개의 X염색체가 존재하면 유전적으로 여성(XX)이고 X와 Y 염색체가 각각 1개씩 존재하면 유전적으로 남성(XY)이 된다. 유전적인 성을 조사해보는 통상적인 테스트로 성염색질(또는 Barr) 소체의 존재여부로 성을 판단한다. 인간을 포함한 모든 포유류 암컷의 세포는 검은 점과 같은 성염색질이 있어 여성의 경우 바소체 양성을 나타내며, 남성은 이 소체가 없기 때문에 바소체 음성으로 구분한다. 이 검사는 사람의 입안에서 뺨 속의 점막세포를 채취하여 현미경으로 관찰하며 검사 방법이 매우 간단하다.

성염색체의 이상이란 성염색체의 숫자에 추가나 소실이 생겨 정상의 여성이 보여주는 1개의 바소체가 없어져 성염색질 혹은 바소체 음성이 되거나 남성의 경우 본래 없어야 할 바소체가 새로 생겨나 성염색질 바소체 양성이 되는 현상을 말한다. 이에 따라 본래의 성이 아닌 반대편 성의 특징이 발현되거나 본래 갖추어야 할 기본적인 성징이 발달되지 않게 된다.

(1) 염색체 이상(chromosomal errors)

염색체의 이상으로 성이상이 나타나는 경우가 보편적이다. 염색체 이상이라는 것은 X염색체 혹은 Y염색체를 정상인보다 더 많이 갖거나 아니면 더 적게 가지는 것을 말한다. 염색체 이상은 크게 두 가지, 터너 증후군(Turner's syndrome)과 클라인펠터 증후군(Klinefelter's syndrome)으로 구분한다.

① 터너 증후군(Turner's syndrome): 여성(45, XO)

터너 증후군은 여성에게 있어서 X 염색체가 1개 부족하게 태어난 경우이다. 따라서 터너 증후군의 여성들은 X 염색체가 오로지 1개 존재하므로 45, XO로 표기한다. 여성에게 가장 흔하게 발생되는 염색체로 인한 성이상이며, 약 2500명에서 1명꼴로 발생된다고 한다(Mullins, et al., 1991).

외관상 터너 증후군의 성인여성은 소녀같이 보이고 외부생식기도 여성의 것을 갖춘다. 그러나 이들에게는 난소가 없으며 완전한 기능을 갖추지 못한 매우 작고 가느다란 조직만이 관찰되고 있다. 이들은 난소가 없으므로 나중에 사춘기가 되어도 여성호르몬이 분비되지 않아 신체구조상 아무런 변화가 없어 2차 성징의 발현이 정상여성과 뚜렷한 차이를 보인다. 따라서 터너 증후군의 소녀들에서는 정상적인 사춘기 변화를 찾아 볼 수 없다. 그리고 호르몬 치료법이 아니고는 유방의 발달, 음모의 발생, 여성으로서의 체형변화 등을 이룰 수 없다. 여성의 난소가 배란(난자생성)과 여성호르몬 분비의 기능을 하는데 난소없이는 월경주기의 조절 또한 있을 수 없으므로 이들은 결국 생식 능력이 없는 불임여성인 것이다.

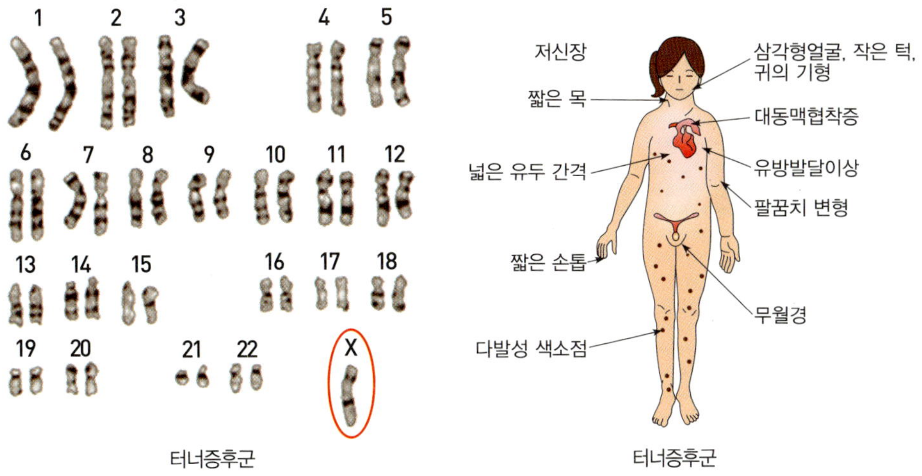

그림 4-2 터너증후군

터너 증후군의 소녀들은 여성으로의 완전 성숙이 불가능할 뿐 아니라 신장도 매우 작아 150 cm를 넘는 경우가 거의 없다. 이외에 신체상의 큰 특징으로 목 주변에 다량의 피부와 근육으로 굵은 모양의 목을 갖추며 때로 정신박약증세를 보이기도 한다. 이들은 모두 불임성이고 외부성기나 유방의 발달이 완전하지는 못하지만 성심리적으로는 구별이 뚜렷하여 행동이나 외관상 여성 성향이 강하다.

② 클라인펠터 증후군(Klinefelter's syndrome): 남성(47, XXY)

클라인펠터 증후군을 가진 남성은 정상적인 X염색체보다 더 많은 염색체를 갖고 있다. 따라서 클라인펠터 증후군의 남성들에서는 X염색체가 1개 더 많을 경우 47, XXY, 2개 더 많을 경우 48, XXXY, 3개 더 많을 경우 49, XXY로 표기한다. 클라인펠터 증후군의 발생빈도는 576명의 남아 중 1명꼴로 태어난다고 한다(Nielsen and Wohlert, 1991). Y염색체의 존재로 외관상으로는 남성으로 나타나지만 한편으로는 여성의 전형적인 특징인 두 개의 X염색체(XX)도 존재하므로 성염색질(바소체) 양성으로 판단된다. 이 증후군의 아이는 태어날 때에는 내 · 외부의 생식기가 남성이므로 이미 분화되어 나타나지만 이상증세인 여성으로의 2차 성징 발현이 사춘기가 되어서야 비로소 나타난다.

이 증후군에서 보여지는 남성의 신체적인 특징으로 고환이나 전립샘이 작고 체모나 음모가 덜 발달하여 많은 경우 남성에게서도 유방의 발달이 관찰된다. 이들은 또한 정상인보다 감소된 성욕의 소유자라고도 한다. 또 이들의 약 25%에서 정신박약이나 정신병리학적인 증상이 나타난다고 한다. 한편 이들에게서는 성심리학적인 장애의 일환으로 본인들의 성별에 혼돈이 생겨 여러 형태의 동성애나 이성애 현상을 보이고 있다. 간혹 신체적으로나 정신적으로 모두 정상적인 남성이

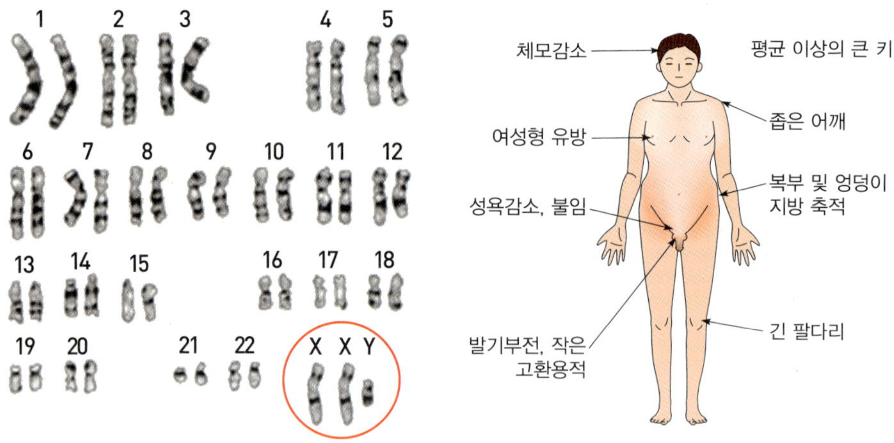

클라인펠터증후군 클라인펠터증후군

그림 4-3 클라인펠터증후군

발견되기는 하나 대부분의 경우 정자생산이 불가능하여 생식능력은 없는 것으로 밝혀졌다.

(2) 호르몬 이상

① 안드로겐 불감성 증후군(androgen–insensitivity syndrome): 남성(XY)

X 염색체에 대한 유전형질이 안드로겐 불감성 증후군(androgen–insensitivity syndrome) 혹은 고환성여성화증(testicular feminization)으로 알려진 것이다(Williams, Patterson, Hughes, 1993).

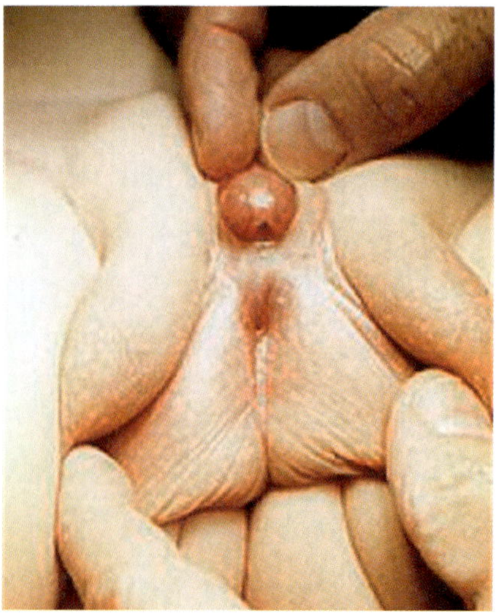

그림 4-4 안드로겐 불감성 증후군(androgen–insensitivity syndrome)

http://img.medscapestatic.com/pi/meds/ckb/10/43410tn.jpg

고환을 가진 남성으로 태어나지만, 테스토스테론이 몸 안에 흡수가 되는 것에 이상이 있기 때문에 몸 안에 에스트로겐이 퍼지게 된다. 이 증상을 가지고 있는 사람은 고환과 XY성염색체를 가지고 있음에도 불구하고 여성처럼 보인다. 그러므로 외성기는 여성의 구조를 갖고 있으나 여성의 내성기는 가지고 있지 않다. 사춘기에는 가슴, 힙 등 여성의 2차 성징을 보인다. 고환은 일반적으로 복부 내에 있으나 대음순으로 하강하는 경우도 있다. 이들은 극단적인 남성 거짓반음양의 한 형태이지만 외형으로는 정상적인 여성 외부성기를 가지고 있어서 일반적으로 생각하는 반음양과는 다르다. 이 증상을 가진 사람은 여성적인 형태로 발전하지만 월경을 하는 능력이 없다. 그러므로 사춘기 전까지 육체적 결함이 잘 발견되지 않으며, 자신을 여성으로 인식한다.

② 선천부신과다형성, 선천성 부신증식증(congenital adrenal hyperplasia): 여성(46, XX)

태아의 부신 기능이 지나치게 항진되어 생기는선천부신과다형성, 선천성 부신증식증(adrenogenital syndrome)은 난소의 이상은 없으나 태아부신에 의한 남성호르몬의 과잉생산으로 음핵을 비대하게 하여 외부 생식기가 남성생식기와 가깝게 변화된다. 출생시 음경은 가지고 태어나지만 비어 있는 음낭을 가지고 태어난다. 외부 성기가 매우 모호하기 때문에 성별을 구분하기 힘들다. 어떤 사람은 음핵은 있으나 질 입구가 없고, 어떤 사람은 작은 음경을 가지고 있고, 또 어떤 사람은 완전한 음경과 음낭을 가진 사람도 있다. 이 증후군을 가진 사람은 가장 흔히 보는 반음양자군에 속하며 성별의 구별이 어려운 외부성기를 갖는 사람이 반 수 이상이다. 이 증상은 조기발견과 치료가 가장 중요하다. 유전적으로 여성이고 내부성기가 여성형인 경우는 외과수술에 의하여 외부성기를 여성형으로 바꿀 수 있다. 다만 이러한 외부성기의 상태로 인해서 남자로 오진되어 남성으로 양육한 후 어느 연령에 도달한 후 발견되면 성정체감(동일시)에 어려움이 따른다. 자신의 성을 잘못 인식하고 있었다는 것은 그 사람에게 주는 심리적 영향이 크다. 어느 정도 성장하고

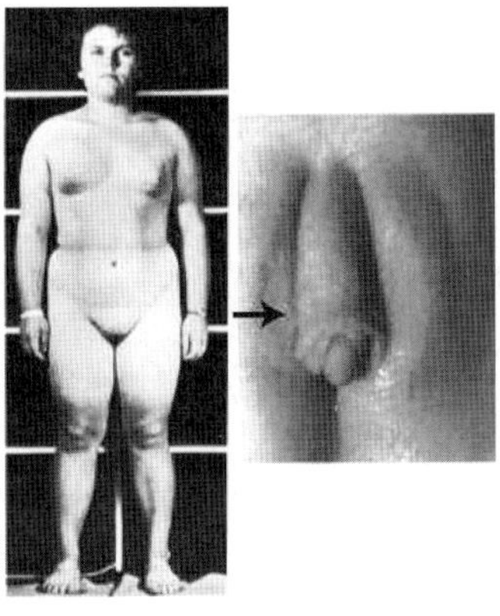

그림 4-5 선천부신과다형성, 선천성 부신증식증(congenital adrenal hyperplasia)

http://aibolita.com/sundries/24216-congenital-adrenal-hyperplasia-ure.html

나서 성을 바꿀 경우 유전적인 성을 따를 것인가, 양육되면서 형성된 성을 따를 것인가, 혹은 본인의 성적 기호에 따를 것인가하는 문제가 발생한다.

04 성역할의 형성단계

제 1단계는 성역할 행동의 습득단계이다. 이것은 자기의 성에 대해서 사회가 기대하고 있는 행동과 성격, 태도의 특징을 실제로 어느 정도 획득하고 있는가하는 것이다. 다시 말하면 성역할 기대에 대한 행동적 실현이라 할 수 있다. 실제로 아동들은 생후 아주 이른 시기부터 부모를 포함한 주위 사람들로부터 성별에 따른 기대와 취급을 받는다. 예를 들면 유아기(乳兒期) 때부터 성별에 따라 주어지는 장난감의 종류가 다르며 나이가 들수록 확연한 차이를 보인다. 그림책이나 블럭같은 장난감처럼 남녀를 구별하지 않는 장난감의 경우에도 성별에 따라 내용이나 색채가 다른 것을 선택한다. 이와 같이 성역할 획득의 첫 단계인 성역할 행동의 습득은 꽤 이른 시기부터 주위의 미묘한 성별 역할의 기대와 취급을 받고 있다.

이것은 반음양 환자(hermaphrodite)의 경우(예: 안드로겐 무감각성 증후군, 부신성기 증후군)에서도 그 예를 찾아볼 수 있다. 즉, 생물학적으로는 남성(여성)이지만 그 외견적 특징으로 인하여 여성(남성)으로 양육되어졌을 경우 태어날 때부터 할당된 성에 따른 행동양식과 심리적 특성이 형성된다. 생물학적인 본래의 성으로 환원시켜도 일단 형성된 행동양식과 심리적 특성을 바꾸는 것은 매우 어렵다. 어느 정도 성장하고 나서 성을 바꾸게 되면 새로 인정한 성에 일치하는 행동을 잘 습득하지 못하고 부적응에 빠지는 수가 있다. 이 연령은 4~5세가 한계이며, 이처럼 성역할의 획득이 비교적 빠른 시기에 이루어져 성별유형이 결정된다. 그러나 모든 아동들이 똑같이 성역할화되는 것은 아니다. 사춘기에서 청년기 이전에는 2차성징의 발현으로 성별에 따른 성역할이 많이 일어나고 확고해진다.

제 5 장

청소년과 성

1. 청소년기의 심리 및 성적 발달

2. 성행동

01 청소년기의 심리 및 성적 발달

1) 청소년기

청소년기는 신체적, 생리적 성숙과 더불어 정신적, 사회적 성숙 등 다양한 변화와 발달을 경험하기 때문에 청소년기를 결정하는데 다양한 기준이 적용되나 통상적으로는 신체적 · 생리적 성숙을 기준으로 한다. 이는 외적 관찰이 가능하고 대부분의 청소년에게 거의 동일하게 나타나기 때문이다. 우리나라의 청소년 보호법에서 '청소년'이라 함은 만 19세 미만인 자를 말한다. 청소년기는 아동기로부터 성인기로 전환하는 과도기이다. 따라서 생물학적으로 청소년기를 22세까지로 구분하며, 12~18세의 청소년기 전기와 18~22세의 청소년기 후기로 세분한다. 청소년기 전기에는 급속한 신체적 변화와 인지적 발달을 경험하며, 청소년기 후기는 자아정체감 확립과 더불어 성인생활을 준비하기 위한 여러 과제에 집중한다. 청소년은 신체발육이나 인지적 성숙, 사회적 행동양식 등에서 아동기를 벗어났지만 아직도 성숙과 사회화가 더 요구되며 아동과 성인의 이중적인 성격을 띠므로 이들을 주변인 또는 중간인으로 부르기도 한다.

청소년이란 용어는 라틴어의 adolesscere에서 유래된 것으로 성장 또는 성숙으로의 성장을 의미한다(송종두, 1981). 청소년기의 생물학적 변화로 인한 적응과정을 최초로 이론화한 사람인 Hall은 청소년기를 '질풍노도의 기간'이라 하였고, Freud는 청소년기의 성욕 발달로 인하여 심리적 혼란을 피할 수 없다고 했으며, Erickson은 청소년기를 '유예(moratorium)시기'라 하였다(구자옥, 1991; 임정아, 1998; 김성애, 2000). 청소년기는 신체적 · 인지적 · 심리적 · 정서적 면이 성숙되고 통합되어 건강한 사회인으로서의 성인이 되기 위한 준비 시기이다.

지그문트 프로이드(Freud, S.,1922/1959)에 의하면 청소년기는 심리성적 발달단계 중에서도 마지막 단계인 생식기(genital stage)에 해당하는데 보통 11~13세 정도에 시작되며 여자 어린이가 남자 어린이보다 1~2년 정도 일찍 시작한다. 이 시기에 성적 에너지가 강력해지면서 오이디푸스 콤플렉스가 재등장한다. 그러나 청소년들이 자신의 이성 상대자를 선택함으로써 그들이 부모에게 느끼는 친밀감에 대한 위협은 사라지며, 청소년기 말기에는 부모와 좀 더 자주적인 관계를 수립할 수 있게 된다.

안나 프로이드는 청소년기에 오이디푸스적 감정을 재경험하며, 이와 같이 성숙한 청소년이 가족에게 가하는 성적인 위협의 결과로 청소년기의 긴장상태가 존재한다고 설명하였다. 이러한 위협을 피하기 위하여 청소년들은 가족으로부터 회피하거나 일시적으로 부모를 경멸하려는 것과 같은 반응으로 대처한다. 이러한 반응은 일반화되어 자신이 애착하는 대상이 누구든지 상관없이 감정이나 충동으로부터 자신을 방어하려는 금욕주의적 행동을 보이기도 한다. 청소년들의 혼란과 방어는 자유로워지려는 시도로 볼 수 있으며 스스로 해결책을 찾도록 기회가 주어져야 한다.

에릭슨(Erikson, 1963)은 청소년기에 충동적 에너지가 증가한다는 것에 동의하지만 이보다 더 중요한 것은 이 시기에 새로운 사회적 갈등과 요구가 대두된다는 것이며 그 결과 혼란과 당황을 경험한다고 설명하였다. 그리고 이러한 상황에서 청소년에게 부과되는 가장 중요한 과제는 자신의 정체감을 확립하는 것이라고 주장한다. 청소년기 초기에는 집단에의 소속을 통해서 자기의 정체감을 파악하고자 하는 경향이 강하지만 청소년기 말기로 갈수록 개인적인 정체감을 확립하기 위하여 노력하게 된다.

청소년기에 관한 이론들은 공통적으로 청소년기를 인생의 매우 중요한 시기로 간주하였다. 어떤 사회에서는 아동기에서 성인기로의 전환을 기념하는 특수한 의식을 갖기도 한다. 이 시기는 하나의 고유한 인간으로서의 정체감을 확립하기 위하여 혼란과 방황을 경험하는 시기라고 볼 수 있다. 또한 이 기간에 성적으로 성숙하여 생식기능을 갖추게 된다.

2) 사춘기 시기의 신체적 변화

청소년기의 신체적 변화의 특징은 급속한 성장과 생식능력의 획득이다. 인간의 일생동안 가장 빠른 신체적 성장이 일어나는 시기가 출생 후 1~2년이지만 청소년기에 일어나는 성장 또한 다른 단계들에 비해서 매우 급속하다. 구체적으로 우선 신장과 체중이 급격히 증가하는데 이러한 현상을 성장급등이라고 부른다. 그리고 생식기관의 성숙과 제2차 성징의 출현을 보인다. 소화기, 폐, 심장과 같은 내부기관도 급속히 성장한다. 신체적 성숙의 속도와 형태는 남자와 여자가 서로 다르게 나타난다. 여자는 8~13세에 청소년기의 특징적인 변화가 시작되며 남자는 여자보다 2년 정도 늦게 시작되는 것으로 알려져 있다. 이러한 생리적 발달이 성호르몬 분비와 함께 급격한 신체적 성장으로 나타나는데, 이것이 성장급등(growth spurt)현상을 일으켜 청소년기의 성적 충동을 강하게 표출하는 원인으로 작용한다. 신체적 성숙의 속도는 동성간에도 매우 다양해서 어떤 소년들은 청소년기의 특징적인 신체적 변화를 다 마칠 무렵에 같은 나이의 다른 소년들은 아직 변화를 시작하지 않은 경우도 있다. 그러나 변화가 일단 시작되면 동성간에는 거의 동일한 단계를 밟아 나간다.

(1) 신장의 발달

청소년기 전기에 소년들은 신장이 확대되고 근육이 발달함으로써 어른의 신체적 형태에 가까워진다. 남자의 신장 발달은 21세까지 지속되며, 14세 정도에 가장 급속하게 성장하는 것으로 나타났다. 이러한 빠른 발달에 대해서 소년들은 두 가지 반응을 보이면서 받아들이게 된다. 첫째, 신체적 성장은 대개 운동능력의 발달을 동반하는데 이것은 부모와 선생님, 친구들로부터 가치있는 것으로 여겨지는 변화로서 소년 자신도 긍정적으로 받아들인다. 둘째, 급속한 성장이 신체의 모든 부분에서 균등하게 일어나는 것이 아니므로 다소 어색하고 균형이 잘 잡히지 않은 상태에 놓이게 된다. 키와 근육의 발달은 동시에 일어나는 것이 아니라 키가 먼저 급속히 큰 후 12~14개월 정도 지난 다음에 근육의 발달이 뒤따라 일어난다. 이와 같은 키의 성장과 근육의 발달간의 시간적 격차가 소년으로 하여금 어딘가 어색한 신체적 모습을 갖게 하며 이것이 소년의 자부심에 부정적인 영향을 미치기도 한다.

신체적 성숙에는 개인차가 있는데 같은 나이의 친구들보다 성숙이 늦은 소년들은 심리적으로 부담을 경험하고 부정적인 자아상을 갖게 된다고 한다. 이것은 늦게 성숙하는 소년들이 실제보다 어리게 대접받으며 친구들로부터도 고립되는 경향과 관계가 있는 것으로 보인다. 반면 일찍 성숙하는 소년들은 부모나 선생님으로부터 더 많은 책임이 주어지고 늦게 성숙하는 소년들보다 다양한 활동에 적극적으로 참여하며 더 긍정적인 자아상을 형성한다.

소녀들의 신체적 성숙은 11세 전후에 시작되는 것으로 알려져 있다. 이는 남자보다 두 살 가량 이른 것이다. 이렇게 신장의 확장이 남자보다 먼저 시작되기 때문에 같은 나이의 소년들보다 소녀들의 키가 큰 경우가 많다. 이 시기의 소녀들이 외모의 변화에서 가장 신경을 쓰게 되는 것은 성장 급등에 따라 일어나는 체중의 증가이다. 아동의 신체적 형태에서 어른의 풍부한 형태로 신체가 변화하며 전체적으로 외모가 부드럽고 완만한 형태를 갖게 된다. 그러므로 일찍 성숙하는 소녀들은 자신의 외모가 또래의 기준에서 알맞은 체구에 어긋나며 오히려 성인의 기준에 가까운 여성스러움을 지니는 것에 당황하는 경향이 있다. 실제 조사연구에 의하면 일찍 성숙하는 소녀들이 더 빈번히 행동문제를 보이는 것으로 나타났다.

(2) 성적 성숙

청소년기 전기의 가장 중요한 발달은 성적 성숙이다. 청소년기는 사춘기의 변화와 2차성징이 나타나는 것을 계기로 시작되며, 신체적으로는 성적인 완숙을 보이고 심리적으로는 이러한 변화에 적응하기 위한 과정을 겪는 시기이다. 사춘기의 시작은 여성의 경우 초경을 맞이하고 남성의 경우는 소변에서 성숙한 정자가 검출되는 시기로부터 시작된다. 보통 여성은 11~13세, 남성은 13~15세경에 나타나게 되는데, 여성이 남성보다 1~2년 정도 빠르다. 이 시기에 이르면 성적 성숙이 시작되며 남성은 고환에서 성 호르몬을 활발히 생산한다. 성 호르몬은 성장 호르몬과 함께 작용하여 신장과 체중이 급성장함과 동시에 생식기의 크기가 커지고 음모(陰毛)와 액모(腋毛)가 발생하고 변성이 되며 정액 생산이 증가되어 성적 충동을 느끼게 된다. 성호르몬의 생성과 분비가 일어나며 그 결과로 성징이 발달하게 된다. 청소년기에 남자는 음경이 확대되고 전립선이 발달한다. 그 결과 사정하는 능력이 생긴다. 몽정이나 유정 또는 자위의 경험을 통하여 성적 쾌감에 대해서도 알게 된다. 여성의 경우에도 성 호르몬의 작용으로 초경, 유방의 발달과 함께 자궁과 질의 크기가 커지고 음모와 액모의 발생, 둔부의 발달, 피하지방의 축적으로 인한 고운 피부 등 신체적으로 매력적인 여성의 모습을 갖추게 된다. 이러한 신체적 변화는 생물학적 · 유전적 요소에 의해 자연의 법칙에 따라 일어나는 현상으로서 이러한 변화를 심리적으로 잘 수용하는 것이 청소년기의 중요한 발달과업 중 하나이다. 대부분의 청소년은 부모나 학교로부터 성적인 성숙에 대하여 충분히 교육을 받지 못한 상태에서 이러한 경험을 하며 당황하고 두려워하는 반응을 보인다. 이 시기의 청소년들은 남과 비교하여 자신의 신체에 대해서 불안이나 열등감을 느끼기도 하고 반대로 우월감을 가지기도 한다. 심리적 · 정신적으로 심각한 정서불안을 야기하면서 초조와 불안, 우울증에 빠지거나 심한 갈등과 방황을 겪기도 한다.

이상에서 논한 청소년기 전기에 일어나는 급속한 신체적 변화가 소년, 소녀들에게 미치는 심리적 영향은 다음과 같이 요약할 수 있다. 첫째, 청소년들로 하여금 자신을 더욱 성인에 가깝게 느끼도록 해준다. 둘째, 성역할에 대한 동일시를 강화한다. 즉, 청소년기의 신체적 변화는 이 시기의 소년으로 하여금 좀 더 남자로서, 소녀로 하여금 좀 더 여자로서 자신을 받아들이도록 한다. 셋째, 신체적 변화 중에서도 특히 성적 성숙에 따라 일어나는 현상들은 청소년들로 하여금 양면적인 감정으로 반응하게 한다. 넷째, 이와 같이 급속한 자신의 신체적 변화에 관심이 집중되어서 청소년들은 자기도취적 상태에 빠지는 경향이 있다.

① 초경

수정란의 착상을 준비했던 자궁내막의 표층이 떨어져 나오면서 생기는 출혈을 월경이라고 하며, 초경은 처음 나오는 월경을 말한다. 월경이 있다는 것은 배란된 난자와 정자가 만나지 못해서 임신이 되지 않았다는 증거가 되는 것이다. 초경은 여성의 성적 성숙의 기준이 되기는 하지만 초경이 있었다고 해서 생식기가 완전히 발달되어 수태할 수 있게 되었다는 것은 아니다. 초경 후 6개월~1년은 무배란성 월경으로 생리주기도 불규칙하여 임신을 할 수 없는데 이를 청년 불임기라고 한다.

여성은 출생시 약 200만 개의 미성숙 난포를 가지고 태어나지만 점차 줄어들어 사춘기가 되면 20~40만 개만 남게 된다. 보통 한 생리주기에 하나씩 배란되므로 일생을 통하여 400개 정도만 이용되고 나머지는 성숙되기 전에 소멸해 버린다.

2015년 청소년건강행태조사에 따르면 여학생들의 초경 시작 연령은 평균 11.7세로 성적 성숙의 가속화 경향으로 초경 연령이 점점 빨라지는 현상을 보이고 있다(질병관리본부, 2015). 일반적으로 초경연령은 인종, 지역, 생활환경, 영양 섭취, 건강조건 등에 의해 영향을 받는다. 정상적인 월경의 양은 대체로 100~300cc 정도이며 자궁점막이나 점액, 분비물 외에 순수한 혈액은 30~50cc 정도에 불과하므로 이런 정도로는 신체에 빈혈을 초래하지는 않는다. 생리기간 중에는 심신이 피로해지기 쉬우므로 과로나 심한 운동, 정신적 긴장을 피하도록 하며, 생리기간중이라도 샤워나 뒷물로 외음부를 깨끗이 관리하는 것이 중요하다.

② 몽정과 유정

고환에서 만들어진 정자가 전립선액, 정낭액 등과 섞여 정액의 상태로 몸 밖으로 배출되는 현상을 사정이라고 한다. 사정에는 두 가지 유형이 있는데, 잠잘 때 꿈을 꾸며 사정하는 것을 몽정이라고 하고, 철봉대에 매달려 있거나 무거운 짐을 들고 있을 때 혹은 나체사진 등에 의해 성적인 자극을 받았을 때와 같이 뇌 중추신경의 억제작용이 어떤 요인으로 인해 장애를 받아 사정중추의 흥분을 억제하지 못했을 때 일어나는 사정현상을 유정이라 한다.

정액은 사정되기 전까지 정낭에 일시적으로 저장된다. 정낭에 정액이 괴면 전립선과 정낭의 긴장도가 높아지고 이것이 자극되어 척수에 있는 사정중추를 흥분시켜 정낭 속의 정액이 사출된다. 낮 동안에는 고등감각을 지배하는 뇌 중추신경이 사정반사가 일어나지 않도록 억제하지만 밤에는 뇌 중추신경의 억제력이 약해져서 약간의 자극만 가해져도 사정중추에 민감한 자극반응을 일으켜 사정되기가 쉽다.

정액이 사출될 때 전립선과 정낭, 요도의 경련 수축운동은 음경과 그 주변 부위에 쾌감을 일으킨다. 잠을 잘 때 정액이 나오면 잠 속에서도 음경 부위에 쾌감을 느끼게 되는데 이 쾌감의 자극이 뇌 중추신경에 전달되어 거기에서 연상되는 성행위 장면이 꿈으로 나타난다. 이러한 꿈을 만드는 것은 친구들에게서 들은 성에 관한 이야기, TV나 잡지 등에서 얻은 성정보, 실제로 경험한 성과 관련된 일 등 머리 속의 기억들이며, 10대 후반으로 갈수록 노골적인 장면이 나타난다.

몽정은 한 달에 보통 한두 번 또는 서너 번 일어나는데, 처음 경험하는 청소년들은 당황하고 놀라며 뒤처리에 고민하고 죄책감에 시달리기도 한다. 그러나 이것은 생식기가 순조롭게 발육하고 있다는 증거이며 장차 아버지로서의 역할을 충분히 할 수 있도록 준비하는 생리현상이므로 꿈속에서의 성행동으로 자신에 대해 실망하거나 죄의식을 가질 필요는 없다. 몽정은 자위행위처럼 많이 나타나지는 않지만 15세에 전체 남자청소년의 50% 정도가, 18세에 이르면 80% 정도가 경험이 있는 것으로 알려져 있다.

③ 유방의 발달

여자청소년에게 있어서 유방의 발달은 여성으로의 성숙에 매우 큰 의미를 지닌다. 유방은 유방 내부의 유선을 보호하기 위해 지방층으로 감싸여 있는 것으로서, 초경이 있기 2, 3년 전부터 발육하기 시작하여 몇 단계를 거치게 된다. 사람에 따라 양쪽 유방의 크기가 다를 수 있는데 이것은 지방질의 양에 차이가 있기 때문이다.

발달의 첫 단계인 유두기는 젖꼭지만 보이는 8~9세 여아의 가슴이다. 9~11세쯤 되면 젖꼭지 주위에 부드러운 곡선이 형성되는데 이 때를 유운기(乳暈期)라고 하며 종종 젖이 아프다는 느낌을 갖게 된다. 이것은 난소에서 분비되는 여성호르몬인 에스트로겐(estrogen)의 영향으로 유륜(乳輪) 아래에 망울이 생기기 때문이다. 그 후 12~14세쯤에 유방조직 자체가 더욱 커지고 유두도 약간 커진다. 14~15세쯤에는 이미 어느 정도 커진 유방조직 위로 유두와 유륜이 더욱 튀어나오게 되며, 이 때가 유륜기이다. 배란이 시작되면서부터는 유두만 남고 유륜은 낮아지면서 유방에 지방이 증가하게 되어 성인형의 유방 윤곽이 형성되는데 이 시기를 유방기(乳房期)라고 한다.

④ 음모와 체모

음모는 외부의 이물질로부터 외음부를 보호하는 기능을 가지고 있으며, 음모의 발생은 사춘기의 신체 변화를 알려주는 첫 신호이다. 음모는 처음에 생식기 주변에 가늘고 곧은 털이 나면서 점차로 구불거리게 되고, 생식기 주변 전체에 역삼각형 모양으로 퍼지면서 더욱 꼬불거리고 뒤틀리게 된다. 이런 완성된 털은 처음 음모가 나타나기 시작해서 약 2년이 지나야 하는데, 여자가 남자보다 1년에서 1년 반정도 빠르다. 액모와 턱수염 등의 체모는 발모 과정의 마지막 단계에서 나타난다. 남자의 경우 음모가 거의 완성된 후 턱수염이 성장하게 되고 가슴과 겨드랑이, 어깨, 정강이 등 신체의 다른 부분에도 털이 난다. 여자의 경우도 얼굴, 가슴, 어깨 등에 털이 나지만 남자와는 달리 색소가 덜 침착되고 가벼운 것이다. 이것은 남자와 여자의 성호르몬의 특징이 다르기 때문이다.

3) 사춘기 시기의 인지적 발달

청소년기에는 육체적 성숙과 더불어 인지적 능력도 확대된다. 더 추상적으로 사고할 수 있게 되며, 경험해 본 적이 없는 사건에 대해서도 인과관계를 추론할 수 있게 된다. 피아제(Piaget, 1973)는 이와 같은 청소년기의 사고수준을 형식적 조작사고라고 불렀다. 그리고 청소년기의 사고는 인식이나 경험보다는 논리적인 원리에 의해서 더 많이 지배를 받는다고 지적하였다. 형식적 조작사고는 자신의 사고를 비판적으로 검토할 수 있고, 한 변수가 다른 변수에 미치는 영향에 대하여 가설을 세울 수 있는 능력들을 포함한다.

구체적으로 청소년기에 출현하는 새로운 개념적 기술들은 다음과 같다. 첫째, 두 범주 이상의 변수를 실제로 조작하지 않은 채 정신적으로 다룰 수 있게 된다. 둘째, 사건이나 관계가 미래에 변화한다는 것을 사고에 고려해 넣을 수 있다. 셋째, 일어날 수 있는 사건들의 연속에 관하여 가설을 세울 수 있다. 넷째, 자신의 행동결과를 예측할 수 있다. 다섯째, 일련의 진술이나 문장에서 논리적 일관성의 유무를 구분한다. 여섯째, 자신과 자신이 속한 세계에 대해 상대론적 입장에서 생각할 수 있게 된다. 다시 말해서 자신의 가치관이나 행동양식은 자기가 속한 사회의 규범 때문이라는 것을 이해함으로써 다른 사회에 속한 사람은 그 사회의 규범에 따라 자신과 다른 방식으로 행동할 수 있다고 기대한다. 따라서 다른 사람에 대한 이해와 포용력이 증가한다.

위에서 지적한 청소년기 사고의 발달은 여러 가지 환경적 요소에 의하여 촉진되며 그 결과로 청소년기의 특징인 자기중심적 사고의 감소를 가져온다. 이러한 현상을 좀 더 구체적으로 설명하면 다음과 같다. 첫째, 청소년기에 들어서면 더 다양한 역할들이 기능하게 되는데 이러한 여러 가지 역할에서 부과되는 요구들은 서로 양립하거나 갈등관계에 놓이는 것들이다. 이 요구들 사이에서 균형을 취하고 조정할 수 있어야 하는데 이것을 성공적으로 하기 위해서는 동시에 둘 이상의 변수를 정신적으로 다루는 것을 배워야 한다. 둘째, 이 시기의 인지적 발달은 청소년들의 다양하고 이질적인 또래집단에 대한 참여에 의해서 촉진된다. 즉, 초등학교에서 중 · 고등학교로 넘어가면 가족배경이나 사회적 지위가 서로 다른 이질적인 학생들과 알고 지낼 기회가 많아진다. 이렇게 다양한 배경의 친구들과 사귀면서 미래에 대한 기대나 가치관이 자기와 다르다는 것을 알게 되고 자신의 현재 가치관이 자기가 속한 가족이나 지역사회에 의해 형성된 것임을 깨닫게 된다. 셋째, 과학, 수학, 어학 등의 중 · 고등학교 교과과정이 논리적 사고를 촉진하며 예술이나 인문과학은 상상능력을 발달시킨다. 청소년기의 사고 발달은 이와 같은 내적 외적 환경에 대한 적응 과정에서 다양하게 이루어지고, 이를 근간으로 성인기로 접어들면서 자신과 사회에 대한 인지적 사고능력이 확대되어진다는 점에서 중요한 시기로 여겨진다.

4) 심리 사회적 발달

(1) 또래집단

청소년기 전기의 소녀들은 또래집단의 인정을 받고자 하는 욕구가 매우 강하다. 청소년들은 심리적으로 어떤 집단의 성원이 되기를 바라는 경향이 있으며 자기가 속한 집단에 의하여 자신을 정의하고자 한다. 또한 이 시기 또래집단의 특징은 보다 더 조직적이며 그 구성원들은 이질적이라는 것이다. 아동기에도 친구의 존재는 필요하였으나 한 집단의 성원이 된다는 것이 중요한 관심사는 아니었다. 그리고 아동기의 친구들은 동질적이며 흔히 같은 동네, 같은 반 친구들이다. 반면 중 · 고등학교는 더 이질적인 환경이며 친구들은 다양한 배경을 갖고 있다.

청소년이 특정한 또래집단을 선택하는 것은 사회경제적 계층, 부모로부터 물려받은 가치관, 거주지역과 학교의 성격, 특수한 능력이나 재질, 자신의 성격 등 여러 가지 요인에 의하여 결정된다고 한다. 일단 한 집단에 속하면 그 집단의 구성원들은 사회적 활동, 공부방식, 이성교제, 취미활동 등 삶의 다양한 측면에서 서로 영향을 미치게 된다.

청소년기 전기 또래집단의 경험은 성인의 집단 활동의 전초적 경험이라고 볼 수 있다. 또래집단의 경험을 통해서 청소년들은 집단의 조직을 평가하고 조직 내에서 자신의 위치를 평가하는 기술을 배우게 된다. 이러한 사회적 기술이 후에 사회적 집단 내에서의 기능에 대한 기초가 되는 것이다.

성의 발달에 있어서 또래집단의 기능은 성지식의 제공과 성역할 모델로서의 기능 등을 들 수 있다. 많은 선행연구에 의하면 또래집단이 성지식 및 성정보의 중요한 출처로 나타나고 있다. 물론 또래에게서 얻는 성정보 중에는 부정확하거나 왜곡된 내용이 많아서 불필요한 불안과 갈등을 불러일으키는 경우도 많지만 또래집단이 성에 대한 호기심이 강한 청소년들로 하여금 부모로부터의 간섭에서 벗어나 성적 관심을 자유롭게 표현할 수 있는 기능을 가졌다는 점을 중시하여야 한다. 따라서 정확한 성정보를 나눌 수 있도록 체계적이고 과학적인 교육이 뒷받침되어야 하며 성에 관해 자유로이 토론할 수 있는 분위기가 조성되어야 할 것이다. 학교 성교육의 중요성이 바로 여기에 있다.

또래집단은 성동일시의 과정에서 중요한 역할을 한다. 편부모 가정의 아동은 동성의 또래집단에서 성역할 모델을 얻을 수도 있다. 예를 들어 부(父) 부재가족의 경우, 남아는 동성의 또래집단으로부터 남성역할 모델을 얻을 수도 있고 여아는 어머니를 통해 획득한 여성역할을 다른 사람의 그것과 비교함으로써 다양한 역할을 학습할 수 있다.

또한 또래집단을 통하여 자신의 성적 호기심과 욕구에 의한 긴장과 불안을 해소시킬 수도 있다. 예를 들어 자위행위의 경우 부모나 선생님 등과 이 문제에 대하여 터놓고 얘기할 기회를 거의 갖지 못하고 죄책감을 느끼면서도 솟구치는 충동을 자제하지 못한 채 비밀리에 행하는 경우가 적지 않을 것이다. 해서는 안 되는 것을 하고 있다는 죄책감은 불안강도를 높여주지만 이 경우 또래집단과의 정보교환을 통해 결코 자기만 이상한 체험을 한 것은 아니라는 것을 가르쳐 줄 수 있다. 또래도 같은 체험을 공유하고 있다는 것을 알게 된다면 죄책감과 거기에 동반되는 불안도 경감될 것이다.

사춘기의 청소년들은 여러 가지 신체적인 변화에 대해서도 또래와의 공감대를 갖기 원한다. 그러나 오늘날의 아동, 청소년들은 온갖 강요된 과외활동으로 시간적인 여유가 많지 않다. 친구들과 어울려 놀 시간이 많지 않고 안심하고 놀 장소도 마땅치 않아 장난감도 혼자서 즐길 수 있는 것이 인기를 모으고 있다. 놀이를 통하여 함께 어울림으로써 또래간의 유대가 강해지는 것이지만 현대 사회에서는 이런 유대가 약하므로 자연히 또래와의 결속력도 약해졌다고 볼 수 있다. 그러나 성의 발달에 있어서 또래집단의 기능을 간과해서는 안 될 것이다.

(2) 이성관계

청소년기 전기에는 아직도 동성의 친구관계가 중요하다. 그러나 이 시기에 이성관계가 새로운 관심의 대상이 되기 시작한다. 이와 같은 이성관계에 대한 관심의 증가는 성적인 성숙과 사회적 기대의 결과이다. 다시 말해서 청소년 이성교제의 시작은 실질적인 성숙의 정도 이상으로 가족이나 학교, 친구들로부터 오는 사회적 기대의 영향을 받는다.

청소년들은 여러 가지 이성과 관련된 시도를 하지만 이성 간의 친밀한 관계는 청소년기 후기에 이르러서야 비로소 성취된다고 볼 수 있다. 청소년기 전기에는 이성교제를 하더라도 1대1 관계보다는 집단으로 사귀는 것을 선호하는 경향이 있다. 이러한 집단을 통한 이성교제는 이성에 대해 이해하고 이성과 사귀는 것을 배우는 첫 번째 단계이다. 청소년기는 이성에 대한 올바른 가치관과 성역할 및 성적 행동에 대한 기본 태도를 배우고 갖추어야 할 시기인데, 최근에는 실제 청소년들 사이에 이성친구가 없거나 성 경험을 해보지 못하면 무시하는 또래 문화가 이성교제의 문제점을 야기하기도 하여 이 시기의 올바른 가치관 형성과 성교육이 매우 중요한 문제임이 부각되고 있다.

2015년 '청소년건강행태온라인조사' 통계에 따르면 성관계 경험이 있는 남학생은 7.0%, 여학생은 2.8%였다. 하지만 청소년들의 왜곡된 성의식을 개선하도록 돕는 올바른 성교육 과정은 찾아보기 힘든 것이 현실이기도 하다.

모든 것을 상품화하고 소비시키려는 자본주의와 영상매체의 영향으로 성에 대한 이해가 인간 대 인간의 책임 있는 남녀 관계가 아니라 성관계로 집중되는 최근의 사회 분위기로 인해 청소년들의 잘못된 이성교제와 성적 일탈이 심해지는 추세이다. 이성에 대한 바른 가치관 함양과 성지식, 태도 변화를 보다 적극적으로 이끌어 낼 수 있는 변화된 학교 성교육이 필요하다.

(3) 정서적 발달

청소년기 전기는 감정이 격하고 기복이 심하다. 낙관적 · 비관적 감정이 교차하기도 하고 자부심과 수치심을 강하게 경험하기도 한다. 또한 부모나 형제, 친구들과 공유할 수 없는 감정의 경험을 통해서 고립감을 느끼기도 한다. 다양한 감정 중에서 강한 수치심, 죄의식, 우울, 분노, 수줍음 등은 문제가 될 수 있다. 특히 우리나라는 입시 부담으로 인해 대부분의 청소년들이 심한 불안과 긴장을 경험한다. 이렇게 강력하고 변화가 심한 감정상태가 청소년기 전기의 특징이기 때문에 이 시기의 주요 과제는 자신의 감정에 보다 관대해지는 것이다. 이것은 자신의 격한 감정을 받아들이고 이러한 감정상태에 과민하게 반응하지 않는 것을 말한다. 가령 감정의 표현이나 수용에 엄격한 청소년들은 자신의 강한 감정상태에 대해 부끄러움을 느끼고 표현을 지나치게 억제하며, 이것이 나아가 사회적 고립이나 부적응 행동을 가져올 수도 있다. 반면 충동적이고 감정을 일으키는 자극에 즉각적인 반응을 보이는 청소년들이 있는데 이러한 반응은 흔히 비행과 관련되는 결과를 가져온다. 실제로 많은 미국 청소년들이 청소년기 전기에 비행을 한 경험이 있으나 대부분 경미한 수준의 것들이다. 이와 같이 충동에 대해 통제력이 약한 것은 대부분의 청소년들에게 일시적인 현상이다. 이것은 비행에 따르는 두려움이나 죄의식이 지속적으로 비행을 방지하는 일종의 벌로 작용하기 때문이다. 그러나 어떤 청소년들은 비행을 반복함에 따라 스스로 통제하는 능력이 약화되어 비행이 증가하거나 강력해진다.

(4) 성역할(gender role) 및 성정체성(gender identity) 발달

성역할의 형성은 유아기에서 아동기에 이르는 시기에 그 기초가 형성된다. 유아기에는 자기 자신과 타인의 성별을 명확히 구분하며 자기가 남자인지 여자인지를 이해함으로써 성역할의 기초가 형성된다. 유아기에서 아동기의 아동들은 위 사람들로부터 성과 결부된 여러 가지 기대, 학습, 강화 및 관찰을 통해 남아 또는 여아로서의 적절한 사회적 행동양식을 인식한다. 성역할 발달의 다음 단계는 자기의 성에 대한 만족 즉, 남아가 남아로서 만족하고 있는지의 여부, 또는 여아가 여아로서 만족하고 있는지의 여부이다. 현대사회는 남성이 여성보다 많은 점에서 유리한 사회라고 인식하고 여성적인 것보다 남성적인 것에 더 많은 가치를 두고 있기 때문에 사춘기의 여성이 자신의 성에 대한 만족이나 적응에 관해 불만을 느끼는 경우가 많다.

청소년기의 성역할 형성과제는 성역할(gender role) 및 성동일시 혹은 정체감(gender identity)을 확립하는 시기이다. 사회와 문화에 의해 형성된 사회통념상의 성역할에 대한 고정관념(stereotype)을 받아들이고 확립하는 것은 청소년 시기의 문제라 할 수 있다.

성역할의 형성과 더불어 청소년 자신이 자신에게 느끼는 성동일시의 확립은 중요한 과업이다. 대부분의 아동들은 생물학적으로 성(sex)이 남성인 경우 사회적으로도 남성으로, 생물학적으로 여성인 경우 사회적으로도 여성으로 느끼면서 성장한다. 그러나 극히 소수의 사람은 생물학적 성(sex)과 사회적 성(gender)을 서로 다르게 느껴서 성전환을 하기도 하며, 이들은 성전환자(transgendered)로 불린다. 사춘기에 나타나는 2차 성징은 신체적, 성적 변화를 가져올 뿐만 아니라 자기 자신에 대한 인식과 동성 및 이성에 대한 관계 및 행동에 대한 성역할을 확립시키고 스스로 사회적으로도 남성 혹은 여성으로서의 성동일시를 형성한다. 성동일시 혹은 정체감은 자기 자신의 남성다움 또는 여성다움에 대한 평가와 인식이라고도 할 수 있다. 청소년이 자신의 성에 대해서 신체적 특징에 의한 생물학적 성으로서 자신을 인식하는 것뿐만 아니라 사회문화적으로 성을 인식할 때 자아정체감이 형성되고 사회의 일원으로서 적응할 수 있는 것이다.

02 성행동

1) 자위행위(masturbation)

자위행위는 자기 스스로 성적 흥분을 일으키기 위해 취하는 행동이다. 신체의 민감한 부분이나 성기 주변을 어루만지는 것으로부터 시작해서 기구를 사용하는 것을 포함하는 폭넓은 성적 자기 행동이다. 성적으로 흥분하므로 남성의 경우 발기가 이루어지고 사정도 가능하다. 청소년기에는 성적인 충동을 자위행위나 실제적인 성행위를 통해 해결하려는 욕구가 강해지게 되는데 남성의 경우 80~90%, 여성의 경우는 30~40% 정도가 자위행위를 한다고 알려져 있다.

고환에서 쉬지 않고 만들어지는 정자는 특히 첫 몽정 이후 3~4년 뒤 최고도로 생산되기 때문에 자연히 사정을 필요로 하는데 청소년들은 이 성적 충동을 어떻게 해결해야 좋을지 몰라 고민하고 괴로워한다. 여성의 월경과는 달리 남성의 사정은 이를 통해 성적 쾌감을 느끼기 때문에 남성이 여성보다 훨씬 자위행위에 대한 욕구가 강하다.

자위행위에 대한 전통적, 종교적 견해는 매우 부정적 입장을 취한다. 그러므로 상당수의 청소년들은 자위행위에 대하여 후회나 죄책감을 가지고 있다. 예를 들면 '자위행위를 해도 되는가', '1주일에 몇 번 하는 것이 좋은가', '자위행위를 하면 성기가 작아진다는데 사실인가', '자위행위를 하면 머리가 나빠지는가', '결혼 후 아기를 갖는데 문제는 없는가' 등이다. 청소년기의 자위행위는 결혼 후의 생활에 거의 지장을 주지 않는다. 그리고 청소년들이 생각하는 것처럼 큰 걱정거리나 문제가 되지도 않는다. 자위행위로 인한 이러한 고민과 갈등은 대부분의 청소년들이 공통적으로 겪게 되는 일이지만 성인이 되면서 횟수가 줄어들다가 결혼을 하면 자위행위를 거의 하지 않게 된다.

청소년들은 신체적 성장에 따른 성욕의 증가와 자극적인 음란매체에서 접하는 잘못된 성정보, 입시불안과 과중한 학업부담으로부터의 도피수단으로 자위행위에 탐닉하기 쉽다. 청소년기의 자위행위를 비정상적이라고 말할 수는 없으나 그 정도가 지나치면 학업이나 다른 활동에 지장을 초래할 수 있다. 지나친 자위행위는 신경쇠약, 심신의 피로, 집중력 해이, 음낭 이완, 생식기의 상처로 이어질 수 있고 여성의 경우 대음순이 늘어지거나 음핵이 커지는 등 외성기의 형태에 이상이 올 수도 있다.

청소년기의 자위행위는 행위 그 자체보다 해서는 안 되는 행위라 생각하며 할 때 그에 따르는 죄책감이나 불안이 더욱 문제가 된다. 따라서 적절한 운동이나 취미생활, 원만한 교우관계 등에 힘쓰면서 스스로 억제하려고 노력한다면 자연히 횟수가 줄어들게 되어 크게 문제가 되지 않을 것이다. 성적 자극을 주는 책이나 그림을 특히 잠자리에서 보지 않도록 하고, 성에 대한 생각이 들지 않도록 잠자리에 들면 곧 자고 잠을 깨면 곧바로 일어나는 규칙적인 생활을 하도록 한다. 너무 꼭 끼는 팬티나 바지는 피하는 것이 좋고, 무거운 이불보다는 가벼운 이불을 덮는 것이 도움이 된다. 이 시기에는 보다 생산적이고 창조적인 활동에 성 에너지를 투입할 수 있도록 해야 하며, 성욕구에 대한 관리와 조절능력을 갖추는 것이 중요하다.

2) 성충동

성욕은 식욕과 더불어 인간의 2대 본능 중 하나이며, 2차성징이 정상적으로 발달한 청소년은 기본적으로 성적인 충동을 경험하게 된다. 청소년들은 극히 자기중심적이고 변하기 쉬운 감정에 연연하기도 하며 가상적인 환상의 세계에 빠질 수도 있다. 남자청소년들은 주로 성에 대한 잡지나 책 등을 읽는 것으로, 여자청소년들은 직접적인 성행위보다는 낭만적인 환상에 빠짐으로써 성적인 충동을 해결하려는 경향이 있다.

성충동은 여성에 비해 남성이 7:4의 비율로 더 강하다. 남성은 화장품 냄새, 여성의 체취 등 후각을 통해서나 성적 그림, 여성의 속옷 등의 시각적 자극을 통해서 성충동을 강하게 느끼며 이때 몸 안에 축적된 정액을 방출하고 싶은 사정의 욕구와 함께 이성에 대한 존재를 명확히 의식하고 육체적으로나 정신적으로 가까이하고 싶어하는 접촉욕구가 생긴다. 이에 반해 여성은 분위기에 약하며 단지 이성과 같이 있고 싶고 친밀감을 느끼고 싶어한다. 이러한 차이 때문에 성행동에 있어서 남성이 여성보다 적극적인 역할을 하게 된다. 인간의 성욕을 특정한 이성을 향하여 발하는 심리애정적 성욕구와 특정한 이성에 국한하지 않는 심리생리적 성욕구로 나누어 설명한 미국의 청년발달심리학자 아우수벨(Ausubel)도 청년기의 여성은 이성과의 관계에서 로맨틱한 감정을 갖기를 원하며 남성은 육체적인 관계를 원하는 경우가 많다고 하였다.

성충동은 무조건 억눌러야 하는 것은 아닐지라도 그 본능을 무조건 채우기보다는 어떻게 충족하고 해소할 것인지도 중요하다. 성을 자연스럽게 인식하고 자유롭게 표현할 수 있을 때 성의 평등과 해방도 가능해진다. 왜곡된 성은 억제된 성보다 더 위험할 수 있다. 충동을 느끼는 것과 그 느낌을 행동에 옮기는 것은 별개의 문제이다. 성적인 충동이 아무리 강하다 하더라도 청소년들이 안전하지 못한 성교를 통해 성욕을 해소하는 것은 바람직한 방법이 아니다. 스웨덴이나 네덜란드는 다른 서구 유럽에 비해 성에 대한 대화가 가장 개방적인 나라로 알려져 있다. 그래서인지 학교에서의 성교육도 다른 나라에 비해 가장 먼저 행해진 나라이기도 하다. 하지만 이런 개방적인 분위기 속에서도 십대 임신율은 영국이나 미국에 비해 매우 낮다고 한다. 그 이유는 그 나라들이 성교육을 통해서 책임감이나 상대에 대해 헌신(commitment)하고자 하는 마음이 들 때 성행동을 하기 때문이라 한다. 청소년기는 조화로운 인격과 이성의 발달로 유혹을 이기고 마음의 평정을 찾고자 하는 노력이 요구되는 때이다.

3) 성표현과 포르노그래피

성을 묘사하고 표현하는 것은 어느 시대나 존재했지만 이를 외설로 단정하고 규제하고 처벌하는 것은 빅토리아 도덕관의 산물이라고 볼 수 있다. 성행위나 성기 모습을 적나라하게 표현한 고대의 유물은 세계 곳곳에서 찾아볼 수 있다. 우리는 이를 보고 다른 시대의 다른 문화권의 사람들은 다른 방식으로 살았다고 하지 포르노 혹은 외설이라고 하지 않는다. 헨리 밀러는 외설이 무엇인지 말하는 것은 마치 신(god)이 무엇인지 말하는 것만큼 쉽지 않다고 하였다. 1956년데 미국 최고법원은 외설의 기준을 보통사람들에게 현재의 표준을 적용할 때 문제되는 책 또는 영상물의 전체적 주제가 최소한의 사회적 가치도 없고 오로지 음란한 마음을 들게 만들면 외설이라고 하였다. 얼핏 보기에는 이 정의는 매우 합리적인 것처럼 보인다. 즉 섹스를 다룬다고 모두 금지시키기 보다는 사회적으로 고상하게 가치를 추구하는 것은 외설이 아니라는 것이다. 그러나 개개의 출판물을 놓고 따질 때에는 이 기준이 명백하게 외설인지 아닌지를 가려주지 못한다. 그래서 1960년대 중반까지 유사한 사안에 대해서 법원마다 다른 판결이 나왔으며, 결국에는 1966년 Naked Lunch에 대한 합법판결을 고비로 외설물은 자유롭게 출판되었다. 외설 논쟁은 언론의 자유와 성 해방에 기여를 하였지만 성을 상품화하여 이윤을 추구하려는 자본주의의 한 양상이기도 하였다. 초기에는 남미에서 제작되어 영사시설을 보유한 소수의 부유층과 매춘업소에 제공되었다. 1960년대가 되면서 유럽 등지에서 제작된 포르노 영화들도 수입되어 상영되면서 문학작품의 경우와 마찬가지로 법적 규제와 외설 논쟁을 야기하였다.

5장 Q & A

1. **Q** 얼마 전부터 겨드랑이와 성기 부위에 털이 나기 시작했어요. 왜 나는 것인지요?

A 사춘기가 되면 호르몬의 영향을 받아 여러 가지 신체적인 변화가 옵니다. 털이 나는 것도 그런 변화의 하나입니다. 성기 주변에 나는 체모(털)를 음모라 하고, 겨드랑이에 나는 것을 액모라고 부릅니다. 남성의 음모는 음경(남성의 성기/페니스)주위, 특히 그 뿌리 근처에서부터 음낭과 항문 주위까지 나게 되는데 어른이 되어감에 따라서 배꼽쪽으로 올라갑니다. 반면에 여성의 음모는 분명한 삼각형 모양으로 나타납니다. 여성의 성기 주위에 있는 음모가 성교시 방해가 되지 않을까 걱정하는 사람도 있는데 오히려 성교할 때 흥분을 주고받는 촉각 역할을 하므로 걱정할 필요가 없습니다. 또한 겨드랑이에 나는 털은 땀 냄새가 빨리 없어지도록 촉진하기도 합니다. 신기하게도 우리 몸에 돋아난 눈썹, 귓털, 콧털, 머리카락, 음모, 액모 등은 각기 고유한 기능을 가지고 있습니다. 그것을 이해하고 자연스럽게 받아들이는 것이 필요합니다. 신체에 나는 털에 대한 태도는 문화에 따라 다양합니다.

2. **Q** 포르노 비디오나 음란 만화를 보면 저절로 성충동이 일어납니다. 그래서 자꾸만 그런 것들이 보고 싶어지는데 나쁜 건가요?

A 성행위를 노골적으로 묘사하는 대중 매체는 성인과 청소년, 남성과 여성 모두에게 성충동을 느끼게 하는 경우가 많습니다. 특히 성에 대해 알고 싶은 것은 많은데 어디서도 제대로 가르쳐 주지 않는 우리 사회의 청소년들은 비디오 테이프 속의 장면대로 직접 해 보고 싶은 욕구에 사로잡히게 됩니다. 남성은 순간적으로 발기가 되거나 유정을 하게 되며, 자위를 하게 됩니다. 문제는 이런 비디오를 봤다는 죄책감에 빠지거나 성적인 욕구를 수치스럽게 생각하는 것이며, 간혹 이런 충동을 자제하지 못하고 그대로 행위로 옮기려고 한다는 것입니다. 이런 매체에서 보여 주는 내용은 지극히 외설적이어서 주로 강간, 혼외 성관계, 근친 상간, 그룹 섹스 등 정상적이라고 할 수 없는 것들이 대부분입니다. 그런데 청소년들은 이런 허구적 장면들을 마치 현실인 것처럼 착각하기가 쉬우며 대부분의 사람들이 동물처럼 성행위를 하면서 살아간다고 생각합니다. 따라서 습관적으로 음란 비디오를 보는 것은 바람직하지 않습니다. 성충동을 승화하는 방법을 배워야 합니다.

3. **Q** 남녀 성충동 성욕구 – 무엇이 다를까요?

A 남학생들은 대개 여학생보다 쉽게 흥분하는 경향이 있고 행동에서도 성급합니다. 10대 남자들은 생물학적으로 여자들보다 훨씬 성욕이 강하고 쉽게 자극을 받습니다. 상대방이 야한 옷을 입었거나 한적한 곳에 단둘이 있게 되면 상대방을 사랑하거나 친밀감을 느껴서라기보다는 자기도 모르게 머리 속에서 성행위를 생각하고 때로는 발기가 되기도 하며 섹스를 하고 싶어 하는 경향이 있습니다. 반면에 여학생들은 남자친구와 가까이 지내고 친밀감을 느끼고 싶어 하며 10대에는 섹스에 대한 욕구는 남자처럼 강하지는 않으며 전혀 생각도 하지 못하는 경우도 많습니다. 보통 남자들은 사랑보다 섹스를, 여자들은 섹스보다 사랑을 중요하게 생각한다고 합니

다. 자기의 느낌과 의사를 상대에게 정확하게 표현하는 것(특히 여학생)이 중요합니다. 그리고 인간관계의 유지를 위해 상대방의 의사를 존중하는 것이 무엇보다 중요합니다.

4. Q 발기가 되는 이유는 무엇인가요?

A 발기는 음경 혹은 페니스(penis)가 커지고 단단해지는 것입니다. 발기는 보통 성적 흥분에서 비롯되지만, 사춘기 동안에는 분명한 이유 없이 일어납니다. 만약 공공장소에서 발기가 되면 당황스러울 수도 있지만, 그것은 정상적이며 자발적 발기는 오래 지속되지 않습니다. 나이가 들어감에 따라 자발적 발기는 훨씬 적게 일어나며, 펑퍼짐한 바지를 입으면 이러한 발기를 감출 수 있습니다.

5. Q 사정이란 무엇인가요?

A 사정은 정액이라는 끈끈한 액이 음경을 통해 방출되는 것입니다. 평균적으로, 1회 사정시 차숟가락 양 정도(2~5 ml)가 음경으로부터 나오며, 이처럼 조그만 양의 정액은 수백만개의 정자를 포함하고 있습니다. 보통 성적으로 흥분되어 있거나, 자위 혹은 몽정을 할 때 사정될 수도 있습니다. 처음으로 몽정을 경험할 경우 깨어나서 젖고 끈끈한 팬티를 발견하는 것은 충격일 수 있으나 정상입니다. 자발적 발기처럼, 몽정은 나이가 먹어감에 따라 빈도가 줄어듭니다.

6. Q 자위 행위(masturbation)는 무엇인가요?

A 자위는 성적 만족을 위해 자신의 성기를 만지는 것을 의미합니다. 남자에게 자위는 사정이 될 때까지 음경을 만지거나 문지르는 것을 의미하고, 여자에게는 보통 오르가즘에 도달할 때까지 자신의 음핵을 만지거나 문지르는 행위를 말합니다. 자위는 흔하게 일어나는 행위이며 많은 사람들은 자위를 통해 자신의 성적 쾌락의 첫 경험을 얻습니다. 하지만 자위행위에 몰두할 경우 자위행위에 집착해 문제가 될 수 있습니다.

7. Q 나는 너무 자주 자위행위를 합니다. 하루에 한 번씩 하는 것이 정상인가요?

A 자위행위는 몇 번이 적당한가에 대한 정답은 없습니다. 자위행위는 개인차가 크기 때문에 적당한 횟수라는 것을 정할 수 없으며 하루에 한 번씩 한다고 해서 비정상이라고 할 수도 없습니다. 하루에 여러 번, 주 1회, 월 1회도 가능합니다. 횟수가 기준이 되는 것이 아니라 정신적 상태, 건강 상태, 체력, 학업의 열중도나 성적 욕구 차이 등이 관계됩니다. 그러나 모든 성적 갈등이나 고민, 끊임없이 일어나는 성충동을 오로지 자위행위로만 해소하려는 것은 문제가 될 수 있습니다. 또 자신의 삶의 목표를 상실했거나 심리적인 부담으로부터 피하기 위하여 자위행위에 몰두할 경우 문제가 될 수 있습니다.

8. Q 사춘기에 기분이 잘 변하는 이유는 무엇입니까?

A 신체의 변화에 따라 감정, 사고 태도 등도 변합니다. 청소년기는 열정, 창의성, 호기심, 친밀한 친구관계가 이루어지는 시기입니다. 따라서 이전보다 강렬한 감정이나 기분이 빠르게 변하는

것을 경험할 수 있습니다. 예를 들면, 어떤 날은 초조하고 우울하게 느낄 수 있으나 다음 날은 굉장히 활기차게 느낄 수 있으며, 독립하고 싶은 욕구로 인해 부모와 갈등이 생기기도 합니다. 단순히 부모와 싸우거나 저항하기 보다는 대화를 통해서 해결을 위한 협상을 시도하고, 부모의 소망은 대부분 여러분을 위한 순수한 걱정에서 비롯된다고 생각하는 노력이 필요합니다.

9. Q 부모님과 성에 관한 대화를 어떻게 나누면 좋을까요?

A 청소년기 동안에는 성과 관련된 주제에 대해 부모님과 상의하는 것을 꺼릴 수 있습니다. 성은 말을 꺼내기에 불편한 주제이지만 부모님은 많은 경험에 근거해서 실제적이고 상식적인 충고를 제공 할 수 있으며, 부모님을 매우 자랑스럽게 여기고 신뢰하고 존경할 수 있습니다. 사랑과 성에 대한 매우 구체적인 주제에 대해 질문을 시작할 수 있습니다. 예를 들면 “어머님(혹은 아버님)은 제 나이였을 때 어떻게 하셨어요?”혹은 “어머님(혹은 아버님)은 첫 남자친구(혹은 여자친구)를 언제 사귀게 되었나요?”와 같은 질문으로 시작할 수 있습니다.

제 6 장

성폭력

1. 성폭력의 개념과 유형
2. 성폭력의 대처방안

01 성폭력의 개념과 유형

1) 성폭력의 정의

성폭력(性暴力, sexual violence)은 성폭행, 성희롱, 성추행 등을 모두 포괄하는 개념으로 '성을 매개로 상대방의 의사에 반해 이뤄지는 모든 가해행위'를 뜻한다. 법률적으로 이는 위해를 가하는 폭력적 행위와 성적인 접근을 통틀어 이르는 말로 신체적, 언어적, 정신적 폭력을 포괄하는 광범위한 개념이다.

기존 연구에서 성폭력에 대한 정의를 보면, 성폭력은 상대방의 동의 없이 강제적으로 성적 행위를 하거나 성적 행위를 하도록 강요, 위압하는 행위 및 성행위를 유발하기 위해 선정적 언어로 유인하는 행위로 정의하였다.

조주현(1997)은 성폭력을 강간 뿐 아니라 성추행, 성희롱, 성기노출, 온라인 성폭력 등 상대방이 원치않고 거절함에도 불쾌한 성적 언어나 행동으로 상대에게 신체적 손상, 정신적 고통을 주는 모든 행위로 규정하였다.

기존의 성폭력 개념은 여성들이 일상에서 경험하는 성적 불쾌함을 설명하지 못했기 때문에 여성 운동 단체에서는 성폭력을 여성이 불쾌함을 느끼는 모든 신체적, 언어적, 정신적 폭력으로 정의하기 시작하였다. 폭력의 개념을 넓힌 여성 운동의 성과로 여성들은 자신의 다양한 경험을 새롭게 해석할 수 있게 되었고 여성의 성적 권리에 대한 사회적 인식 또한 변화시킬 수 있었다.

한국성폭력상담소에서는 성폭력을 상대방의 의사에 반하여 가하는 성적행위로 모든 신체적, 언어적, 정신적 폭력을 포괄하는 광범위한 개념으로 정의했으며, 조현빈(2006)은 성폭력을 강간, 성추행, 성희롱, 성기노출, 강도강간, 음란전화, 음란통신 등 성을 매개로 하여 가해지는 모든 언어적, 신체적, 정신적 폭력이라고 정의하였다.

성폭력이란 일반적으로 자발적 동의가 없는 상태에서 상대방에게 가해지는 성적행위라고 하였다. 이는 전화, 문자, 메일 등의 매체를 이용한 행위, 성기노출이나 성희롱 등 신체적 접촉 없이 행해지는 성적 행위, 성추행, 강간미수, 강간 등의 직접적 성적행위 모두를 포함할 수 있다. 성폭력은 성적 접촉의 형태에 따라, 성적 행위의 강제성 여부에 따라, 성적행위로 인한 피해에 따라 다양하게 정의될 수 있다고 하였다.

이상의 개념들을 종합해보면, 한 가지 특징이 있다. 바로 피해자의 자발적 동의가 없다는 것이다. 즉 성폭력은 상대가 원하지 않는 성과 관련된 언어나 행동을 일방적으로 표출하여 상대에게 피해를 주는 행위로 규정된다.

(1) 성폭행

성폭행은 강간(준강간, 유사강간, 강간미수 포함)을 뜻한다. 강간은 '폭행 또는 협박을 가해 사람과 교접행위를 하는 것'을 말한다. 성관계에 동의하지 않은 사람과 강제로 성적 접촉의 형태로 관계하는 범죄행위이다. 강제적 무력은 폭력적이거나 암시적인 위협의 형태를 띤다.

(2) 성추행

성추행은 강제추행(준강제추행, 미수 포함)을 뜻하며 강제추행이 성희롱과 다른 것은 '폭행이나 협박'을 수단으로 '추행'하는 것이다. '추행'은 상대방의 성적 자유를 침해하는 음란한 행위로써 성적 수치심 · 혐오감을 불러일으키는 일체의 행위를 의미한다. 가해자가 성적 만족을 얻기 위하여 상대방에게 물리적으로 신체 접촉을 가하는 행위이다.

(3) 성희롱

성희롱은 상대방의 의사에 반하는 성과 관련된 말과 행동으로 불쾌하고 굴욕적인 느낌을 갖게 하거나 고용상의 불이익 등 유무형으로 피해를 주는 행위이다.

법으로는 '남녀고용평등법'과 '남녀차별금지법'에서 성희롱에 대해 처음으로 명문화되었는데 이 규정에 따르면 '업무와 관련해 성적 언어나 행동 등으로 성적 굴욕감을 느끼게 하거나 성적 언동 등을 조건으로 고용상 불이익을 주는 행위'라고 정의하고 있다.

직장 내 성희롱은 피해자가 사업주에게 가해자에 대한 부서전환과 징계 등의 조치를 요구할 수 있고 성희롱 가해자를 대상으로 손해배상을 청구할 수 있으나 형사처벌 대상은 아니다.

성희롱의 유형은 크게 육체적 행위, 언어적 행위, 시각적 행위로 나눈다.

첫째, 육체적 행위는 입맞춤 · 포옹, 뒤에서 껴안기 등의 신체적 접촉이나 엉덩이 등 특정 신체 부위를 만지는 행위, 안마나 애무를 강요하는 행위 등이다. 둘째, 언어적 행위는 음란한 농담이나 음담패설, 외모에 대한 성적인 평가나 비유, 성적 사실관계를 묻거나 성적인 내용의 정보를 의도적으로 유포하는 행위, 성적 관계를 강요하거나 회유하는 행위, 음란한 내용의 전화 통화, 회식석상 등에서 무리하게 옆에 앉혀 술을 따르도록 강요하는 행위 등이다. 셋째, 시각적 행위는 외설적인 사진 · 그림 · 낙서 · 음란 출판물 등을 보여 주는 행위, 직접 또는 팩스나 컴퓨터 등을 통해 음란한 편지 · 사진 · 그림을 보내는 행위, 성과 관련된 자신의 특정 신체 부위를 고의적으로 노출하거나 만지는 행위 등이다.

2) 분류

'성폭력범죄의 처벌 및 피해자보호 등에 관한 법률'은 성폭력 범죄를 예방하고 그 피해자를 보호하며, 성폭력범죄의 처벌 및 절차에 관한 특례를 규정하기 위한 법으로 1994년 1월 제정되었

표 6-1 형법상 성폭력의 분류

구분		내용
성풍속에 관한 죄	음행매개죄 (「형법」 제242조)	영리의 목적으로 사람을 매개하여 간음하게 한 죄
	음화반포 등의 죄 (「형법」 제243조)	음란한 문서, 도화, 필름, 그 밖의 물건을 반포, 판매 또는 임대하거나 공연히 전시 또는 상영한 죄
	음화제조 등의 죄 (「형법」 제 244조)	「형법」 제 243조의 음화반포 등 행위에 공할 목적으로 음란한 물건을 제조, 소지, 수입 또는 수출한 죄
	공연음란죄 (「형법」 제245조)	공연히 음란한 행위를 한 죄
강간과 추행의 좌	강간죄와 그 미수 (「형법」 제297조 및 제200조)	폭행 또는 협박으로 사람을 강간한 죄와 그 미수
	유사강간죄와 그 미수 (「형법」 제297조의 2 및 제300조)	폭행 또는 협박으로 사람에 대하여 구강, 항문 등 신체(성기는 제회함)의 내부에 성기를 넣거나 성기, 항문에 손가락 등 신체(성기는 제외함)의 일부 또는 도구를 넣는 행위를 한 죄와 그 미수
	강제추행죄와 그 미수 (「형법」 제298조 및 제300조)	폭행 또는 협박으로 사람에 대하여 추행을 한 죄와 그 미수
	준강간, 준강제추행죄와 그 미수 (「형법」 제299조 및 제300조)	사람의 심신상실 또는 항거불능의 상태를 이용하며 간음 또는 추행을 한 죄와 그 미수
	강간 등 상해 · 치상죄 (「형법」 제301조)	강간, 유사강간, 강제추행, 준강간, 준강제추행죄 및 그 미수죄를 범한 사람이 사람을 상해하거나 상해에 이르게 한 죄
	강간 등 살인 · 치사죄 (「형법」 제301조의 2)	강간, 유사강간, 강제추행, 준강간, 준강제추행죄 및 그 미수죄를 범한 사람이 사람을 살해하거나 사망에 이르게 한죄
	미성년자 등에 대한 간음죄 (「형법」 제302조)	미성년자 또는 심신미약자에 대하여 위계 또는 위력으로써 간음 또는 추행을 한 죄
	업무상 위력 등에 의한 간음죄 (「형법」 제303조)	업무, 고용, 그 밖의 관계로 인하여 자기의 보호 또는 감독을 받는 사람에 대하여 위계 또는 위력으로써 간음한 죄 법률에 의하여 구금된 사람을 감호하는 사람이 그 사람을 간음한 죄
	미성년자에 대한 간음, 추행죄 (「형법」 제305조)	13세 미만의 사람에 대하여 간음 또는 추행을 한 죄
강간강간죄(「형법」 재339조)		강도가 사람을 강간한 죄

1) 강간 : 사람을 폭행 또는 협박으로 강제로 간음하는 것
2) 준강간 : 심신상실 또는 항거불능의 상태로 이용하여 간음하는 것
3) 추행 : 성욕의 흥분, 자극 또는 만족을 목적으로 하는 행위로서 건전한 상식 있는 일반인의 성적 수치, 혐오의 감정을 느끼게 하는 일체행위
4) 강제추행 : 폭행 또는 협박으로 사람에 대하여 추행을 하는 것
5) 위계 : 목적이나 수단을 상대방에게 알리지 아니하고 그의 부지나 착오를 이용하여 목적을 달성하려는 것
6) 위력 : 사람의 의사를 제압할 수 있는 유형적, 무형적 힘
7) 협박 : 해악을 고지하여 상대방에게 공포심을 불러일으키는 것

다. 법률에서의 성폭력 유형은 강간, 유사강간, 강제추행, 준강간/준강제추행, 미수범, 특수강간, 친족관계, 장애인, 미성년자에 대한 강간, 업무상 위력 등에 의한 추행, 공중 밀집 장소에서의 추행, 성적 목적을 위한 공공장소 침입 행위, 통신매체를 이용한 음란행위, 카메라 등을 이용한 촬영 등으로 나뉜다(표 6-1).

성폭력은 유형, 대상, 공간 등에 따라서도 분류할 수 있다. 가해자와의 관계를 기준으로 한 유형별로는 친족 성폭력, 학내 성폭력, 데이트폭력, 부부간 성폭력, 강제추행 등으로 나눌 수 있다. 성폭력의 대상에 따라 아동 대상, 청소년 대상, 성인 대상, 노인 대상, 장애인 대상으로 나눌 수 있다. 성폭행이 일어난 공간에 따라 학교 내, 직장 내, 군대 내, 공공장소, 사이버 상 등으로 나눌 수 있다.

데이트 강간

요즘 성폭력을 논할 때 자주 사용되는 용어 중 데이트 강간이라는 용어가 있다. 데이트 강간이란 데이트 관계에 있는 두 사람 사이에서 일어나며 상호 간 동의 없이 피해자에게 강제로 행하는 성행위를 말한다. 교제 하고 있는 상태에서 이뤄지는 탓에 가해자의 경우 이를 성폭행으로 인식하지 못하고 도덕적으로만 잘못했다고 치부하는 경향이 있다.

한국여성의전화에 따르면 2007-2008년 이뤄진 총 954건의 성폭력 피해상담 가운데 가해자가 데이트 상대자인 경우가 275건(25.3%)으로 최다로 집계됐다. 데이트 폭력의 피해 유형으로는 스토킹 156건(56.7%), 신체적 폭력 55건(20%), 강간 47건(17.1%) 순이었다.

한국형사정책연구원(2015)의 여성의 전반적인 폭력 경험 실태 결과를 살펴보면, 조사대상자 중 상대 남자로부터의 통제경험을 당한 경우는 전체 응답자의 76.0%로 나타났다. 심리적 · 정서적 폭력 피해는 35.2%가 경험하였으며, 신체적 폭력 피해는 19.4%, 성추행 피해는 35.5%, 성폭력 피해는 20.3%, 상해 피해는 6.8%가 경험한 것으로 나타나 상당히 많은 사람들이 데이트 폭력의 피해를 경험하고 있는 것으로 조사되었다.

교육부가 2015년 11월 한 달간 전국 150여개 대학교 재학생 1441명(남 652명, 여 789명)을 대상으로 '대학생의 성 인식 및 성폭력 실태조사'를 실시한 결과 데이트 강간(미수 포함) 가해 경험이 있다고 밝힌 대학생은 4.0%(58명)이었다. 25명중 1명인 셈이다.

연구 책임자인 김혜숙 아주대 심리학과 교수는 "친밀한 관계에서 강간(미수 포함)이 많이 일어난다는 것을 보여준다. 따라서 데이트 강간에 대한 경각심을 남녀 모두가 갖도록 성 인식 재교육이 필요하다"고 말했다.

3) 성폭력 실태

(1) 성폭력 전체 실태

최근 대검찰청에서 발간한 『범죄분석2015』에 따르면, 성폭력 범죄는 2005년 1만 1551건에서 2014년 2만 9863건으로 급증했다. 전체 강력 범죄 중 성폭력이 차지하는 비율도 2005년 59.2%에서 2014년에는 87.5%까지 치솟았다. 성폭력 범죄는 인구 10만 명 당 58.2건이 발생했고, 성폭력 범죄 발생비 역시 2005년 23.7건에서 매년 지속적으로 증가하여 2014년에는 58.2건으로 최고치를 기록했으며, 성폭력 범죄는 지난 10년 동안 무려 145.5%나 증가한 것으로 나타났다.

표 6-2 성폭력 범죄의 발생건수 및 발생비 추이(2005년~2014년)

(단위: 건, 발생비, %)

연도	발생건수	발생비	증가율
2005	11,551	23.7	–
2006	14,277	29.1	23.0
2007	14,344	29.1	22.8
2008	16,129	32.6	37.4
2009	17,377	34.9	47.3
2010	20,584	40.7	71.9
2012	22,168	43.7	84.4
2012	23,365	45.9	93.5
2013	29,090	56.9	140.0
2014	29,863	58.2	145.5

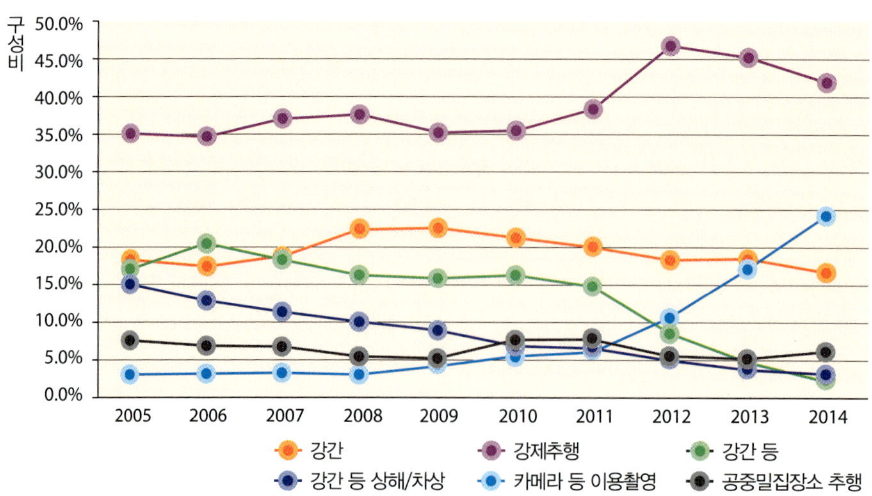

그림 6-1 성폭력 범죄의 발생비 추이

최근 실시된 2013년 여성가족부 성폭력 실태조사에 따르면 지난 1년간 성인남녀가 경험한 성폭력은 음란전화가 27.8%로 가장 높았고, 성기노출 1.7%, 성추행 1.6%, 성희롱 0.9%, 스토킹 0.2%, 강간미수 0.03%, 강간 0.1%로 나타났다. 평생 동안 경험한 성폭력은 음란전화 51.0%로 여성 절반 이상이 경험하였고, 성기 노출 21.3%, 성추행 11.0%, 스토킹 1.7%, 강간미수 0.5%, 강간 0.4%로 조사되었다.

피해자 중 19-35세의 젊은 여성층의 비중이 높았고, 첫 피해경험이 19세 미만이 39.3%에 달하여 아동청소년기의 위험성이 부각되었다. 피해자의 대다수인 66.6%가 피해 사실을 혼자만의 비밀로 하여 피해자에 대한 사회적 편견이 심각한 것으로 나타났고, 경찰에 신고한 비율은 1.1%에 불과해 피해자 지원기관의 접근성과 홍보, 성교육이 절실한 것으로 조사되었다.

(2) 성추행 실태

대학행사나 대학생활 중 발생하는 성추행과 성희롱, 성폭력 등 성범죄가 늘고 있다. 학생 동기간 성범죄뿐만 아니라 교수-제자 관계, 선후배 관계 등 우월적 지위를 이용한 성범죄도 만연한 상황이다.

그러나 대학 내 성범죄가 만연해지고 있는 것은 가해자 스스로가 범죄 인식을 잘 느끼지 못하고 있는데다 대학 당국도 예방교육 등 사전·사후조치에 미흡한 자세를 보이면서 범죄 확산을 더 키우고 있는 형국이다. 특히 대학 내 성범죄의 경우 교수와 학생의 수직적 관계, 학생들의 집단적 유대 등으로 인해 피해자가 성범죄 피해 사실을 공개하거나 가해자를 고발하기 어려운 실정임을 감안할 때 대책 마련이 시급한 상황이다.

여성가족부가 2015년 한국대학성평등상담소협의회에 연구 의뢰해 전국 95개 대학 대상으로 실시한 '대학 성폭력 피해자 지원 및 사건처리 현황 실태조사'에 따르면 2013년에서 2015년 7월 사이 대학 내 성희롱·성폭력 접수사건 수가 대학 한 곳 당 평균 2.48건인 것으로 나타났다. 이는 2012년 국가인권위원회 조사결과인 1.18건과 비교했을 때 2배 이상 증가한 수치다. 피해자는 학부생이 78.9%로 가장 많았고, 가해자 또한 선배 등 학부생이 49.2%를 차지했다. 성폭력 발생 장소는 뒤풀이 등의 유흥공간과 숙박시설이 49.5%로 나타났다. 또 교육부의 '대학 내 성범죄 현황' 자료에 따르면 전국 127개 대학에서 2010년부터 2014년까지 4년제 대학의 성범죄 건수는 114건, 성범죄 교원은 44명으로 집계됐다.

여성가족부와 교육부 통계가 330여개 전체 대학을 대상으로 하지 않은 만큼 대학의 성범죄 수는 더욱 많을 것이라는 것이 전문가들의 지적이다. 한국대학성평등상담소협의회 관계자는 "대학 성범죄 조사가 일부 대학을 중심으로 조사된 만큼 전체 대학을 대상으로 실태조사를 벌일 경우 더 많은 성범죄가 있을 것으로 판단된다"고 말했다.

대부분 대학은 가해자 상담이나 교육을 할 수 있는 상황이 아니다. 성폭력 업무 전담 상담인력이 배치된 곳도 13.7%에 불과하고 1년 예산 1000만원 미만으로 운영되는 곳이 60%에 이른다. 성폭력상담 등 자격증을 소지한 상담원은 59.3%이고 대부분 1~2년의 단기계약직이다.

■ 예방교육 실시율

(단위:%)

구분	성희롱 예방교육	성매매 예방교육	성폭력 예방교육	가정폭력 예방교육	교육유형 평균
전체	99.6	99.4	99.4	98.5	99.2
대학기관	98.0	97.4	96.9	92.8	96.3

■ 교육 유형별 부진기관율

(단위:%)

구분	성희롱 예방교육	성매매 예방교육	성폭력 예방교육	가정폭력 예방교육	교육유형 평균
전체	1.2	1.4	1.4	2.4	1.6
대학기관	5.0	7.6	9.8	12.7	8.8

폭력예방교육 실시 결과 분석 및 효과성 연구, 한국여성정책연구원, 2015

(3) 성희롱 실태

2015년 여성발전기본법이 개정되어 민간사업장까지 포함하여 매 3년마다 국가가 성희롱 실태조사를 하도록 법제화되었다(여성발전기본법 제17조의 3).

과거 공공기관을 대상으로 성희롱 실태조사를 실시한 사례는 있으나 바뀐 법에서는 민간사업장까지 포함 조사하도록 하였다.

여성가족부는 〈2015 성희롱 실태조사〉를 전국 400개의 공공기관과 1200개의 민간사업체를 대상으로 실시하였다.

조사 대상은 직원과 성희롱 방지 업무 담당자로 나누었고, 직장 내 조직문화, 성희롱 예방교육, 성희롱 피해경험, 피해 신고 여부, 성희롱 예방 교육 여부, 성희롱 구제 전담부서 및 심각성 인지 정도에 대한 항목 등에 대해 방문 및 온라인 조사를 실시하였다.

현재 직장에서 재직하면서 한번이라도 성희롱 피해를 경험한 적이 있는 지 묻는 문항에 전체 응답자의 6.4%가 '그렇다' 라고 응답하였고, 여성, 일반직원, 저연령층, 비정규직의 성희롱 피해 경험이 높은 것으로 조사되었습니다.

피해내용에 대해서는 '외모에 대한 성적 비유나 평가'(3.9%), '음담패설 및 성적 농담'(3.0%) 등의 순으로 높은 응답을 하였고 성희롱 행위자의 직급과 성별에 대해서는 '상급자'(39.8%) 또는 남성(88.0%)라는 응답이 많았다. 또한 성희롱은 '회식장소'(44.6%)와 '직장 내'(42.9%)에서 빈번하게 일어나는 것으로 조사되었다.

표 6-3 성희롱 피해에 대한 대처방법

대처방법	전체 (N=500)	남 (N=60)	여 (N=440)
참고 넘어감	78.4	77.6	78.5
성희롱 행위자에게 사과를 요구하는 등 개인적 처리	6.8	1.8	7.5
상급자 또는 동료와 면담	4.7	3.3	4.9
사내기구를 통한 공식적인 처리	0.6	1.8	0.4
외부 기관을 통한 처리	0.3	0.0	0.3
기타	1.4	0.0	1.6
모름/거절	7.8	15.6	6.7

한편, 성희롱 피해자들은 성희롱 피해에 대해서 잘 대처하지 못하는 경우가 많았다. 성희롱 피해경험자의 78.4%가 성희롱 피해에 대처하지 않고 '참고 넘어갔다'고 하였고, 그 이유로는 '큰 문제라고 생각하지 않아서'(48.7%), '문제를 제기해도 해결될 것 같지 않아서'(48.2%)라고 가장 많이 응답하였다. 그리고 성희롱에 대처한 경우에도 그 처리결과에 대해서 '불만족' 이라고 응답한 비율이 54.4%로, '만족한다'(42.1%)는 응답보다 높았다. 성희롱 처리결과에 대해서 불만족한다고 응답한 사람들은 '성희롱 행위자에게 적절한 사과를 받지 못했기 때문'(74.8%)을 그 이유로 들었다.

표 6-4 성희롱 피해에 대하여 참고 넘어간 이유

	응답자 (명)	큰 문제라고 생각하지 않아서	문제를 제기해도 해결될 것 같지 않아서	업무 및 인사고과등의 불이익을 받을까봐 걱정 되어서	소문 평판에 대한 두려움 때문에	대처 방법을 잘 몰라서	도움을 받을수 있는 곳이 없어서	기타	모름/거절
전체	392	48.7	48.2	16.2	15.4	13.9	6.0	2.9	0.4
남성	47	72.1	30.6	4.5	11.3	8.8	1.3	0.0	0.0
여성	345	45.5	50.6	17.7	16.0	14.5	6.6	3.3	0.4

4) 성폭력의 위험성

성폭력 실태에 관한 연구 조사를 살펴보면, 성폭력은 어느 연령대의 여성에게나 일어나며, 특히 16-24세 여성에게 가장 많이 발생한다. 성폭력의 가해자는 이웃, 집안 사람 등 평소에 얼굴을 알고 지낸 경우가 50% 이상이며, 친척에 의한 경우는 약 7%로 보고되었다(신의진, 2001).

성폭력 피해 여성들은 성폭력의 정도에 따라 차이는 있지만, 신체적, 정신적, 사회적으로 어려움을 겪는 후유증을 경험한다(한국성폭력상담소, 1993).

먼저 신체적인 후유증에는 신체적 상해(질 손상, 처녀막 파열 등), 임신, 낙태, 출산, 성병, 방광염, 복통, 근육통 등의 위험이 있을 수 있다. 또한 성폭력 피해 여성이 결혼 이후에 부부 간 성행위를 기피하거나 불감증이나 불임을 호소하는 경우도 있다.

성폭력 피해로 인한 심인성 통증도 호소하는데 이는 피해자들 대부분이 피해 당시의 감정을 직면하는 것이 두렵고 고통스러워 자신의 고통을 신체를 통해 표현하기 때문이다. 심인성 통증 외에도 성 피해를 경험한 피해자들의 약 30%는 자기 파괴적인 행동을 보이며, 섭식 장애를 경험하기도 한다.

성폭력 피해 여성들은 심리적인 어려움도 크게 호소한다. 자주 악몽을 꾸고 불면증에 시달리며, 정서적으로 우울하고 항상 불안하며, 죄의식과 자책감에 시달리고, 매사에 의욕이 없고, 삶에 대한 희망이 없어져 자살하고 싶은 충동을 느끼며, 사람들을 신뢰하지 않고 마음 속에 해결되지 않은 심한 분노와 적개심을 보인다. 또한 만성적 우울감, 자기파괴적 행동, 고립감, 낮은 자아존중감, 물질 남용, 타인 불신등이 나타난다. 특히 한국에서는 순결을 중요시하는 문화적 배경으로 인해 성폭력 피해여성들은 자신의 몸이 더럽혀졌고 그래서 자신에게는 결함이 있다고 생각하여 심한 우울감을 느끼게 된다.

성폭력은 피해자에게 극심한 손상과 정신적 충격을 주는 사건이므로 이로 인한 피해의 후유증은 오래 지속되기 쉽다. 성폭력을 당할 당시에는 대부분의 성폭력 피해자가 공포에 떨며 '어떻게 하면 살아 나갈 수 있을까' 하는 생각에만 몰두한다고 한다. 일단 사건이 끝나고 나서는 수치감, 더럽혀졌다는 생각, 죄책감, 혼란스러움, 분노 발작, 두려움 등이 강하게 든다.

일부 피해 여성들은 생명을 위협하는 심한 정신적 충격과 같은 외상을 경험할 때 나타나는 외상 후 스트레스 장애(PTSD) 증상을 보이기도 한다.

성폭력 피해는 사회적인 부분에서도 후유증을 낳는다. 한국형사정책연구원에 따르면 피해자들은 다른 사람들과 친밀한 관계를 맺는 것을 두려워해 관계를 회피하거나 피상적인 관계만 맺는 경우가 많다. 이는 깊은 관계로 이어지면 결국 상대방이 자신을 이용하고 배신하여 상처를 주는 관계가 될 것이라고 생각하여 무의식적으로 타인을 깊이 사귀는 것은 위험하다고 생각하기 때문이다.

여성가족부의 성폭력 실태조사(2013)에 따르면 성폭력 피해자는 '무력감과 자아 상실' 37.7%, '불안과 우울' 30.3%, '피해 반복에 대한 두려움' 41.6%, '가해자에 대한 분노 및 적대감' 42.3%, '혐오와 불신' 61.6%, '신변 안전에 대한 두려움'39.2%로 고통에 시달리는 것으로 나타났다.

이처럼 성폭력은 피해자의 전반적인 성격과 행동에 걸쳐 광범위한 후유증을 남긴다. 피해자는 자존심에 치명적인 상처를 입어 자신감을 잃게 되며, 가족관계 및 대인관계에서 균형을 잃고 점차 환경으로부터 고립, 단절된다. 결과적으로 성폭력은 한 여성의 정체성에 총체적인 위기를 가져올 수 있다.

02 성폭력의 대처 방법

보건복지부의 국민건강의학정보 자료(2010)에서는 성폭력을 당했을 때 대처 방법을 아래와 같이 제시한다.

성폭력을 당하게 되면, 목욕, 샤워, 좌욕 등을 하지 말고, 성폭력 당시 입었던 의복을 그대로 착용하고 최대한 빨리 의료기관으로 내원해야 한다. 그림 6-2는 병원 방문 시 이루어지는 검사 및 조치를 간략하게 나타낸 것이다.

1) 문진

성폭력을 당한 직후, 피해자는 심리적인 스트레스로 성폭력 당시의 상황을 이야기하고 싶지 않을 수 있다. 그러나 의료진이 정확한 병력을 청취해야만 성폭력에 의한 피해자의 신체적 피해를

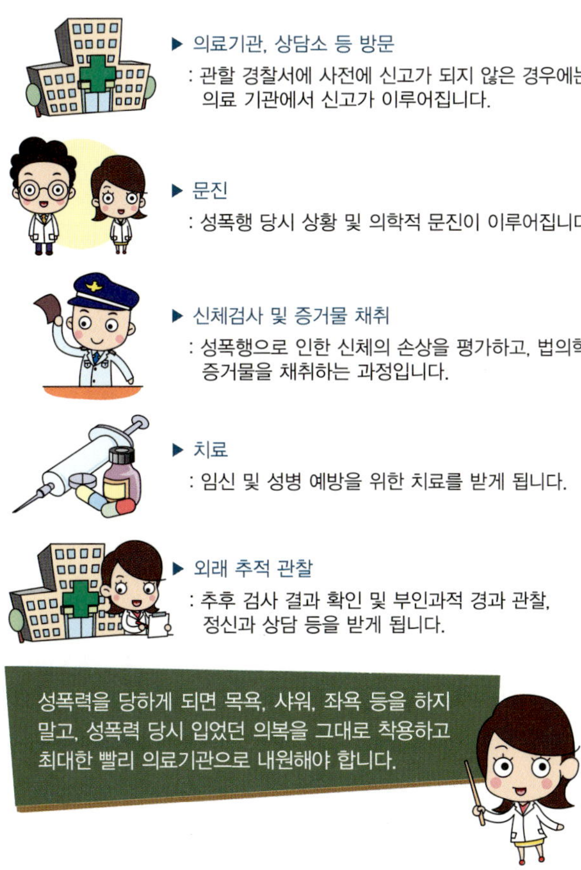
▶ 의료기관, 상담소 등 방문
: 관할 경찰서에 사전에 신고가 되지 않은 경우에는 의료 기관에서 신고가 이루어집니다.
▶ 문진
: 성폭행 당시 상황 및 의학적 문진이 이루어집니다.
▶ 신체검사 및 증거물 채취
: 성폭행으로 인한 신체의 손상을 평가하고, 법의학적 증거물을 채취하는 과정입니다.
▶ 치료
: 임신 및 성병 예방을 위한 치료를 받게 됩니다.
▶ 외래 추적 관찰
: 추후 검사 결과 확인 및 부인과적 경과 관찰, 정신과 상담 등을 받게 됩니다.
성폭력을 당하게 되면 목욕, 샤워, 좌욕 등을 하지 말고, 성폭력 당시 입었던 의복을 그대로 착용하고 최대한 빨리 의료기관으로 내원해야 합니다.

그림 6-2 성폭력 피해자의 검사 및 치료 과정

최소화 할 수 있다. 뿐만 아니라 이는 가해자에 대한 법적 처벌을 위한 기본적인 자료로 활용될 수 있기 때문에 법적인 측면에서도 중요하다. 경우에 따라서는 의사, 간호사 등의 의료진 뿐 아니라 경찰이나, 전문 상담사 등이 문진에 동참할 때도 있다. 미성년 피해자의 문진 전에는 보호자나 법적 대리인의 동의를 구하게 된다. 문진에서 중점을 두는 것은 폭행 당시의 구체적인 상황과 피해자의 개인 병력이다. 폭행 상황 문진에는 다음과 같은 내용이 포함된다.

(1) 가해자

통계적으로 성폭력의 가해자와 피해자는 알고 지내던 사이일 가능성이 높다. 따라서 피해자와 가해자의 면식 여부에 대한 질문을 받게 된다. 가해자가 모르는 사람일 경우에도 가해자의 신분을 추측할만한 내용이 있으면 밝히는 것이 좋다. 가해자 한 명에 인한 단독 범행이었는지, 여러 사람에 의한 폭행이었는지 여부도 중요하다.

(2) 구체적인 폭행의 내용

성적 접촉 이외의 다른 신체적 폭행이 동반 되었는지 여부, 위협하는데 사용된 무기 또는 무기로 사용된 물건의 종류를 알고 있어야 한다. 또한 질, 항문, 구강 등 피해자의 신체 기관 내 실제적인 성기 삽입 여부, 가해자의 사정 여부 등 성폭행 당시의 구체적인 내용을 밝혀야 한다.

(3) 성폭력 발생 시간

성폭력 발생 후 72시간이 경과되면, 법의학적 증거를 찾을 확률이 희박해진다. 이런 경우에는 법의학적 증거를 찾기 위한 신체검사는 의미가 없으므로 시행되지 않는다. 또한 응급 사후 피임약도 성관계 후 72시간 내에 복용해야 효과가 있으므로, 발생 시간을 정확히 알아야 할 필요가 있다.

(4) 성폭력 발생 장소

성폭력 발생 장소에서 조사를 통해 추가적인 증거가 발견되는 경우가 있으므로 발생 장소가 파악되어야 한다.

(5) 약물 복용 여부

가해자가 약물을 강제로 복용하게 하였거나, 다른 음료나 음식의 섭취 후 중독 증상을 경험했는지 밝혀야 한다. 피해자가 약물 복용을 한 기억이 불명확하더라도, 의식이 없었다면 약물 복용 가능성을 염두에 두어야 한다. 자고 일어나 보니 옷이 벗겨진 채였다든지, 자고 일어난 후 성기의 상처를 발견했거나 성기의 통증이 있었던 경우도 약물 복용을 의심할만한 상황으로 간주된다.

(6) 성폭력 후 샤워, 목욕, 좌욕, 또는 의복을 갈아입었는지 여부

병원 방문 전 샤워, 목욕, 좌욕 등을 하거나 의복을 갈아입었을 경우에는 가해자의 정자 등 법의학적 증거를 찾을 확률이 떨어지게 된다.

2) 개인 과거 병력 조사

성폭력에 의한 의학적 피해를 최소화하기 위해 다음과 같은 피해자의 개인 과거 병력 청취도 이루어진다.

(1) 마지막 정상 생리일, 피임 여부

성폭력에 의한 임신 위험도를 평가하는데 중요하다.

(2) 마지막 정상 성교일

성폭력 3~4일 전 정상적 성교를 한 적이 있다면 범인의 신분을 밝혀내기 위한 정자 검사, 유전자 검사 등의 결과에 영향을 미칠 수 있다.

(3) 알레르기 및 기타 병력

항생제 및 사후 피임약에 알레르기 유무를 조사한다.

(4) 이전의 성폭력 경험 여부

통계적으로 어린 시절 성폭력을 당한 경험이 있는 사람은 성인이 되어서도 성폭력 피해를 입게 될 위험도가 증가한다고 한다. 이전의 성폭력 피해를 입은 경험이 있는 피해자는 그 사실을 꼭 밝히고, 이를 고려한 정신과적 면담을 받는 것이 좋다.

3) 치료

성폭력 피해자의 치료는 원치 않는 임신 예방과 성병 예방에 목적이 있다.

통계적으로 성폭력 피해 여성의 5% 정도가 원치 않는 임신을 하게 된다. 월경주기 상 비가임기에 성교를 한 경우 임신 확률은 1퍼센트 미만으로 알려져 있으나, 가임기에는 임신 확률이 더 높아질 수 있다. 가임기는 일반적으로 배란일 전 4일에서, 배란일 후 2일을 지칭한다. 배란일은 정상 생리주기를 가진 여성에서 다음 월경 시작일의 14일 전으로 계산한다.

임신 예방을 위한 약물 치료 전 모든 성폭력 피해 여성은 소변 검사를 통한 임신 반응 검사를 시행한다. 이 검사는 성폭력으로 인한 임신 여부의 판정보다는 성폭력 발생 이전의 임신 여부를 판단하기 위한 것이다.

성폭력 피해 이전에 임신 상태가 아닌 것이 확인되면 사후 피임약을 복용한다. 사후 피임약은 우리나라에서는 의사의 처방이 필요한 전문의약품으로 분류되어 있으며, 일종의 고용량 호르몬 제제이다. 이는 배란을 방해하고, 수정과 착상을 막는 효과를 기대할 수 있다. 이미 착상이 된 경우에는 효과가 없으므로 성폭력 피해 후 적어도 72시간 내에 복용해야 한다. 사후 피임약의 부작용으로 피임 실패, 오심과 구토 증상이 나타날 수 있다.

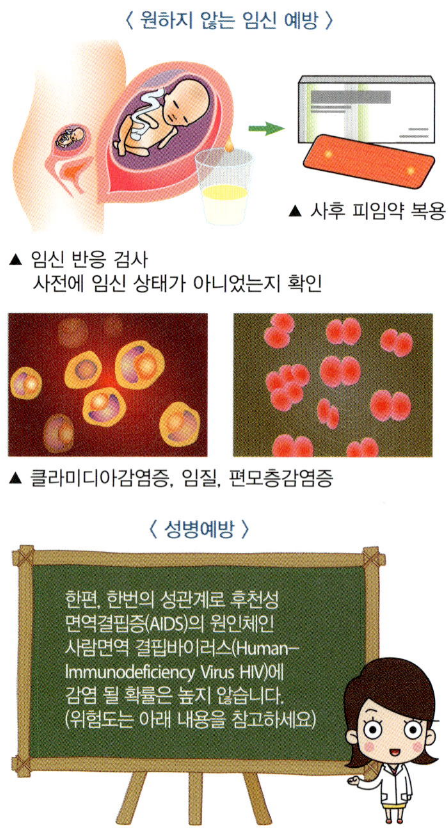

그림 6-3 성폭력 피해자의 치료 목적

4) 성폭력 피해자를 위한 ONE-STOP 지원센터

성폭력 피해자를 위한 ONE-STOP 지원 센터는 여성부, 경찰청, 지역 병원의 협력 하에 성폭행 피해자의 의료지원, 상담, 수사지원, 법률지원을 한 자리에서 하고자 설립된 곳이다. 각각의 지원 내용은 아래와 같다.

(1) 의료지원

- 응급의학과 24시간 진료
- 산부인과, 정신과 진료
- 산부인과 의료 장비 구비로 증거자료 수집
- 성폭력 응급키트를 이용한 증거 채취

(2) 상담

- 전문상담사, 피해자 안정실에서 조기 안정 도모
- 홈페이지를 통한 사이버 상담 가능
- NGO, 쉼터 등과의 연계 지원

(3) 수사지원

- 수사전문 여성경찰관 24시간 근무, 진술녹화조서 작성
- 피해자 조사와 동시에 112 및 지방경찰청 여성기동수사대, 각 경찰서와 연계 신속 처리

(4) 법률지원

- 법률구조공단, 한국가정법률상담소, 민변단체 등과 연계하여 민사, 형사 소송 절차 등 법률상담 또한 성폭력 피해자에 대한 치료비 지원도 건당 300만원까지 하고 있다. 참고로 형사상 소송을 할 경우에는 성폭력위기지원센터에서 100만원까지의 소송비용을 지원 받을 수 있으며, 민사소송이 이루어질 경우는 대한법률구조공단에서 경제적인 지원을 받을 수 있다.

제 7 장

사랑과 친밀감

사랑은 인간이 세상을 살아가면서 경험할 수 있는 가장 행복하고 오묘한 감정이다. 하지만 사랑은 가장 황홀하면서 가장 고통스런 체험이기도 하다. 사랑은 한 개인의 삶에 있어서 기쁨과 슬픔, 환희와 고통, 행복과 불행을 좌우하며, 삶의 질(quality of life)을 결정짓는 중요한 요인이다. 이처럼 우리의 삶에서 그토록 중요한 부분을 차지하고 있는 사랑은 무엇인가? 인간의 역사가 시작된 이래 '사랑'을 정의하려는 노력은 끊임없이 이어지고 있으나 아직까지 모든 사람이 수긍할 수 있는 정의는 없는것 같다. 왜냐하면 사랑의 경험은 개인마다 다르고 독특하기 때문이다.

사랑은 우리 인생에 있어서 가장 중요한 심리적 체험이다. 그러나 참으로 이상한 것은 이렇게 우리 삶의 중요한 요소인 사랑에 대해서 우리는 너무도 아는 게 없다는 사실이다. 사랑이 인간의 삶에 강력한 영향을 미친다는 것에 대해서는 수천년 동안 수없이 체험되어 왔고 묘사되어 왔지만, 사랑을 지적으로 이해하려는 노력은 상대적으로 약하다. 그 이유 중의 하나는 사랑을 신비스러운 것으로 간주하고자 하는 낭만적인 성향에서 기인한다고 할 수 있다. 사랑 앞에서 인간의 이성은 무력해지는 경향이 있다. 파우스트같은 대학자도 사랑 앞에서는 자신의 영혼을 사탄에게 넘겨줄 만큼 비이성적인 존재로 변해버린다.

우리는 사랑에 대해서 가르치지도 않고 또 배우려 하지도 않는다. 사랑은 자연스럽게 이루어지는 것이고 또 그래야 한다는 생각이 일반적이다. 많은 경우 성장과정 속에서 소설, 영화, 드라마 등을 통해 사랑에 대하여 극히 단면적이고 현실과 동떨어진 이해와 환상을 갖는 경향이 있다. 사회학자들은 낭만적인 사랑에 대해서 신화하는 개념을 사용하여 많이 이야기 한다. 이때 신화라고 하는 건 그리스로마 신화할 때 그 신화에서 차용된 개념이다. 이때 신화는 과학적 근거나 신빙성 있는 데이터가 뒷받침되지 않았음에도 불구하고 일반적으로 통용되는 믿음, 상식, 통념, 이런 것들을 의미한다. 그런 면에서 사랑만큼 다양한 신화 속에 들어가 있는 현상도 없다. 사랑에 대한 잘못된 신화로 첫 번째 것은 사랑은 평생에 단 한 번 뿐일 것이라고 믿는 것이다. 두 번째 신화는 낭만적 사랑이란 첫 눈에 반하는 경험일 것이다. 세 번째 신화로는 우리가 사랑에 빠지면 모든 장애를 극복하고 결혼에 골인하게 되는 맹목적인 경험이라고 여기는 것이다. 대중문화 속의 사랑은 이렇게 표현이 되지만 실제로 배우자 선택과정을 꼼꼼히 들여다보면 이 과정은 매우 복잡하다. 이 과정 속에서 우리는 계층도 고려하고, 종교도 맞춰보며, 서로의 교육수준, 육체적 매력수준, 가치관, 이런 모든 것들을 고려한다. 그런데 대중매체의 사랑은 우리로 하여금 낭만적 사랑을 동경하고 환성을 갖게 하여 잘못된 의사결정을 하도록 한다. 특히, 청소년의 경우 사랑에 대한 무지로 인해 잘못된 성행동을 하고 불행과 고통을 초래하는 경우가 많다. 진정 아름답고 성숙한 사랑을 위해서는 사랑에 대한 깊은 이해가 필요하다. 인본주의 심리학자 프롬(Fromm)의 네가지 기본 요소, 즉 책임감(responsibility), 존경하는 마음(respect), 서로 잘 알고 이해하는 마음(knowledge), 서로 아끼고 보호해 주려는 마음(care)이 필수적으로 수반되어야 하며 이러한 사랑은 성과 관련된 여러 문제점을 예방할 수 있을 것이다. 사랑과 성은 우리 일생에 있어서 매우 중요한 결정이며 가장 중요한 과업 중의 하나이다. 그러므로 본 장에서는 사랑에 대한 이해 및 이론을 통해 사랑에 대한 고귀한 가치와 책임감있는 성행동을 강조함으로써 성으로 인해 유발될 수 있는 문제를 예방하고자 하는 것에 초점을 두어 기술하고자 한다.

01 사랑의 유형

1) John Lee의 6가지 사랑유형

사랑이 개인마다 독특하고 다양하여 정의를 내리기 어려운 것처럼 사랑의 유형을 명확히 분류하기는 어렵다. '사랑'은 다양한 형태가 있고 그 속성과 관련된 심리상태도 매우 다양하다. Lee(1973)도 'A typology of styles of loving' 이라는 논문에서 사랑의 유형을 표 7-1과 같이 6가지 유형으로 분류한 바 있다.

표 7-1 John Lee의 6가지 사랑유형

유형	설명
에로스(EROS): 아름다움을 사랑	주로 상대의 외모의 아름다움으로 인해 생기는 사랑이다. 에로스적 사랑을 하는 사람은 자신이 이상적으로 생각하는 외모를 가진 사람을 찾는다.
루더스(LUDUS): 유희적 사랑	유희적 사랑으로서 이런 사랑을 하는 사람은 한 사람과의 관계에 자신을 매어놓지도 책임지려하지도 않는다. 대신 여러 사람과 유희적인 사랑을 택하는 경향이 있다.
스토게(STORGE): 동료적 사랑	어떤 사람과 가까이 지내며 서서히 발전하는 애정의 결과로 생긴 사랑이다. 이런 사랑을 하는 사람은 강렬한 정열없이 서서히 조심스럽게 지속적인 책임감있는 관계로 나아간다.
마니아(MANIA): 소유적 사랑	강렬한 낭만적 사랑으로서 이런 사랑을 하는 사람은 질투가 많고 상대에 대해 집중적으로 몰두하게 된다. 또한 상대로부터 강렬한 사랑을 기대하고 반복적인 확인을 요구한다.
아가페(AGAPE): 이타적 사랑	이타적 사랑으로서 받는 것을 기대함이 없이 주는 사랑이다. 온유한 보살핌과 무조건적 헌신이 주요한 요소이다.
프라그마(PRAGMA): 실용적 사랑	합리적 사랑으로서 이런 사랑을 하는 사람은 교육, 종교, 직업 등 여러 가지 현실적 조건을 고려하여 적당한 사람을 찾고 선택한다.

2) Lasswell & Lobsenz가 제시한 6가지 사랑의 유형

앞에서 언급한 Lee의 연구를 보완하여 Lasswell는 사랑의 유형을 여섯 가지로 분류하였고 사랑의 유형검사의 척도를 개발하였다(Lasswell & Lobsenz, 1980).

(1) 동료적 사랑(companionate love)

이 유형은 두 사람이 오랜 기간 동안 친구로 지내다가 사랑으로 발전된 사랑의 스타일이다(best friends' love). 이와 같은 사랑은 마치 사이좋은 형제애와 같은 것이어서 정서적으로 안정되고 상호 의존적이며 따뜻한 지원을 아낌없이 주고받는다. 동료적 사랑은 상대방에 대한 뜨거운 열정이나 일방적인 헌신이 개입되지는 않으나 깊은 신뢰와 친근감에 바탕을 둔 사랑이다. 사랑(loving)과 좋아함(liking)은 흔히 상대방에 대해 갖는 애정의 강도에 의해서 구분되는데, 동료적 사랑에서 느끼는 감정은 좋아함에 가깝다고 할 수 있다. 동료적 사랑은 삶 속에서 오랜 기간 밀접한 관계를 가져온 사람에 대해 느끼는 애정과 의리를 의미한다. 평생 동안 인생의 풍파를 함께 헤쳐온 노부부간의 사랑이 이러한 사랑의 대표적 예라고 할 수 있다.

(2) 유희적 사랑(playful love)

유희적 사랑(playful love)은 놀이와 같이 재미와 쾌락을 중요시하는 즐기는 사랑이다. 마치 '사랑'이라는 게임을 하듯이 어느 정도의 거리감을 두고 상대방과 사랑의 관계(game playing love)를 유지한다. 장기간에 걸친 사랑의 계획은 생각하지도 않으며, 같은 사람과 자주 데이트하는 것조차 피한다. 왜냐하면 그러한 사랑의 행위는 안정되고 지속적인 사랑의 관계로 빠지게 만들 것이라는 우려를 하게 되기 때문이다. 따라서 상대로 하여금 정서적으로 조바심을 갖게 만드는 것이 특징이다. 이러한 유형의 사랑을 즐기는 사람 중 대부분은 자신감있고, 자기중심적이며 상대방에게 많은 것을 요구하거나 반대로 아무것도 기대하지 않는다. 이들은 한 사람과의 관계에 자신의 평생을 바치려 하지 않으며 상대방과의 관계에서 쾌락과 즐거움이 줄어들면 다른 대상을 찾는다. 플레이보이들의 사랑이 대표적인 예라고 할 수 있다.

(3) 실용적 사랑(pragmatic/logical love)

논리적 혹은 실용적(logical/pragmatic love) 사랑에 빠진 사람은 두 사람의 관계에서 얻을 수 있는 실질적인 가치에 중점을 둔다. 사랑의 대상을 선택할 때에도 사랑의 관계가 안정적이고 지속적일 수 있는 서로의 조건을 고려한다. 상대방의 성격, 가정배경, 교육수준, 종교, 취미 등을 고려하여 자신과 맞는 사람을 선택한다. 자기가 이상적이라고 생각하는 배우자로서의 자격요건을 갖추지 못한 사람과는 절대로 사랑을 하지 않는다. 따라서 논리적인 사랑을 추구하는 사람들은 일반적으로 그들이 원하는 이상적인 상대방의 특징을 잘 알고 있으며, 그러한 사람이 나타날 때까지 끈기를 갖고 기다린다. 이들은 상대에 대한 요구 조건이 서로 잘 맞으면 낭만적인 사랑은 저절로 생겨난다고 믿고 있다. 만약 상대방과 서로 맞지 않는다고 생각될 때에는 그 이유를 논리적으로 분석하여 일단 해결하는 방향으로 노력하지만 그 노력의 효과가 없을 때에는 단호하게 결별한다. 이러한 결별의 과정도 논리적으로 진행하기 때문에 많은 시간과 끈기를 필요로 하지 않는다. 우리나라에서 이루어지는 '선'이나 '중매'를 통해 상대를 만나고 사랑하게 되는 경우가 이러한 사랑의 예라고 할 수 있다.

(4) 소유적인 사랑(obsessive/possessive love)

상대방을 완전히 소유하고 또 자신도 상대에게 완전히 소유당하고자 하는 유형의 사랑(possessive love)이다. 따라서 항상 상대방을 잃지 않을까하는 우려를 하게 된다. 완전히 소유했다고 생각되면 사랑의 희열을 만끽하지만 그렇지 않을 때에는 실망과 질투심에 사로잡힌다. 소유적인 사랑을 하는 사람은 상대방에게 과대하게 의존적이며, 많은 것을 요구하며, 상대방의 사랑을 잃을까 항상 과민한 상태가 된다. 따라서 상대로 하여금 큰 부담감을 갖게 만든다. 사랑의 관계가 끝나면 일반적으로 분노를 느끼고 다시는 서로를 보지 않는 관계가 된다.

(5) 낭만적인 사랑(romantic/passionate love)

낭만적인 또는 열정적 사랑(romantic/passionate love)은 뜨거운 열정이 중요한 요소가 되는 강렬한 사랑이며 상대와 완벽한 감정적이고 정서적인 관계를 갖기를 갈망한다. 이러한 사랑은 사랑하는 사람과 하나가 되고 싶은 욕망, 사랑하는 사람에 대한 과대평가나 우상화, 강렬한 감정을 수반하는 집착 등의 특징을 지닌다. 사랑이 영원할 것이라는 신념, 사랑하는 사람에 대한 계속적인 생각, 사랑을 위해서는 무엇이든지 하려는 충동과 더불어 강렬한 성적인 요소가 개입된다. 낭만적 사랑을 추구하는 사람은 상대뿐만 아니라 때로는 사랑 그 자체에 빠지게 된다. 로미오와 줄리엣의 사랑이 대표적인 예라고 할 수 있다. 낭만적 사랑은 대부분의 사람들이 선망하는 사랑의 유형이기도 하다. 그러나 낭만적 사랑은 흔히 불안정하며 지속적이지 못하고 심리적 고통을 수반하는 경우가 많다. 이러한 사랑은 첫눈에 반해서 사랑에 빠지는 경우가 많으며 '눈먼 사랑'으로 기술되기도 한다. 신체적인 매력에 손쉽게 좌우되며, 따라서 사랑에 빠지자마자 신체적 접촉이 곧바로 이루어지기도 한다. 초기에 경험할 수 있는 강력한 매력과 정열은 영원히 유지될 수 없기 때문에 사랑이 식게 되면 현실을 환상으로 바꾸어 버리거나 상대가 완벽한 파트너가 아니라는 사실을 인정하고 그에 상응한 사랑을 나누기도 한다.

(6) 이타적인 사랑(altruistic/unselfish love)

이 유형의 사랑은 상대를 무조건 돌봐주고 지지해 주며, 조건 없이 용서하는, 그리고 극단적인 경우에는 자기의 모든 것을 희생하는 형태의 사랑(unselfish love)이다. 아름다운 사랑은 무한정 주는 것이지 받는 것이 아니라는 사랑의 철학이 깔려 있다. 사랑의 대상이 사랑받을 자격을 가지고 있는지의 여부나 그로부터 돌아오는 보상적인 대가에 상관없이 변함없이 주는 헌신적인 사랑이다. 이런 종류의 사랑에서는 자기희생이 중요한 요소가 된다. 이타적 사랑은 고전적인 종교적 사랑으로서 성경의 고린도전서 13장에 묘사되어 있듯이 언제나 온유하고 오래 참으며 시기하지 않고 보답을 기대하지 않는 숭고한 사랑을 말한다. 신의 사랑, 부모의 사랑이 이러한 이타적 사랑의 대표적인 예이다.

Amelang(1991)의 연구에 의하면 사랑의 유형 중 낭만적인 사랑, 동료적인 사랑, 유희적 사랑은 상대방에 의해 영향을 받는 반면 실용적 사랑, 소유적인 사랑, 이타적인 사랑은 개인의 성향에 의해서 영향을 받는다고 한다.

02 사랑의 단계

처음 만난 그 느낌이 언제까지나 계속된다면 다툼도, 이별도, 아픔도 없을 것이다. 그러나 누구나 잘 알고 있듯이 사랑에도 흐름이 있다. 생각만 하여도 가슴이 저며 오고 손만 잡아도 심장이 멈출 것 같던 가슴 벅찬 사랑이 어느 순간부터 무감각, 무감동적으로 변하게 되기도 하고, 늘 옆에 있을 때는 모르다가 잠시 헤어져 있으면 진한 허전함을 느끼기도 한다. 심리학자들의 사랑의 단계에 관한 연구를 살펴보면 다음과 같다.

1) 라이스(Reiss)의 사랑의 4단계

라이스(Reiss)는 사랑의 발달단계를 친밀감 형성(rapport), 자기노출(self–revelation), 상호의존(mutual dependency), 개인욕구 충족(personal need fulfillment)의 4단계로 구분하였다. 사랑의 발달은 바퀴처럼 또는 순환 과정같이 몇 단계를 거쳐 이루어진다.

- 제 1단계: 친밀감 형성(rapport)

남녀간의 사랑이 싹트려면 서로 우호적인 감정을 가져야 한다. 이 단계에 있는 두 파트너는 함께 있음으로 해서 아주 편안함을 느끼며, 더 깊은 관계로 발전시키고자 하는 욕망을 갖고 있다. 사회적, 문화적 배경 또는 교육, 종교, 가정환경 등이 유사할 때 쉽게 유발된다. 하지만 유사성이 없다고 하더라도 서로 상이한 점들에 대한 흥미나 내가 가지지 못한 점을 상대방이 가지고 있어 보완이 될 때 가까워지고 싶은 욕구가 들 수 있다.

- 제 2단계: 자기노출(self–revelation)

서로 괜찮다는 호감이 생기면 다음 단계로 넘어 간다. 즉 두 사람이 정보를 주고 받게 되는 단계로 서로 자신의 느낌과 생각을 표현하고 나눔으로서 두 사람의 관계가 더욱 밀접하게 된다. 자기표현을 통해 상호신뢰와 사랑한다는 짙은 느낌을 상대방에게 전달할 수 있다. 이 과정을 거쳐야 친밀한 감정이 생기고 서로에 대한 신뢰감이 더욱 확고해진다.

■ 제 3단계: 상호의존(mutual dependence)

관계가 진행되면 두 사람은 좀 더 많은 시간을 함께 보내고 싶어한다. 이 단계에서는 점점 더 사랑의 농도가 진해져 '서로 의존하려는 느낌'이 들기 시작한다. 상대방과 함께 있지 않을 때에는 잃어버린 듯한 허전함을 갖게 된다. 이 단계는 감정뿐만 아니라 행동으로도 의존이 이루어지며 어느 정도 상대에 대한 구속력을 가진다. 그러나 이 시기에 연인들 간에 의존성이 너무 높으면 상대를 너무 속박하게 되어 사랑이 깨질 수 있다.

■ 제 4단계: 개인욕구 충족(personal need fulfillment)

이 단계에 이르면 두 사람 각자가 자신의 개인적인 욕구를 사랑을 통해 충족시키고 있다는 강한 느낌을 갖게 된다.

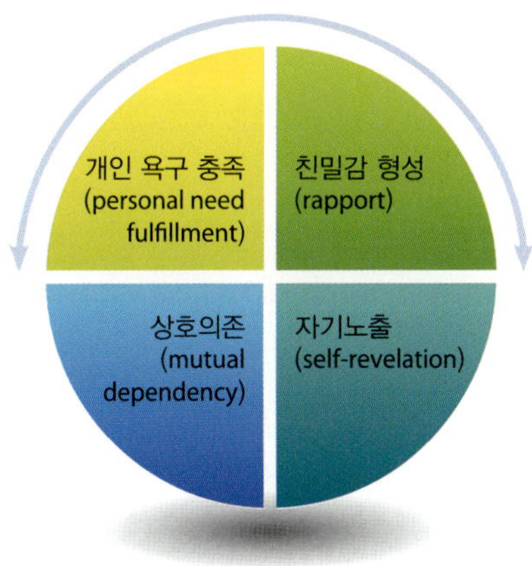

그림 7-1 사랑의 수레바퀴 이론

사랑의 발달 과정 중 중요한 것은 사랑이 친밀감 형성의 단계로부터 개인욕구충족의 단계에 이르렀다고 해도 이 사랑이 계속 유지되지 않는다는 점이다. 어떤 상황이나 계기로 인해 거꾸로 진행되어 사랑이 상실될 수도 있다. 우리는 사랑이 변하지 않을 것이라고 믿고 싶지만 항상 그 자리에 머물러 있는 것은 아니다. 사랑을 유지하기 위해서는 끊임없는 노력이 필요하다. 즉 상대를 이해하려는 마음, 상대에게 좀 더 잘 보이고 싶은 노력이 필수적이라고 할 수 있다.

2) 골드스타인(Goldstein)의 사랑의 단계

■ 제1단계(falling in love)

이 단계에서는 정서적으로 모든 느낌이 고조되어 흥분감과 짜릿함에 사로잡히게 된다. 자신과 상대방에게 늘 좋은 느낌을 가지며 사랑이 자신의 인생을 바꾸어 줄 것이라는 생각을 갖고 있다. 상대방의 좋은 점만을 보려고 노력하고 부정적인 면은 느껴지지 않는다. 장밋빛 안경을 끼고 상대방을 관찰하게 된다. 즉, 두 사람이 서로의 매력에 끌려 서로에게 빠져 있는 상태이다.

■ 제 2단계(disappointment)

이 단계는 장밋빛의 안경이 벗겨지면서 시작된다. 서로의 차이점과 갈등이 느껴지고 쌓이기 시작한다. 문제는 이러한 차이점이나 단점을 받아들이고 이해하고 이를 어떻게 해결해 나가야 하는가에 초점을 두어야 한다. 어떤 사랑의 관계에서도 이와 같은 문제점들은 존재한다. 이를 받아들이고 해결하기 위한 노력과 끈기가 있으면 다음 단계로 넘어가게 된다.

■ 제 3단계(acceptance)

두 사람이 경험하게 되는 갈등과 불안의 존재를 수용하고 이 문제들이 두 사람의 관계에 부정적인 영향을 미치지 않도록 노력한다. 따라서 두 사람은 상대방에 대한 신뢰와 자신감을 갖게 되고 더욱 더 깊은 친밀감을 나누게 된다.

03 사랑의 삼각형이론

사랑은 매우 다양하고 미묘한 체험이라서 그 실체를 파악하기 어렵다. 그러나 사랑의 기본적인 구성요소와 사랑의 다양한 형태를 설명하는 이론이 심리학자 Robert Sternberg(1986)에 의해 주장된 사랑의 삼각형이론(Triangular Theory of Love)이다. 이 이론에 따르면 사랑은 친밀감(intimacy), 열정(passion) 및 헌신(decision/commitment)의 세 가지 요소로 구성되어 있고, 이 세 가지 구성요소의 존재여부에 따라 여덟 가지 사랑의 종류로 구분하여 설명하고 있다.

1) 사랑의 세 가지 구성요소

Sternberg는 사랑이 친밀감, 열정, 헌신이라는 세 가지 요소로 구성되어 있다고 주장한다(그림 7–2).

첫째, 친밀감(intimacy)은 가깝고, 편하며, 서로를 잘 이해하고, 결합되어 있다는 느낌이다. 친밀감은 사랑의 '따뜻한' 측면으로서 사랑이 따뜻하고 푸근하게 느껴지는 것은 이러한 친밀감 때문이다. 친밀감은 사랑의 정서적 측면을 반영하는 특성이다. 이러한 친밀감은 만남의 횟수와 교제기간에 비례하여 서서히 증가된다. 그러나 친밀감은 어느 정도 높은 수준에 이르면 더 이상 증가하지 않으며 서로 친밀하다는 것을 의식하지 않게 되는 상태로 발전한다.

둘째, 사랑하는 이와의 사이에서 느끼는 신체적 매력, 성적인 흥분이나 호감, 육체적 접촉에 대한 욕구가 열정(passion)이다. 이는 사랑의 '뜨거운' 측면이다. 열정은 연인들을 생리적으로 흥분시켜 들뜨게 하고 사랑하는 사람과 함께 있고 싶고 일체가 되고 싶은 강렬한 욕망을 불러일으킨다. 열정은 친밀감과 달리 급속히 발전한다. 때로는 상대방을 처음 만난 순간부터 강렬한 열정을 느끼게 되기도 한다. 그러나 열정은 오래 지속되기 어렵다. 이는 마치 마약처럼 처음에는 급히 빠져들다가 습관화되면 처음과 같은 강렬한 자극을 느끼지 못하면서 행동을 지속한다. 연인과의 교제기간이 길어짐에 따라 열정의 강도는 감소하거나 다른 형태로 변화되는 것이 일반적이다.

셋째, 결정 헌신(decision/commitment)은 상대방을 사랑하고 유지하겠다는 인지적 결정과 행동적 표현을 의미한다. 헌신은 사랑하는 사람과의 사랑을 지키겠다는 선택이자 결정이며 책임의식이기도 하다. 헌신(투신)은 단기적으로는 어떤 사람을 사랑하기로 한 결정이고 장기적으로는 사

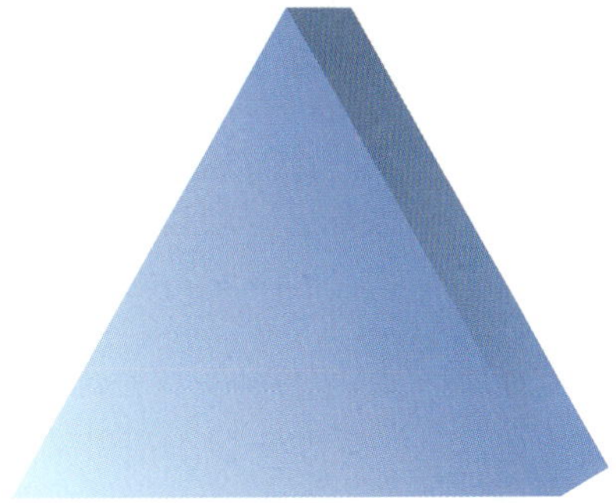

그림 7-2 사랑의 삼각형 구성요소

표 7-2 John Lee의 6가지 사랑유형

속 성	구 성 요 소		
	친 밀 감	열 정	헌 신
안정성	상당히 높음	낮 음	상당히 높음
의식적 조절가능성	보 통	낮 음	높 음
단기관계에서의 중요성	보 통	높 음	낮 음
장기관계에서의 중요성	높 음	보 통	높 음
애정관계에서의 보편성	높 음	낮 음	보 통
생리적 반응의 관여도	보 통	높 음	낮 음
의식적 자각도	상당히 낮음	높 음	상당히 높음
체험되는 강도	불안정함	높 음	불안정함

자료: Stenberg, 1986

랑을 지속시키기 위한 자기 헌신을 의미한다. 아울러 헌신은 사랑하는 사람과의 지속적인 관계를 위해 자신을 구속시키는 행위를 포함한다. 사랑의 가장 대표적인 헌신행위는 약혼과 결혼이며 그 밖에 사랑의 약속과 맹세, 사랑의 징표나 선물의 교환, 주변 사람들에게 연인을 소개하는 일, 연인과 함께 고통스런 일을 돕고 견디는 일 등이 이에 해당한다.

사랑의 구성요소는 시간이 흐름에 따라 변화된다. 사랑이 계속되는 경우 인지적 요소인 헌신은 사랑의 강도가 강할 때 최고조에 도달했다가 안정을 유지하는 반면 친밀감은 시간의 경과와 함께 서서히 자라나게 된다. 한편 열정은 시간이 흐를수록 현저한 퇴조를 보이다가 평정을 유지하게 된다.

2) 사랑의 8가지 유형

사랑의 삼각형이론은 사랑의 유형을 분류하는데도 흥미있는 관점을 제공한다. 세 요소의 존재 여부에 따라서 8가지의 조합이 생길 수 있다. 이러한 조합에 의해 사랑의 유형을 8가지로 분류할 수 있다. 표 7-3은 사랑의 유형과 그 특징들을 보여 주고 있다.

(1) 비사랑(nonlove): 사랑의 요소(친밀감, 열정 및 헌신)가 없음

세 요소 중 아무것도 갖추지 않은 관계는 사랑이라고 할 수 없으며 우리가 일상적으로 만나고 지나치게 되는 많은 사람들과의 무의미한 대인관계가 이에 속한다.

(2) 좋아함 또는 우정(liking): 친밀감만 있음

친밀감만 있는 경우로서 친구관계에서 느끼는 우정과 같은 것이다. 뜨거운 열정과 상대에 대한 헌신적 행동은 없지만 가까움과 따뜻함을 느끼는 상태를 말한다.

(3) 짝사랑(infatuation): 열정만 있음

열정만 있는 상태이다. 우연히 어떤 사람을 보고 첫눈에 반해 뜨거운 사랑의 감정을 느끼지만 말 한번 걸어보지 못하고 혼자 가슴앓이를 하는 경우가 이에 해당한다. 말 한번 걸어보지 않았기 때문에 친밀감이나 헌신행위가 이루어질 기회가 없다. 그러나 짝사랑의 대상을 생각하거나 멀리서 보기만 해도 가슴이 뛰고 설레며 다리에 힘이 쭉 빠지는 등 신체적 흥분상태를 수반한 열정을 경험하게 된다.

(4) 공허한 사랑(empty love): 헌신만 있음

열정이나 친밀감이 없이 헌신행위만 있는 경우이다. 사랑없이 결혼생활을 하는 부부가 이러한 공허한 사랑의 유형에 속한다. 열정과 친밀감없이 돈과 사회적 명예를 가진 늙은 남자와 결혼하는 젊은 여자도 이런 사랑의 한 예이다. 또는 사랑으로 결혼했지만 오랜 결혼생활 속에서 열정은

다 식고 잦은 다툼으로 친밀감이나 정도다 없어졌지만 자녀를 위해 결혼관계를 유지하는 부부들이 이러한 예에 해당된다.

(5) 낭만적 사랑(romantic love): 열정과 친밀감만 있음

열정과 친밀감은 가지고 있지만 헌신행위가 없는 사랑의 경우이다. 서로 친밀감과 열정을 느끼지만 결혼과 같은 미래에 대한 약속이나 확신없이 서로를 사랑하는 경우이다. 휴가나 여행에서 만나 며칠동안 나누는 뜨거운 사랑이 그 예이다.

(6) 허구적 사랑(fatuous love): 열정과 헌신만 있음

열정을 느껴 헌신행위를 하지만 친밀감이 형성되지 못한 사랑의 경우이다. 흔히 할리우드식 사랑이라고도 한다. 만난지 며칠만에 열정을 느껴 약혼하고 보름만에 결혼하는 식의 사랑을 말한다. 이 경우에는 열정을 가지고 있고 결혼이라는 헌신행동도 있다. 그러나 진정한 의미의 친밀감이 형성되고 서로를 깊이 이해할 시간이 부족하다. 흔히 이런 사랑은 지속되기 어렵다.

(7) 동료적 사랑(companionate love): 친밀감과 헌신만 있음

친밀감과 헌신/투신행위는 있으나 열정이 없거나 식어버린 사랑이다. 오랜 결혼생활을 한 부부간의 관계에서는 이런 사랑이 흔하다.

(8) 완전한 사랑(consummate love): 친밀감, 열정, 헌신 모두 있음

세 가지 요소를 모두 갖춘 경우의 완벽하고 이상적인 사랑이다. 이러한 사랑을 얻는 것은 마치 살을 빼는 노력과 같이 불가능하지는 않지만 매우 어렵다. 그러나 더욱 어려운 점은 살을 뺀 후에 그 체중을 유지하기 어렵듯이 이러한 사랑을 성취한 후 이를 지속시키는 일이다.

이상에서 살펴본 사랑의 8가지 유형은 사랑의 삼각형을 구성하는 세 가지 요소의 유무에 근거한 구분이다. 사랑의 구성요소가 불연속적으로 존재하기보다는 연속선상의 크기로 나타나므로 실제의 애정관계는 위에서 살펴본 사랑의 유형들이 혼합된 형태이거나 사랑의 특정한 유형들 중간에 위치하기도 할 것이다.

사랑의 형태는 시간이 흐르고 관계가 지속됨에 따라 한 형태에서 다른 형태로 변해가는 것이 일반적이다. 완전한 사랑으로 결혼한 부부의 경우 세월이 흐름에 따라 열정은 식고 친밀감과 헌신만 남아 동료적 사랑으로 변하는 것이 일반적인 현상이다. 완전한 사랑으로 결혼했으나 부부간의 갈등으로 열정과 친밀감마저 상실한 채 자식들을 위해 살아가는 부부는 공허한 사랑으로 변한다. 사랑하는 사람들은 완전한 사랑을 어떻게 지속적으로 유지하느냐는 문제에 부딪히게 된다. Sternberg는 결론적으로 "중요한 것은 사랑의 표현없이는 아무리 크고 완전한 사랑도 변한다는 것이다. 우리는 사랑의 표현방법을 연구해 볼 필요가 있다." 라고 말하고 있다. 사랑의 구성요소

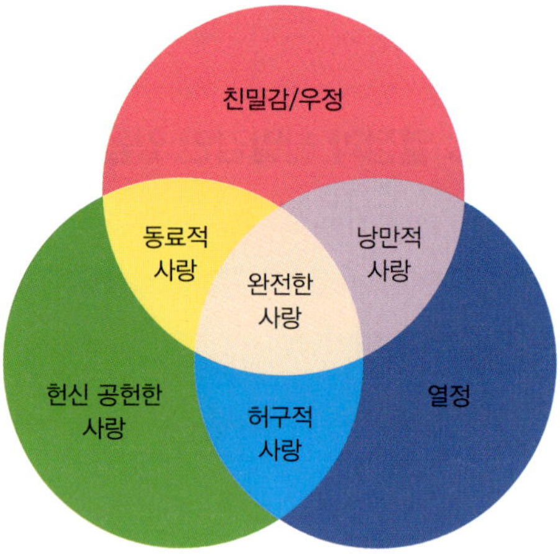

표 7-3 John Lee의 6가지 사랑유형

사랑의 유형	구성요소		
	친밀감	열 정	헌 신
비사랑	−	−	−
우 정	+	−	−
짝사랑	−	+	−
공허한 사랑	−	−	+
낭만적 사랑	+	+	−
허구적 사랑	−	+	+
동료적 사랑	+	−	+
완전한 사랑	+	+	+

주 : + = 있음. ; − = 없음.
자료 : Stenberg, 1986

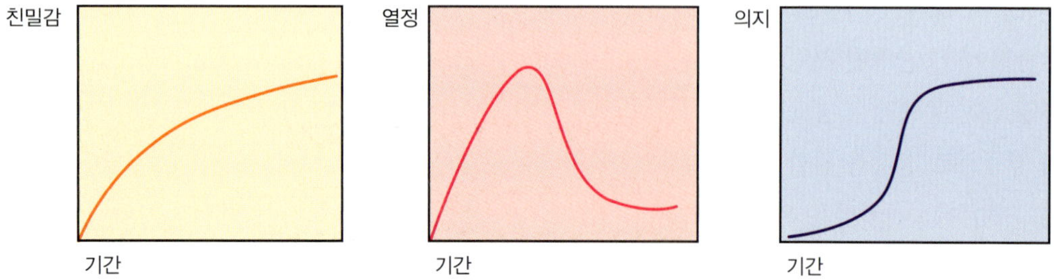

그림 7-3 시간의 흐름에 따라 변화는 사랑의 세 가지 요소

는 그림 7-3에서처럼 시간의 흐름에 따라 변화된다. 사랑이 계속되는 경우 인지적 요소인 의지는 사랑의 강도가 최고조에 달했다가 안정을 유지하는 반면 친밀감은 시간의 경과와 함께 서서히 자라나게 된다. 한편 열정은 시간이 흐를수록 현저한 쇠퇴를 보이고 비교적 일찍 평정을 유지하게 된다.

3) 사랑의 도형적 분석

사랑의 삼각형이론은 사랑에 대한 재미있는 분석을 가능하게 한다. 사랑의 세 가지 요소는 사랑 삼각형의 세 변을 구성한다. 각 변의 길이는 그 변이 대표하는 요소(친밀감, 열정, 헌신)의 정도나 강도를 의미한다. 이와 같이 사랑의 세 요소를 삼각형의 세 변에 대응시키면 재미있는 시사점을 얻을 수 있다.

친밀감, 열정, 헌신의 세 요소를 수량화하여 측정하는 일은 매우 어려운 일이다. 그러나 Sternberg (1990)는 사랑의 요소를 측정하기 위해 '사랑의 삼각형이론 척도'를 개발하였다. 현재 누군가와 애정관계를 맺고 있는 사람은 이 척도를 통해 상대방에 대한 사랑을 평가해 볼 수 있다. '사랑의 삼각형이론 척도'에서 계산된 세 요소에 대한 총점은 각 요소의 크기나 강도를 반영하며 사랑 삼각형을 구성하는 세 변의 길이가 된다.

측정된 세 변의 길이로 삼각형을 만들어 보라. 이때 어느 한 변이 지나치게 길어서 그 길이가 다른 두 변 길이의 합보다 크면 삼각형을 만들 수 없다. 또 다른 두 변이 짧아서 그 길이를 합해도 나머지 한 변의 길이에 미치지 못하면 삼각형이 되지 않는다. 즉 삼각형을 구성하는 세 변 중 두 변의 길이 합이 다른 한 변의 길이보다 짧을 때 삼각형이 구성될 수 없다는 기하학의 원리가 사랑에도 존재한다는 것이다. 사랑이 되기 위해서는 세 구성요소의 균형적 존재와 발달이 필요하다는 것이다. 사랑의 세 요소가 지나치게 불균형적으로 구성되어 있는 애정관계는 그만큼 불완전한 사랑이라고 할 수 있다.

또한 세 변으로 구성된 삼각형의 넓이는 사랑의 양 또는 크기를 반영한다. 그리고 삼각형의 모양은 사랑을 구성하는 요소들 간의 균형 정도를 나타낸다. 삼각형은 다양한 넓이와 모양을 가진다. 삼각형의 넓이, 즉 사랑의 크기는 세 가지 구성요소가 함께 크지 않으면 모양이 납작해지고 그 면적은 협소해진다. 또한 아무리 두 개의 구성요소가 크다 하더라도 나머지 한 개의 구성요소가 작으면 역시 삼각형의 면적은 작아진다. 이런 점들은 세 가지 구성요소가 균형적으로 잘 발달한 사랑이 크고 풍성한 사랑이 된다는 점을 시사하는 것이다.

사랑의 삼각형은 여러 관점에서 구성될 수 있다. 먼저 현실에서의 사랑을 나타내는 삼각형과 이상적인 사랑을 나타내는 삼각형을 구성할 수 있다. 그리고 이 두 삼각형을 비교함으로써 현실적인 사랑과 이상적인 사랑간의 괴리를 파악할 수 있다. 세 변의 길이뿐만 아니라 삼각형의 면적과 모양의 비교를 통해 현실적 사랑이 이상적 사랑에 비해 어떤 점에서 차이가 있는지 시각적으로 평가할 수 있다. 이러한 분석을 통해서 현실적 사랑에 어떤 요소가 부족하며 따라서 어떤 요소를 더욱 성장시켜야 하는지에 대한 시사점을 얻을 수 있다.

또 사랑의 삼각형은 사랑하는 두 연인 각자의 관점에서 그려질 수 있다. 사랑하는 두 사람이 현재의 사랑에 대해서 각자의 삼각형을 만들 수 있다. 각자가 만든 삼각형의 모양과 넓이에 의해서 서로에 대해 지니는 친밀감, 열정, 헌신의 정도를 평가해 볼 수 있다. 그림 7-4에서처럼 두 사람의 삼각형을 비교함으로써 현재의 사랑에 대한 두 사람의 차이점을 비교할 수 있다. 이러한 비교를 통해서 서로에 대해 어떤 사랑요소를 강하게 경험하고 있는지 또는 어떤 사랑요소가 부족하다고 느끼고 있는지를 알 수 있다. 따라서 상대방을 위해 부족한 사랑요소를 채워주기 위한 노력이 필요하다. 더 나아가서 두 사람이 각자 이상적으로 생각하는 사랑의 삼각형을 그려볼 수 있다. 그리고 이상적인 사랑의 삼각형을 서로 비교해봄으로써 이상적으로 추구하는 사랑의 형태가 어떤 것인지 또 이상적인 사랑의 형태에 있어서 두 사람간에 어떤 차이가 있는지를 알 수 있다. 이상적으로 여기는 사랑 삼각형의 모양에 있어서 두 사람간의 차이가 클수록 서로 추구하는 사랑이 다름을 의미한다. 이는 서로에 대해서 기대하고 서로에게 제공하는 사랑요소에 괴리가 있음을 뜻하며 두 사람 사이에 갈등이 생길 가능성이 많다는 것을 시사한다. 따라서 서로 지향하는 사랑의 삼각형 모양이 비슷해지도록 서로 대화하고 조정하는 것이 필요하다.

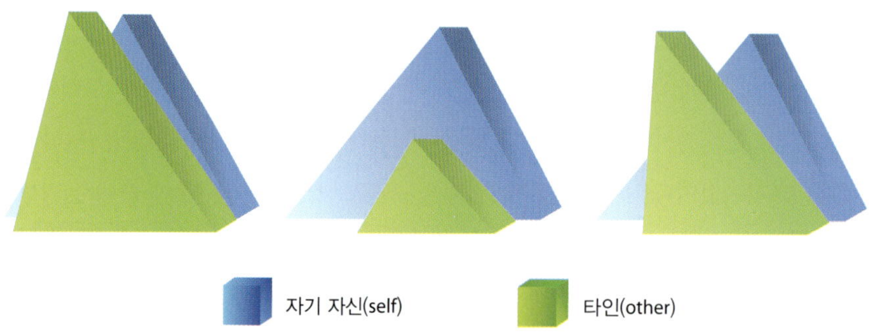

그림 7-4 두 사람간의 사랑의 차이

사랑의 삼각형을 이용한 사랑의 도형적 분석은 사랑에 대한 많은 시사점을 던져준다. 그러나 오묘한 사랑의 체험을 삼각형에 비교한다는 것은 지나친 단순화이다. 또한 사랑의 형태를 형상화하고 사랑의 크기를 수량화한다는 것은 상당히 무모한 일이기도 하다. 따라서 이러한 도형적 분석을 과신하는 것은 위험한 일이다. 다만 이러한 분석을 통해서 좀 더 온전하고 서로에게 만족스러운 사랑을 만들어가기 위한 건설적인 시사점을 얻는 것이 중요하다.

자가진단 : 나의 사랑은 어떤 모양일까?

Sternberg(1990)는 사랑의 세 구성요소를 측정하기 위해 '사랑의 삼각형이론 척도(The Triangle of Love Scale)'를 제작하였다. 현재 이성친구가 있고 이성친구에 대한 자신의 사랑을 삼각형이론에 비추어 살펴보고자 한다면, 아래의 척도를 활용하여 사랑의 삼각형 모양을 만들어 볼 수 있다.

● 사랑의 삼각형이론 척도

아래의 문장들은 현재 당신이 사귀고 있는 이성친구에 대한 당신의 심리상태를 기술한 것입니다. ㅇㅇ는 이성친구의 이름을 뜻합니다. 각 문장이 ㅇㅇ에 대한 당신의 상태를 나타내는 정도를 아래와 같이 적절한 숫자에 ㅇ표해 주십시오.

1	2	3	4	5	6	7	8	9
전혀 아니다				상당히 그렇다				극히 그렇다

1. 나는 ㅇㅇ의 행복을 위해서 적극적으로 지원한다 ——— 1 2 3 4 5 6 7 8 9
2. 나는 ㅇㅇ과 따뜻한 관계를 맺고 있다 ——— 1 2 3 4 5 6 7 8 9
3. 나는 힘들 때 ㅇㅇ에게 의지할 수 있다 ——— 1 2 3 4 5 6 7 8 9
4. ㅇㅇ는 힘들 때 나에게 의지할 수 있다 ——— 1 2 3 4 5 6 7 8 9
5. 나는 ㅇㅇ와 나의 모든 것을 공유할 의향이 있다 ——— 1 2 3 4 5 6 7 8 9
6. 나는 ㅇㅇ로부터 상당한 정서적 지지를 받고 있다 ——— 1 2 3 4 5 6 7 8 9
7. 나는 ㅇㅇ에게 상당한 정서적 지지를 주고 있다 ——— 1 2 3 4 5 6 7 8 9
8. 나는 ㅇㅇ와 말이 잘 통한다 ——— 1 2 3 4 5 6 7 8 9
9. 나는 내 인생에서 ㅇㅇ를 매우 중요시한다 ——— 1 2 3 4 5 6 7 8 9
10. 나는 ㅇㅇ와 친밀감을 느낀다 ——— 1 2 3 4 5 6 7 8 9
11. 나는 ㅇㅇ와 편안한 관계를 느낀다 ——— 1 2 3 4 5 6 7 8 9
12. 나는 ㅇㅇ를 정말 이해하고 있다고 느낀다 ——— 1 2 3 4 5 6 7 8 9
13. 나는 ㅇㅇ가 나를 정말 이해하고 있다고 느낀다 ——— 1 2 3 4 5 6 7 8 9
14. 나는 내가 ㅇㅇ를 정말 신뢰한다고 느낀다 ——— 1 2 3 4 5 6 7 8 9
15. 나에 관한 매우 개인적인 정보를 ㅇㅇ와 공유하고 있다 ——— 1 2 3 4 5 6 7 8 9
16. ㅇㅇ를 보기만 해도 흥분된다 ——— 1 2 3 4 5 6 7 8 9
17. 나는 낮에도 ㅇㅇ에 대해서 생각한다 ——— 1 2 3 4 5 6 7 8 9
18. ㅇㅇ와 나의 관계는 정말 낭만적이다 ——— 1 2 3 4 5 6 7 8 9
19. 나는 ㅇㅇ이 매우 매력적이라고 느낀다 ——— 1 2 3 4 5 6 7 8 9
20. 나는 ㅇㅇ를 이상형으로 생각한다 ——— 1 2 3 4 5 6 7 8 9

자가진단 : 나의 사랑은 어떤 모양일까? -계속

21. 나는 ㅇㅇ처럼 나를 행복하게 만드는 사람을 상상할 수 없다 — 1 2 3 4 5 6 7 8 9
22. 나는 다른 어떤 사람보다도 ㅇㅇ와 함께 있고 싶다 — 1 2 3 4 5 6 7 8 9
23. ㅇㅇ와의 관계보다 더 중요한 것은 이 세상에 없다 — 1 2 3 4 5 6 7 8 9
24. 나는 ㅇㅇ와 신체적으로 접촉하는 것을 특히 좋아한다 — 1 2 3 4 5 6 7 8 9
25. ㅇㅇ와의 관계에는 '마술적' 인 점이 있다 — 1 2 3 4 5 6 7 8 9
26. 나는 ㅇㅇ를 찬미한다 — 1 2 3 4 5 6 7 8 9
27. 나는 ㅇㅇ없는 인생을 생각할 수 없다 — 1 2 3 4 5 6 7 8 9
28. ㅇㅇ와 나의 관계는 열정적이다 — 1 2 3 4 5 6 7 8 9
29. 낭만적인 영화나 책을 볼 때면 ㅇㅇ를 생각한다 — 1 2 3 4 5 6 7 8 9
30. 나는 ㅇㅇ에 대해서 공상을 하곤 한다 — 1 2 3 4 5 6 7 8 9
31. 내가 ㅇㅇ에 대해서 염려하고 있다 — 1 2 3 4 5 6 7 8 9
32. 나는 ㅇㅇ와의 관계를 지속시키기 위해 최선을 다하고 있다 — 1 2 3 4 5 6 7 8 9
33. 다른 사람이 우리 사이에 끼어들지 않도록 나는 ㅇㅇ에 대해 헌신할 것이다 — 1 2 3 4 5 6 7 8 9
34. 나는 ㅇㅇ와의 관계가 흔들리지 않을 것이라는 점에 대해 자신있다 — 1 2 3 4 5 6 7 8 9
35. 나는 어떤 난관에도 불구하고 ㅇㅇ에게 헌신할 것이다 — 1 2 3 4 5 6 7 8 9
36. ㅇㅇ에 대한 나의 사랑은 남은 인생 동안 계속되리라고 예상한다 — 1 2 3 4 5 6 7 8 9
37. 나는 ㅇㅇ를 위해서 항상 강한 책임감을 느낄 것이다 — 1 2 3 4 5 6 7 8 9
38. ㅇㅇ에 대한 나의 사랑은 확고한 것이다 — 1 2 3 4 5 6 7 8 9
39. 나는 ㅇㅇ와의 관계가 끝나는 것을 상상할 수 없다 — 1 2 3 4 5 6 7 8 9
40. 나는 ㅇㅇ에 대한 나의 사랑을 확신한다 — 1 2 3 4 5 6 7 8 9
41. 나는 ㅇㅇ와의 관계가 영원히 지속될 것으로 생각한다 — 1 2 3 4 5 6 7 8 9
42. 나는 ㅇㅇ와 사귀는 것을 잘한 결정이라고 생각한다 — 1 2 3 4 5 6 7 8 9
43. 나는 ㅇㅇ에 대한 책임의식을 느낀다 — 1 2 3 4 5 6 7 8 9
44. 나는 ㅇㅇ와의 관계를 계속 유지할 작정이다 — 1 2 3 4 5 6 7 8 9
45. 설혹 ㅇㅇ와 갈등이 생긴다해도, 나는 여전히 우리 관계를 유지할 것이다 — 1 2 3 4 5 6 7 8 9

*채점 : 1번에서 15번까지의 점수를 합하십시오. 이 점수가 당신의 친밀감 점수입니다. 16번에서 30번의 점수를 합산한 것이 당신의 열정 점수입니다. 31번에서 45번까지의 점수를 합산한 것은 당신의 헌신 점수입니다.

*세 구성요소의 점수를 각각 세 변의 길이로 하여 삼각형을 만들어 보십시오. 당신의 사랑 삼각형은 어떤 모양을 하고 있는가? 어떤 구성요소가 가장 크고 어떤 구성요소가 가장 작습니까?
이것은 당신의 사랑에 대해 무엇을 의미합니까? 당신의 이성친구도 이 척도에 응답을 했다면 이성친구의 사랑 삼각형은 어떤 모양입니까? 당신의 사랑 삼각형과 비교할 때, 어떤 차이가 있습니까? 이러한 차이를 어떻게 해소 할 수 있습니까?

자료: Sternberg, 1990

04 사랑 만들기

사람들은 사랑에 빠지며, 그것을 지속하기를 원한다. 사랑을 하는 동안은 그 사랑이 영원히 변치 않을 것이라고 생각하고 믿고 싶다. 사랑을 시작할 때는 타오르는 불과 같으며 영원을 약속하지만 대부분의 많은 사랑은 시들고 만다. 그러므로 사랑을 지속시키는 데는 노력이 필요하다. 사랑을 지속시킬 수 있는 확실한 방법은 없을지 몰라도 사랑을 유지하는데 도움이 될 수 있는 방법은 여러 가지가 있을 수 있다. 여기서는 **미들부룩(Middlebrook, 1974)**이 제시한 사랑을 유지하는데 도움이 되는 방법을 소개하고자 한다.

- 성적 매력과 사랑을 확실히 구별하도록 하여라.

열정이 부분적으로는 성적 관심에 바탕을 두고 있지만 지속적인 관계를 유지하기에는 열정만으로는 충분하지 않다.

- 관계를 검토하라.

두 사람 사이의 관계를 여러 가지 측면에서 분석할 필요는 없을지라도 당신에게 무엇이 중요하고 무엇이 중요하지 않은가에 대해 생각하는 것은 두 사람의 사랑에 도움을 준다. 단지 바람직하지 못한 관계에서 헤어나기 위하여 또 다른 새로운 관계를 맺으려 하지 말라. 그리고 당신이 가지고 있는 열정 때문에 파생될 수 있는 대가와 이익을 무시하지 말라.

- 대화의 길을 열어 놓아라.

진실로 사랑을 유지하고 싶다면 서로가 무엇을 느끼는지 전달할 수 있어야 한다. 당신이 무엇을 생각하고 있는지 상대방이 읽을 수 있다고 생각하지 말라. 당신이 생각하고 느끼고 있는 것을 명확히 표현해야만 한다.

- 당신이 상대방을 변화시키거나 개조할 수 있다고 생각하지 말라.

만약 당신이 연인의 어떤 부분을 좋아하지 않는다면 시간이 흘러도 당신의 판단은 여전할 것이다. 물론 세월이 흘러감에 따라 사람의 행동은 변한다. 그러나 당신이 상대방에게 뚜렷한 변화를 줄 수 있다고 생각하여 그 사람을 사랑하려고 하지 말라.

처음에는 낭만적이고 열정적인 사랑에서 시작했지만 오랜 세월을 함께 하면서 사랑이라고 하는 감정이 신뢰로 바뀌는 그런 의미 있는 경험을 한 것으로, 바로 이런 신뢰에 기반을 둔 사랑을 세라 루딕(Ruddick, 1989) 같은 페미니스트는 배려심있는 사랑(Attentive love)라고 이름을 붙였다. 상대에 대해서 많은 배려를 하는 사랑으로 매우 멋진 개념으로 여겨진다.

05 사랑의 종말

왜 사랑은 실패하는가? 어떤 사랑이 성공할 것이고 어떤 사랑이 실패할 것이라는 것을 알아내는 방법은 없을까? 이 질문에 답하기 위해 성공적인 사랑과 실패한 사랑을 조사하여 이를 설명할 수 있는 요인들을 서로 비교하여 보았다. 힐(**Hill**, **Rubin**, Peplau, 1979)은 보스톤 지역의 4개 대학에서 데이트를 하고 있는 약 200쌍을 조사했다. 약 2년 후에 대상자의 45%가 헤어졌고 나머지 쌍들은 여전히 데이트를 하거나 약혼 혹은 결혼했음이 밝혀졌다.

지속적인 사랑을 유지하는 쌍들과 비교해 볼 때 헤어진 쌍들은 처음 2년 동안에 서로에게 밀착되지 않았으며 평등한 관계를 유지하지 못했다. 남자나 여자 중 한 사람이 그들 관계에 더 흥미가 있었고 더 많이 투자했다. 그리고 두 상대는 서로 유사한 점이 적었다.

헤어진 이유를 알아보기 위해서 2년이 지났을 때 헤어진 남녀들을 대상으로 인터뷰를 실시하였다. 표 7-4에서 보는 바와 같이 헤어진 이유는 다양했으며 남자와 여자들이 말하는 이유에는 현저하게 다른 몇 가지 점들이 발견되었다. 실패에 이르게 된 주원인의 분석 결과 이들은 사랑하는 동안에 관심의 대상이 달랐다는 점과 많은 싫증을 느끼게 되었다는 것이 드러났다.

실제로 파탄이 일어나는 시점은 비슷한 것 같이 보였다. 커플들은 가을학기 초나 가을 또는 봄학기 말에 헤어지는 경향이 높았는데 아마 학기가 시작되거나 끝나는 시기가 학생들에게는 새로운 생활을 시도하는 자연스러운 시점이라고 생각했기 때문일 것이다. 대체로 여성이 남성보다 관계를 끝내기를 원하는 경우가 많기는 하지만 남녀 모두 자신이 먼저 관계를 끝내고자 시도했다고 말하고 있다.

사람들이 사랑을 끝내는 이유를 밝히는 것도 중요하지만 그 이유가 사랑의 실패를 모두 설명해 주지는 못하는 것 같다. 사랑이 어떻게 끝나는가를 설명하기 위한 한 모델에서는 사랑의 실패에 대해 네 단계를 설정하고 있다(Duck, 1982). 표 7-4에서 볼 수 있는 바와 같이 첫 번째 국면은 파탄의 발단이 되는 일을 경험하고 이 관계를 더 이상 참을 수 없는 것으로 결심할 때 일어난다. 일방적 심리 단계(intrapsychic phase)라고 불리는 이 단계 동안에는 상대방의 행동 중에서 사랑을 종식시키는 원인이 될 수 있는 행동에 대한 평가를 한다.

양방적 인지 단계(the dyadic phase)라고 불리는 두 번째 단계에서 두 사람은 자신들의 사랑을 끝내야 되겠다는 어떤 실마리를 인지하고 이 문제 때문에 상당한 시련을 경험한다. 이때 그들은 상대방과 직면하여 현재의 관계를 개선하거나 재정리하거나 혹은 끝낼 것인지를 결정해야 한다. 현재의 관계 개선은 사랑을 계속 유지하면서 갈등의 원인을 제거하는 방향이며, 재정리는 사랑의 질적인 변화를 포함한다. 예를 들면 '나는 당신을 영원히 사랑한다'에서 '우리는 여전히 친구이다'로 재정리를 한다.

사랑을 끝내려는 결심이 서면 사회적 적응을 위한 다른 시도가 시작되는데 이 단계를 사회적 단계(social phase)라고 한다. 주위의 사람들이 그들의 관계가 끝났다는 것을 알고 있기 때문에 여기에 대한 변명을 하게 된다. 이러한 변명은 자신의 자존심을 보존하기 위한 수단일 뿐만 아니라 다음에 또 다른 사람과 사랑을 해야 할 경우를 위한 대비이기도 하다. 이 단계에서 그들의 헤어짐은 주위에 있는 사람들에게 어떤 영향을 미칠 수 있다는 사실을 분명히 알고 이에 대한 대비도 이루어진다.

마지막 단계인 정리단계(grave-dressing phase)에서는 두 사람의 관계를 정신적으로나 육체적으로 완전히 끝맺는 시기이다. 이 시기의 주요 관심사 중의 하나는 자아개념에 부합되고 주위 사람들에게 합리적으로 보이려고 노력 하는 것이다. 사랑이 실패한 이유를 자신이나 주위 사람들에게 일부러 설명하려 하고 새로운 사랑을 만들기 위한 준비 등이 이루어진다.

표 7-4 실패한 사랑의 모델

일방적 심리단계 ↓	: 나는 더 이상 참을 수 없다. 1. 상대방의 행동에 대한 주관적 견해 2. 상대방의 역할수행에 관한 적절한 평가 3. 관계에서의 부정적 측면에 대한 평가 4. 파탄시에 올 희생 고려 5. 대인적 관계의 긍정적인 면 고려 6. 진퇴양난에 직면
양방적 인지 단계 ↓	: 사랑을 끝낼 정당한 이유를 가지고 있다. 1. 직면과 회피의 갈등에 봉착 2. 상대방과 직면 3. 관계에 대한 협상 4. 개선 혹은 화해를 시도 5. 파탄시 양방이 가지는 희생 고려
사회적 단계 ↓	: 더 이상 길이 없다. 1. 상대방과 파탄 이후의 상태를 협상 2. 신문이나 잡지에 실린 다른 사람의 경우를 참조 3. 공공연하게 그들의 관계 위기에 대해 말한다 4. 중재팀의 요청을 구한다
정리단계 ↓	: 나는 최선을 다했다. 1. 극복을 위한 스스로의 활동 2. 회상과 변명 3. 새로운 사랑에 대한 대비

자료: Duck, (1982). "A Topography of Relationship Disengagement and Dissolution," in Personal Relationships 4: Dissolving personal Relationships, edited by S. W. Duck, New York: Academic Press, p.16

사랑을 지키기 위한 충고: 한 번 더 깊이 생각하자

이상하게 들릴지 모르겠지만 대부분의 사람들은 사랑을 끝내기보다는 가능한 한 관계를 지속시키고 싶어한다. 아마 이러한 현상은 변화에 대한 두려움과 안정에 대한 욕구 때문일 것이다. 따라서 사람들은 그들의 사랑을 지속시키기 위하여 최선을 다하고 있다. 그러나 어쩔 수 없이 그들의 관계를 끝내야 하는 경우도 있다. 만약 당신이 이런 처지에 있다고 가정한다면 다음의 내용들을 한번쯤 고려해 보자.

- **어떤 관계도 완전하지 않다는 것을 명심하여라.**

모든 사람들은 결점을 가지고 있으며 모든 관계들이 부정적인 감정을 유발하는 측면을 가지고 있다. 당신에게 유용한 대안들을 고려해보는 것과 아울러 대가를 치르면서 그 관계로부터 얻는 이득을 고려해 보는 것이 중요하다.

- **당신을 괴롭히고 있는 관계에 대하여 자세히 분석해 보아라.**

당신의 파트너를 성가시게 한 일들 하나하나에 대하여 깊이 생각해 보아라. 긍정적인 측면과 부정적인 측면을 적어보거나 마음속으로 리스트를 만들어 볼 수도 있다. 일단 구체적인 상황을 좀 더 정확하게 이해한다면, 변화를 가져올 수도 있을 것이다.

- **휘청거리는 관계를 위해 도움을 청하여라.**

많은 경우 제 삼자는 상황을 객관적으로 볼 수 있고 또 건전한 아이디어를 제공해 줄 수도 있다. 두 사람의 사랑을 유지할 가치가 있는지를 결정하기 위한 전문상담도 중요한 역할을 할 수 있다.

- **변화는 성장을 도울 수 있다는 점을 기억하라.**

단지 당신이 택한 대안에 대한 두려움때문에 사랑을 끝내지 않아야 할 필요는 없다. 불행한 관계를 그대로 유지하는 것보다 적어도 좀 더 긍정적인 결과가 잠재하고 있는 불확실한 미래를 택하는 것이 훨씬 현명하다.

자료 : 이수식, 장미옥, 진복선, 1994; Feldman, 1989

제 8 장

배우자의 선택과 결혼

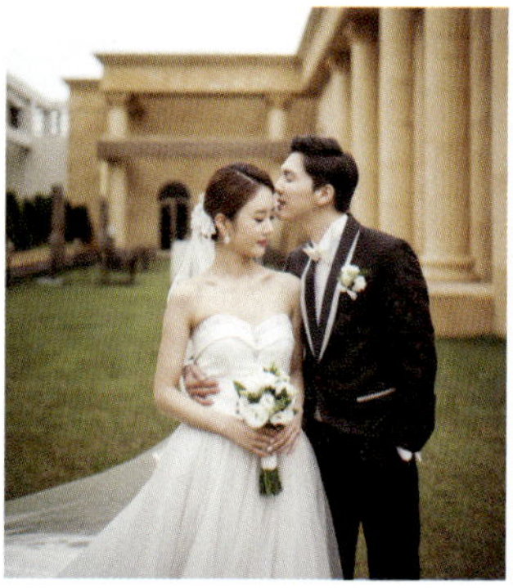

남녀가 만나 좋아지게 되고 사랑에 빠지게 되면 잠시도 떨어지지 않고 함께 있고 싶어 한다. 또 서로 감싸고 돌봐 주며 사랑의 결실로 이어지는 결혼을 생각하게 된다. 그러나 결혼을 생각하며 사랑에 빠진 남녀일지라도 가정적, 사회적으로 여러 가지 여의치 못한 조건에 부딪히면 자신의 결혼에 대해 확신이 서지 않는다. 과연 어떤 사람과 결혼을 해야 하는지? 그리고 어떤 사람에게 호감을 느끼는지? 인생에 있어서 가장 중요하고 올바른 결정을 해야 하지만 청소년들이나 젊은이들은 이에 대한 상담이나 충고를 받은 경험이 없기 때문에 성인이 된 후에 잘못된 결정을 하여 평생을 후회하며 사는 사람을 흔히 볼 수 있다.

따라서 본 장에서는 청소년들이 어떤 이성 친구에게 호감을 갖게 되어 사랑을 하여 성인이 된 후 결혼까지 하고 싶다면 어떤 문제들을 깊이 생각해 보아야 하는지에 관해 논의하고자 한다.

01 호감의 형성

1) 근접성과 호감: 가까이 사는 사람과 친한가?

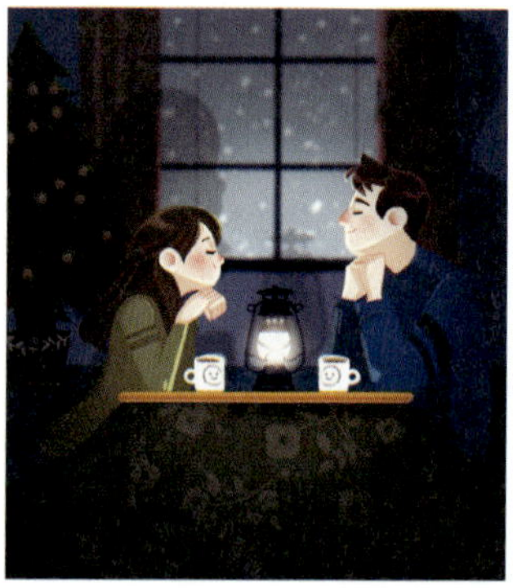

만약 여러분이 새로운 곳에서 처음 만난 사람을 어떻게 사귀게 되었고, 어떻게 친하게 되었는지 생각해보자. 지리적으로 가깝게 살 경우 친해지는 경향이 높다. 근접성(proximity), 즉 가깝게 위치하고 있다는 것은 상대방에게 호감을 갖게 되는 요인과 밀접한 관련이 있다. 우리는 가깝게 위치한 사람들과 우정을 키워가려는 경향이 있기 때문에 멀리 떨어져 있는 사람과는 멀어지는 경향이 있다고 심리학자들은 말하고 있다. 그래서 우리 속담에 이웃사촌이란 말이 있나보다. 결혼에 성공하는 사람들을 관찰해 보면 그들은 같은 캠퍼스, 교회, 직장 등에서 만나서 결혼하는 예가 많다. 사실 지역적으로 가까이 있는 사람으로부터 비교적 쉽게 사회적 보상(예: 교우관계, 사회적 인정, 도움)을 얻을 수 있으나 멀리 떨어져 사는 사람으로부터는 같은 보상을 얻는데 더 큰 노력과 시간이 필요하기 때문일 것이다. 지역적으로 가까워야 자주 보게 되어 사랑이 싹트고 유지될 것이다. 그래서 서양 속담에서도 "눈에서 멀어지면 마음에서도 멀어진다(out of sight, out of mind)"라는 말이 생겼을 것이다.

2) 친숙성과 호감: 자주 만난 사람과 친한가?

"친숙함은 경멸을 유발한다" 라는 표현이 있는데 이는 심리학적으로 검토가 필요한 말인 것 같다. 왜냐하면 실제로 그렇지 않은 경우가 많으며 오히려 친숙하면 호감이 증가된다. 만약 다른 요인들이 동일할 경우 우리는 자주 접하지 못하는 사람보다 지속적으로 많이 접하는 사람을 좋아하는 경향이 있다. 상호간의 접촉이 없으면 마음에서 멀어지게 된다.

이 같은 현상은 우리가 어떤 자극에 반복되어 노출될 경우 그 자극을 보다 긍정적으로 평가하는 경향인 단순-노출현상(mere-exposure phenomenon)으로 설명된다. 많이 접할 경우 보다 긍정적인 호감을 갖게 되는데 이는 대인관계뿐만 아니라 다른 영역에서도 나타난다. 많이 만난 사람에게 더 이끌리고, 많이 접촉한 음악, 사진 등에게 끌리게 된다. 심지어는 사투리나 억양까지도 좋아지게 된다. 어떤 옷이나 머리모양이 유행될 때도 마찬가지이다. 처음에는 청소년의 이상한 머리 모양, 옷 등이 매우 낯설게 느껴지고 이상하게 보이던 것이 매스컴이나 길거리에서 많은 사람들이 입고 다니는 것을 자주 보게 되면 그 옷에 친숙해져서 이상하다는 생각이 들지 않고 오히려 예쁘다는 생각이 든다.

그러나 모든 경우가 단순노출 현상에 부합되는 것은 아니다. 처음 노출이 매우 부정적으로 인지된 경우에는 매력을 증가시키기보다는 오히려 감소시키는 경우도 있다. 예를 들면 최초의 만남에서 부정적인 태도가 형성된 경우 반복된 노출은 그 사람을 더 좋아하게 하는 것이 아니라 실제로 그 사람에 대하여 더 강한 혐오감을 가지게 할 수도 있다.

3) 유사성과 호감: 친구는 닮았는가, 반대인가?

우리 속담에 유유상종이란 말이 있다. 성양속담 중에도 "끼리끼리 모인다(birds of a feather flock together)"가 있다. 그리고 그 속담과 정반대로 "다르다는 것은 매력적이다(opposites attract)"라는 표현도 있다. 심리학에서는 많은 실험을 통하여 "끼리끼리 모인다"라는 명제가 옳은 것임을 입증하고 있다. 즉 사람들은 자신과 비슷한 태도, 가치관이나 성격을 가진 사람들에게 매력을 느끼고 더 좋아한다.

왜 사람들이 유사성에 더 호감을 갖는지에 대해서는 여러 이유가 있을 수 있다. 타인이 자신과 비슷한 태도를 갖고 있음을 발견하면 다음과 같은 장점이 있을 수 있다. 첫째, 자자신이 갖고 있는 생각이 옳다고 확신할 수 있고, 또한 다른 사람에 의해서 인정을 받기 때문에 자신에 대한 보상이 될 수 있다. 둘째, 두 사람이 비슷한 생각을 갖고 있으므로 서로를 더 쉽게 이해할 수 있고, 그리고 서로가 어떤 행동을 할 것인지 예측을 할 수 있다. 셋째, 두 사람 모두 만족할 수 있는 활동에 참여함으로써 서로에 대한 이해를 더 넓힐 수 있다. 마지막으로 다른 사람이 우리와 비슷하다는 것을 안다는 것은 나를 좋아하는 사람을 좋아한다는 상호친숙성(reciprocity of liking)의

현상을 만들 수 있다. 상호친숙성은 또 다른 차원에서도 설명될 수 있다. 우리를 좋아하는 사람에게 끌리게 되면 그 반대 현상도 성립이 된다. 다시 말하면 우리가 어떤 사람을 좋아하면, 그 사람도 우리를 좋아한다고 생각하는 경향이 있다. 그러므로 호감이 생긴다는 것은 일방적이기 보다는 상호작용의 결과라고 할 수 있다. 즉 상호 간에 유사성이 클수록 우리는 그 사람을 더 좋아하게 되고 서로에게 사회적 지지를 해주는 강화효과가 있다. 그리고 좋아하는 사람과 비슷한 점이 많다는 것은 마음을 편하게 해준다.

4) 요구-보완 가설(the need-complementarity hypothesis): 내가 부족한 부분을 갖고 있는 사람인가?

유사성이 호감을 증가시켜 준다는 경향은 보편적이지만 모든 사람들이 자신과 비슷한 사람을 좋아하지 않는다. 결혼한 많은 부부들 중에는 '어떻게 저렇게 다를 수 있을까?' 할 정도로 서로 이질적인 면이 많은 부부도 많다. '여자의 명석함이 남자의 허점을 메워 준다'라는 서양 속담처럼 사람들은 자신의 부족함을 채워줄 수 있는 상대를 원하는 경향이 있다. 사실, 많은 사람들은 자신과 다른 사람에게 끌리는 경향이 있다. 자신에게 부족한 것을 더 많이 갖고 있는 사람에게, 그리고 성공적으로 성취한 사람에게 더 존경심을 갖는 이유가 이러한 예이다. 내성적인 사람은 외향적인 사람을, 외향적인 사람은 내성적인 사람을 부러워하는 경우를 많이 볼 수 있다. 서로의 필요에 의해서 보완적인 것이 호감으로 작용할 수 도 있으나 보완성보다는 이질적인 면이 더 클 때는 상대방을 불편하게 만들 수 있다.

과거에는 요구-보완 가설이 호감에 영향을 준다고 하였으나 최근의 대부분의 연구에서는 요구-보완성 가설보다는 유사성이 호감에 더 영향을 주고 있음을 밝히고 있다. 일반적으로 태도, 가치, 성격에서의 유사성은 두 사람이 상대방에게 얼마나 호감을 갖는지를 예측하는 중요한 요인이다.

5) 육체적 매력과 호감 : 멋쟁이 애인을 원하는가?

대부분의 사람들은 육체적인 매력 때문에 호감을 느낀다고 인정하고 싶지 않아한다. 그러나 육체적인 매력은 타인과의 관계, 특히 이성 간에는 절대적으로 좌우된다. 일반적으로 사람들은 잘 생기거나 몸매가 좋은 사람을 좋아한다. 이러한 현상은 갓난아이부터 어른이 될 때가지 놀랍게도 지속된다. 유치원이나 초등학생을 대상으로 한 조사에서도 잘 생김과 선생님으로부터의 관심과 상관성이 매우 높은 것으로 조사되고 있다. 특히, 외모와 호감 간의 상관성은 성인기에도 지속된다. 예를 들어, 범죄자를 다루는 재판관의 경우에도 외모가 좋은 사람과 그렇지 않은 사람을 다루는 경우가 상당한 차이가 있다는 것은 잘 알려진 사실이다. 외모가 좋은 사람은 그렇지 않은 사람에 비하여 도움을 받을 수 있는 확률도 더 커진다.

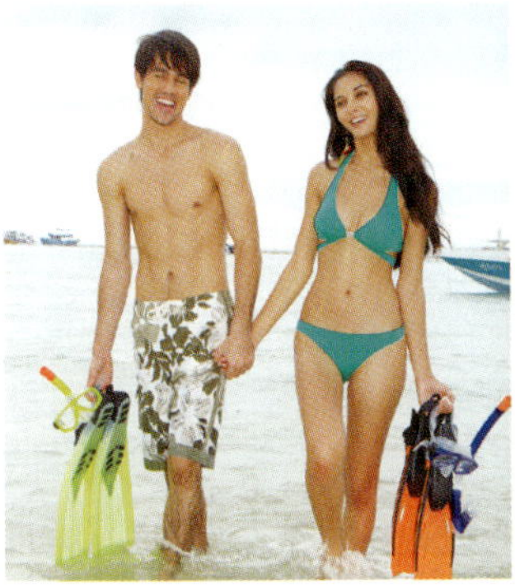
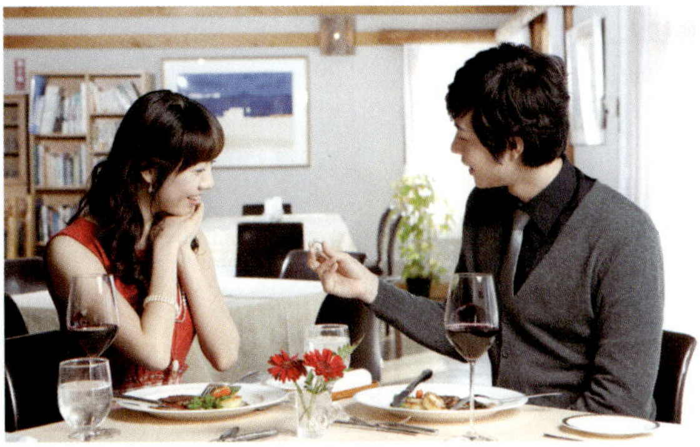

왜 외모가 호감을 갖게 하는데 중요한 역할을 할까? 그것은 외모에 대한 고정관념 때문이다. 사람들은 외모가 좋을 경우 성격도 좋고, 성격도 좋을 것 같고, 더 능력있고, 성공적인 결혼이나 성취적인 삶을 누릴 것이라고 생각한다. 이러한 고정관념이 일반화되어 있는 한 다른 사람으로부터 호감을 받는 것은 당연할 것이다. 그러나 외모가 부족할 경우 덜 긍정적인 자질을 갖고 있다고 생각한다. 외모가 좋은 사람은 다른 사람으로부터 더 긍정적인 대우를 받으므로 더 좋은 성격이나 긍정적인 자아상으로 될 가능성이 크다. 게다가 사람들은 외모가 좋은 사람과 사귀기를 좋아하는데 이것은 이들과의 관계에서 그들의 위신과 신분상승, 자부심을 느끼기 때문이다. 그러므로 외모가 좋은 사람의 삶은 더 성공적일 수 있다. 육체적 매력이 사람들 사이의 첫 만남에 중요한 기초가 된다는 대부분의 증거 때문에 육체적 매력의 비중이 시간이 지남에 따라 감소할 것이라는 생각을 갖는 것은 당연하다. 그러나 이러한 생각은 그 증거가 희박할지라도 반드시 그렇게 되는 것 같지는 않다. 한 연구에서 대학의 남녀가 이성과 함께 다섯 번의 데이트를 가졌다. 상대방이 얼마나 좋아졌느냐를 결정함에 있어서 육체적 매력의 비중이 감소되기보다는 다섯 번의 데이트가 진행되는 동안에 육체적 매력의 비중이 실질적으로 증가되고 있다는 것이 알려졌다.

하지만 육체적 매력이 없다고 낙담할 필요는 없다. 성공한 대부분의 사람들이 육체적으로 매력적인 사람이지는 않다. 육체적인 매력은 성공에 도움을 줄 수는 있으나 결코 성공적인 인생을 위한 필수적인 전제조건은 아니다. 더구나, 육체적 매력이 인간관계 형성에서 결정적이거나 항상 유리한 것만은 아니라는 연구도 많다. 그 예로 대학생들에게 연인(친구)을 사귀는데 관련되는 중요한 요인들을 순서에 따라 열거해보라고 했을 때 육체적 매력은 상위 10위에도 포함되지 않았다. 이런 사실을 확인하기 위하여 「자기진단」을 해 보아라. 게다가 어떤 경우에는 육체적 매력이 방해가 되는 경우도 있다. 예를 들어, 아주 매력적인 사람들이 성공한 경우 일반 사람들은 그들의 성공을 그들이 가지고 있는 능력 때문이 아니라 외모 덕분이라고 생각하려고 하는 경향이 있다. 이러한 경향은 남성보다 여성의 경우 더욱 뚜렷하다. 성공한 여성이 매력적일 경우 덜 매력적이면서 성공한 다른 여성보다 미움을 많이 받는다. 이처럼 육체적 매력이 항상 좋은 점만을 가져다주지는 못한다.

6) 성격과 호감 : 성격 좋은 사람을 원하는 가?

성격에도 좋아지기 쉬운 성격과 싫어지기 쉬운 성격이 있다. 대학생을 대상으로 한 조사에 의하면 좋은 성격으로 성실, 정직, 충실, 신뢰이고, 반대로 싫은 성격으로 거짓말쟁이, 사기꾼, 인색, 냉혹, 부정직 등이었다. 하지만 상대의 성격에 매력을 느끼는 정도는 상당한 개인차가 있고 시대나 사회에 따라 좋아하는 성격의 특징이 변화될 수 있다. 일반적으로 남성이 좋아하는 여성의 성격은 순종적인 성격이지만 요즘은 독립적이고 자신의 주장을 잘하는 여성을 선호하는 남성도 많다.

7) 능력과 호감 : 능력 있는 사람을 원하는가?

유능한 사람을 그렇지 않은 사람보다 호감을 사기 쉽다. 하지만 이것도 개인의 가치에 따라서 다르다. 지적 능력을 중시하는 사람은 학교 성적이 좋은 사람에 대해서 호감을 가진다. 대인기술을 중시하는 사람은 성적이 좋아도 다른 사람의 교제 시 서투르거나 기분을 상하게 하는 사람에게는 매력을 느끼지 않는다.

자가진단

우정의 본질

서로 연인(친구)이 되기 위해서는 어떤 요인이 중요할까? 약 40,000명의 응답자에게 가장 중요한 요인을 차례대로 나열하도록 했다. 아래에 열거한 상위 10개의 요인을 당신은 어떻게 순위를 정하겠는가?

_______________ 정직
_______________ 달변가
_______________ 독립성
_______________ 지성
_______________ 신뢰성
_______________ 충성, 성실
_______________ 유머 감각
_______________ 지지도
_______________ 온정과 애정
_______________ 시간을 낼 의지

*채점: 질문지에 응답한 사람들이 확인한 가장 중요한 본질은 신뢰성, 성실, 온정과 애정, 지지도, 정직, 유머감각, 시간을 낼 의지, 독립성, 달변가, 지성이다.

02 배우자 선택과 결혼 유지

1) 선택: 결혼을 할 것인가, 말 것인가?

두 사람은 왜 결혼하려고 하는가? 라는 질문에 대부분의 사람들은 사랑이라고 대답을 한다. "사랑"은 사회에서 사람들이 결혼을 결심하게 하는 주요 원인이고 사랑하지 않는 사람과 결혼을 생각해 봤다는 사람은 아무도 없다. 대부분의 사람들은 결혼 후에도 사랑은 결혼관계의 필수요인이라고 생각한다. 사랑은 결혼을 유지시켜 주는 필요조건이며 사랑의 종말은 결혼의 끝이라고 생각한다.

이렇게 낭만적 사랑을 동경하고 여기에 대한 환상을 갖게 된 것은 근대시대부터 시작되엇다. 실제로 고대나 중세시대에 가면 사랑이란 매우 위험하고 비정상적인 행위라는 인식이 지배적이었다. 중국이나 아랍권에 가셔도 사랑은 금기시된 행동이란 인식이 팽패해 있었다. 인류학자들의 연구에 의하면 모든 문화권에서 사랑이라는 단어들이 다양한 형태로 나타나기는 하지만 근동지역에서는 사랑이란 명사가 없는 것으로 나타났다. 대신에 사랑이라는 말을 표현하고 싶을 때는 가슴이 묵직하다든지, 가슴이 뻐근하다든지 하는 동사만 있다고 하였다. 우리사회에서의 사랑은 한자어 '사량'에서 나왔다고 한다. 즉 생각하고 헤아리다는 말로 매우 멋진 단어인 것 같다. 신분사회가 발달된 곳일수록 조혼의 풍습이 발달되어, 일찍이 배우자를 찾아 서로 짝을 맞추었다. 왜냐하면 신분사회에서 남녀의 사랑은 신분을 교란시키는 요인이기 때문이다. 로미오와 줄리엣 같은 소설이 좋은 예라고 할 수 있다. 결국 사랑하는 사람과 결혼을 한다든지 사랑의 결혼의 전제조건으로 삼는 것 자체가 매우 혁신적인 생각이었다. 오늘날 낭만적인 결혼은 시리얼 모노가미(serial monogamy)로 진화하였다. 시리얼 모노가미란 일부일처제를 유지하는데 사랑이 식으면 새로운 사랑을 찾아서 이전 사람과는 이혼을 하고 재혼을 반복하는 유형을 의미한다. 이런 낭만적 결혼은 누가 주도했을까 여기에 대해서는 학자들 사이에 이견이 있다. 상류계급에서 주도했을 것이라는 학자도 있고, 중하류계급을 중심으로 해서 잃어버릴 것이 없는 그 계급이 오히려 사랑을 더 중요하게 생각했다고 하지만 현재까지는 서로 팽팽한 대립을 하고 있다.

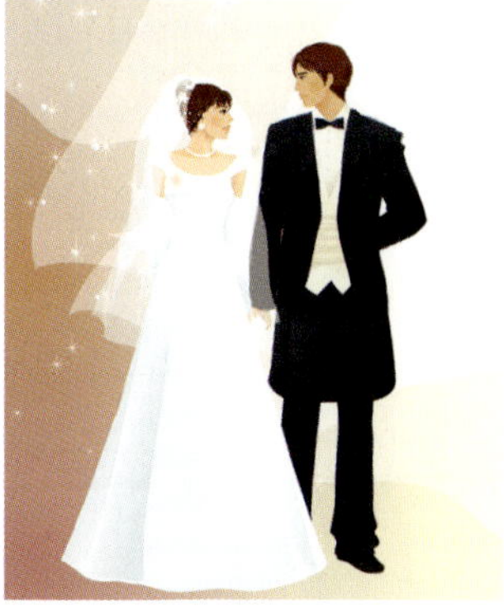

처음에 사랑하는 사람과 결혼하자는 낭만적 결혼개념이 등장했을 때 물론 비판도 만만치 않았다. 누군가를 열정적으로 사랑하고, 그 상대에게 역시 열정적으로 몰입하게 되면 어떻게 안정적인 가정생활이 가능할까, 이런 감정과 생활은 양립할 수가 없을 것이란 비판이 있었다. 실제로 사랑이 결혼의 토대가 되면 결혼의 안정성은 심각하게 훼손될 것이란 비판이, 우려가 있었다. 감정이라고 하는 건 고조되었다가 사그라지기 마련이며, 이로 인해 발생되는 긴장이 있다. 이러한 긴장을 결혼이라고 하는 것 안에서 해소하는 방법이 등장하게 되었는데, 그게 바로 이혼이다. 물론 과거에도 배우자와 헤어지는 경우들이 있었으나, 대부분은 배우자와의 사별이었다. 최근 들어서는 본인의 의지에 따라서 배우자와 헤어지는, 이혼이 규범화되는 시대에 살고 있다. 그렇지만 반대로 이혼하지 않고 백년해로하는 커플들도 많다. 이들을 대상으로 밝혀진 결과는 이 커플들은 상당히 서로에게 개방적이었고, 솔직했고, 자기발전을 위해서 많은 것들을 투자했고, 상당히 성숙된 인성을 갖추고 있었으며, 서로가 서로를 위해서 결혼 후 많은 변화가 있었으며, 치유적인 언어들을 사용하는 것으로 나타났다.

사랑이 결혼을 하게 되는 유일한 원인은 아니다. 많은 사람들이 결혼을 왜 하는지에 대한 이유로 동료관계, 안정되고 친밀한 관계가 필요하기 때문이라고 대답한다. 남편과 아내는 이런 관점에서 여러 종류의 역할을 수행한다. 치료적인 역할에서 남편 혹은 아내는 배우자의 문제에 대해 충고를 해 주거나 건전한 자문위원으로 행동하면서 도와줄 수 있는 평가적 지지를 받을 수 있다. 오락적 역할에서 남편과 아내는 오락 활동을 같이 나눈다. 스포츠에 참여한다든가, 영화를 같이 보러 가는 것 혹은 다른 여가 시간을 같이 보내면서 정서적 지지를 받을 수 있다. 또한 배우자들은 성적 역할을 수행한다. 결혼이란 성적 활동을 도덕적으로 승인하는 수단이다. 사회가 전보다는 개방적이고 혼전 성관계가 과거보다 많이 승인되고 있지만 여전히 많은 사람들은 결혼 후의 성관계를 도덕적이라고 생각한다. 결혼을 통해서만 아이를 가지고 기르는 것이 사회적으로 용납된다. 미혼모의 수가 예전에 비해 많이 늘어나기는 했지만 대부분의 사람들은 여전히 결혼을 부모가 되는 선행조건으로 생각하고 있다.

마지막으로 어떤 사람들은 결혼을 경제적 보호를 제공하는 수단으로 여긴다. 서양사회에서는 경제적 요건이 과거보다 덜 중요하고 경제적 보호를 위해 결혼하는 것은 아니라고 하지만 경제적 요건이 결혼의 결정에 중요한 역할을 한다. 부모들도 자신의 아들이나 딸이 선택한 장래의 배우자가 적절한 경제적 배경을 가진 집안의 출신이 아니거나 장래가 촉망되는 직업을 가지고 있지 않을 경우 결혼을 반대하는 경우를 많이 본다. 즉 배우자로부터의 경제적 지지는 결혼의 매우 중요한 요소가 된다.

사회적 지지가 개인이 타인 및 집단과의 관계에 속해 있음으로써 받을 수 있는 자원들이라고 할 수 있는데 배우자는 사회적 지지의 매우 중요한 원천이 된다. 사회의 다양한 집단들로부터 얻을 수 있는 자원들은 일상생활의 여러 문제들과 스트레스의 심리적 대응 방식을 좌우하는 요인이며, 궁극적으로 개인의 정서, 안녕과 복지, 정신건강, 육체적 건강 등에 긍정적 또는 부정적 영향을 줄 수 있다. 그러므로 배우자로부터의 사회적 지지는 행복뿐만 아니라 궁극적으로는 건강과도 연결된다.

2) 배우자의 선택: 어떤 사람을 선택할 것인가?

사람들이 왜 결혼을 하는지 살펴보았다. 앞에서 제시한 결혼에 대한 보편적인 동기로부터 특정한 사람을 결혼 상대자로 선택하여 결혼하기까지 어떤 과정을 거치는 것일까?

1980년에 Janda와 Klenke–Hamel이 발달시킨 모델에서는 이 질문에 대한 답을 제공하고 있다. 그 모델에서 우리가 굵은 입자의 밀가루를 체로 쳐서 골라내듯이 사람들은 여과 과정을 통하여 장래의 배우자들을 선발한다고 주장한다. 그림 8–1에 설명된 여과모델에 따르면 첫 번째 여과기는 엉성하게 짜여져서 근접성과 같은 기본적인 특성이 부족한 후보자를 제거하는 것이다. 이 첫 번째 여과기에서 선택되어진 후보자에 대해서 그 다음 여과기는 자신과 어느 정도 유사하며 자신의 부족한 부분을 얼마나 채워줄 수 있는지를 바탕으로 고려되어진다. 다음으로 상호간의 매력을 거르는 여과기가 남는다. 이 여과기는 가장 섬세하다. 그 다음 여과기에서는 기대에 대한 호환성과 결혼관계에서 각자 맡을 역할에 대한 개념을 바탕으로 사람을 선별한다. 이러한 여과과정을 거치는 동안 아마 극소수의 사람들이 이 모든 과정을 통과하고 최종적으로 선발될 것이다.

비록 사람들이 이 여과과정을 의식하지 못할지라도 배우자를 선택할 때 그대로 적용하고 있으며, 또 사용되어지는 여과의 순서는 사람마다 다양할지라도 사람들이 장래의 남편 혹은 아내에게

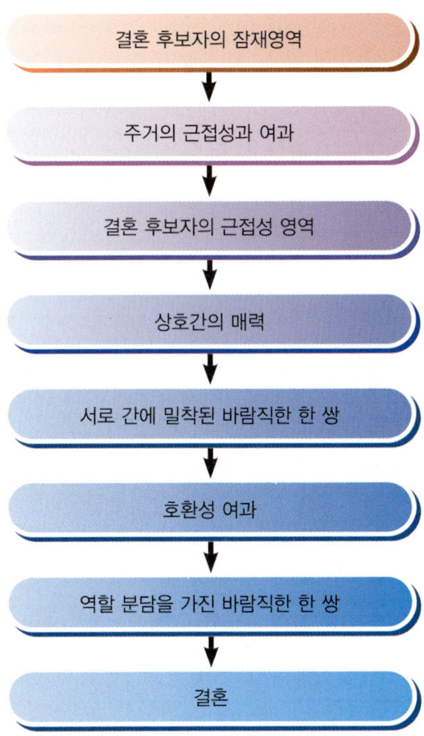

그림 8-1 배우자 선택의 여과모델

서 자기 나름의 좋아하는 특성을 찾는다. 예를 들어서 표 8-1에서 보는 것과 같이 미혼의 대학생들을 대상으로 한 조사에서 확인된 가장 중요한 특성은「친절과 이해」,「활달한 성격」그리고「지성」이었다. 또한 남녀에 따라 서로 다른 특성을 선호하는데, 그 예로 육체적 매력은 여자보다 남자에게 훨씬 더 중요했으며, 돈을 잘 버는 능력과 대학교육은 남자보다는 여자에게 더 중요한 특성으로 나타난다고 한다.

표 8-1 장래의 배우자에 대한 선호도

1. 친절과 이해심	
2. 활달한 성격	
3. 지성미	
4. 육체적 매력*	
5. 건강	
6. 낙천적 성격	
7. 창조적	
8. 아기를 좋아함	
9. 대학졸업**	
10. 돈 버는 능력**	
11. 많은 유산 상속자	
12. 좋은 가정주부	* : 남성이 여성보다 더 선호함
13. 종교적인 문제	** : 여성이 남성보다 더 선호함

자료 : Buss & Barnes, 1986

이상에서 살펴본 바와 같이 결혼이라는 과정은 매우 복잡하게 일어난다. 성공적인 결혼을 하는 것은 사랑을 하는 것 보다 더 어려운 것 같다. 우리는 이런 것 저런 것 다 따지면 과연 결혼할 쌍이 얼마나 되지? 사랑하기만 하면 되지? 하는 생각을 할 수 있다. 최근 우리나라의 초혼연령은 2015년에 여성의 평균초혼 연령도 처음으로 30대로 진입하였다. 초혼부부 중 여자가 연상인 비율도 16.3%로 지속적인 증가추세를 보이고 있으며, 혼인율 역시 역대 최저치를 기록하고 있다. 안정적인 일자리가 구하기 어려워지면서 결혼 · 연애 · 출산을 포기한 이른바 '3포 세대'가 늘어난 탓이다. 현대사회는 결혼을 사랑하기만 하면 결혼할 수 있다는 가치가 그대로 반영될 수 없을 정도로 복잡하게 변화되었다.

상대방을 만났을 때 내가 이 사람과 결혼할 수 있을 것인지는 불확실하지만, 이 사람과는 안 될 것 같다는 (만나는 순간) 확실히 알 수 있다. 실제로 결혼에 성공한 커플들에게 물어본 결과 처음 만났을 때 느낌에 대한 질문에 우리가 예상했듯이 첫 눈에 반했다는 응답자는 매우 적다. 대분분이 처음 본 순간 호감을 느꼈다는 느낌에서 출발하였다고 한다. 그러므로 어떤 사람을 세 번 이상 만나보고 결정하는 것이 중요하다. 두 번째는 결혼하기 전까지 봄, 여름, 가을, 겨울 최소한 1

년, 충분한 시간을 서로 만나는 것이 필요하다. 물론 6년 동안 연애해서 결혼하나 반 면을 만난 후 결혼하나 결혼과 연애는 질적으로 다른 종류의 경험이므로 적응을 어떻게 하느냐가 중요하다. 그러나 연애 기간이 길수록 결혼 후의 적응에 도움이 된다고 한다. 세 번째는 다양한 상황에서의 만남이 필요하다. 두 사람이 만나서 매번 똑같은 곳에서 맛있는 차를 마시거나, 맛있는 저녁을 함께 한다거나, 이런 통상적인 연애보다는 다양한 상황에서 상대를 만나는 것이 필요하다. 상대를 잘 알 수 있는 방법 중에는 여행이 참 좋다고 한다. 여행이란, 우리가 예기치 않았던 상황과 만나는 과정이기 때문에 상대방의 다양한 모습을 볼 수 있다.

배우자를 선택하기 전 고려해야 하는 것 중에서 동질성과 이질성을 어떻게 조화시킬 것이야이다. 동질혼은 매우 중요하다. 여기서 말하는 동질혼이란 사회계급이나 인종이나 서로의 사회경제적 지위나 종교 등이 동일한 것을 의미이다. 반면 서로의 배경이 다른 경우를 이질혼이라고 한다. 연구에 의하면 동질혼의 경우가 이질혼의 경우보다 훨씬 더 안정적으로 결혼생활이 진행된다고 한다. 그런데 경우에 따라서는 opposite attraction이라고 해서 상대가 내가 갖지 못한 것을 가졌을 때 매력을 느끼는 경우도 있다고 한다. 나는 이 세상에 급할 것이 없는 사람인데 상대방은 매우 추진력이 강하다. 그래서 매력을 느낄 수도 있다는 거다. 따라서 상대를 선택할 때는 동질적인 요소와 이질적인 요소가 조화를 이루면 가장 좋다고 한다.

그런데 특히 나이가 어려서 결혼할수록 자신이 원하는 특정한 선호만을 보고 결혼하는 경우가 많다. 다시 말하면 전체적인 판단을 잘하지 못하고 상대가 내가 원하는 어떤 것을 가지고 있어서라든지 혹은 어떤 특정한 점이 좋아서 결혼한다. 앞에서 살펴본 바와 같이 결혼의 역할은 상대방에게 서로 조언을 해주고 충고를 해주는 치료적 역할을 한다. 그러므로 서로의 가치나 태도가 다를 경우 상대로부터 지지를 받기 어려우므로 대화를 기피하게 되고 결국 불화를 낳는다. 또한 서로 취미가 비슷하여 같은 스포츠에 참여한다든가, 영화를 같이 보러 가는 것, 산책을 하는 등 서로 좋아하는 것이 비슷하여야 같이 있는 시간이 행복하고 힘들지 않을 것이다. 사랑에 깊이 빠져있을 때는 자신이 좋아하지 않는 일이라고 하더라고 이를 함께 해결해 나갈 수 있다고 생각한다. '사랑하면 문제되지 않아'라고 생각하지만 결혼 후에는 이러한 문제가 그리 쉽게 해결되지 않는다. 그러므로 서로 다른 점(이질성)이 더 두드러지게 나타나는 경우 상대방을 불편하게 만들 수 있으며, 싫어하는 것을 고치려고 노력하는 것은 쉽게 지칠 수 있으므로 서로 유사한 신념, 태도, 가치를 가지고 있고 좋아하는 것이 비슷한 배우자를 선택하는 것을 우선적으로 고려해야 할 것 같다.

관계가 진행될 경우 반드시 결혼으로 가기 전에 한 번 지나가야 되는 관문이 있다. 그것을 일컬어 사회심리학자들은 자기개방(self disclosure)라는 표현을 쓴다. 자기개방, 특히 연인들 사이에서의 자기개방은 모든 사람들에겐 다른 사람에게 쉽게 노출하고 싶지 않은 가족의 슬픈 이야기도 있을 수 있으며, 나만 알고 있는 나만의 열등감도 있을 수 있다. 누구나 상대에게 숨기고 싶은 부분들이 있는데 친밀성을 공유하는 관계에서 도약을 하기 위해서는 그런 것들을 공유할 필요가 있

결혼 선택 시 고려해야 할 사항

- 당신과 파트너의 나이가 아직 결혼하기에 너무 어리지 않은가? 어린 나이에 이루어진 결혼은 대체로 불행해지거나 이혼하는 사례가 많다.
- 파트너와 함께 있을 때 서로의 의견 차이로 인한 논쟁과 갈등으로 주로 시간을 소비하지 않는가?
- 파트너와 늘 함께 있지만 서로의 생각이 잘 맞지 않고 상호 이해가 부족하지 않은가?
- 상대방이 당신의 지적 능력을 인정하고 존경해 주는가?
- 상대방은 대체로 나의 의견이나 생각을 지지해 주는가?
- 결혼 후 성역할에 대해서 나와 같은 생각을 가지고 있는가?
- 상대방은 대체로 내가 좋아하는 음식을 좋아하고 나와 취미가 유사한가?
- TV나 비디오 등 오락물에 의존하지 않고도 상대방과 아주 즐겁게 하루 종일 시간을 보낼 수 있는가?
- 서로 함께 하는 시간을 즐기기는 하지만 아주 이기주의적이고 상대방에 관해서는 전혀 관심이 없지 않은가?
- 물질적인 가치관이 서로 다르지 않은가?
- 당신이 지극히 싫어하는 특징을 상대방이 갖고 있음을 잘 알고 있으나, 상대방의 마음이 상할까봐 이러한 대화를 나누지 못하고 있지 않은가?
- 당신의 부모(부친 또는 모친)가 결혼을 반대할 경우 그 사유가 과연 타당한 것인가?
- 파트너의 부모(부친 또는 모친)가 결혼을 반대할 경우, 그 사유가 과연 타당한 것인가?
- 파트너의 부모와 당신의 관계가 나쁜 경우, 또는 당신의 부모와 파트너의 관계가 나쁜 경우, 과연 두 사람의 결혼을 추진해야 하는가?
- 두 사람의 결혼이 본인들의 의사라기보다는 양가의 재산 정도, 사회적 지위 등의 영향에 의해 결정되지 않았는가?
- 결혼만 하게 되면 모든 문제(예: 음주, 금전낭비 등)가 잘 해결 될 것이라는 근거 없는 기대를 갖고 있지 않은가? 이러한 문제들은 결혼 후 더 악화되는 경우가 많다.
- 파트너의 존재가 순전히 성욕의 만족에 있다고 생각되지 않는가?
- 혼전 성관계를 가졌다는 사유 때문에 결혼을 해야 한다고 생각하지 않는가?

다. 문제는 용기를 내어 자기개방을 했는데 그 다음에 두 사람 사이가 매우 불편해졌다거나, 내가 괜히 나의 비밀을 공유했나보다, 후회하게 되면 두 사람 관계는 성공하기 어렵다. 반면 자기개방을 하고 나서 두 사람 사이가 더 편안해지고 더 가까워졌다고 느끼면 그 관계는 성공인 것이다. 물론 자기개방과 성적인 개방은 서로 다른 차원이므로 혼동하지 말아야 할 것이다.

3) 결혼생활의 변화: 부부의 역할은 어떻게 달라지는가?

결혼하기를 결정하고 배우자의 특성을 확인하는 것은 단지 결혼 그 자체를 위한 시작에 불과하다. 많은 사람들이 결혼한 생활을 비교적 안정되고 단조로운 상태라고 생각할지라도 실제의 결혼생활은 여러 가지 복잡한 측면들을 가지고 있으며 결혼의 과정을 거치면서 사람들은 여러 가지 다른 단계로 옮겨간다. 두 사람이 결혼을 해서 아이를 낳고 기르는 결혼생활이 세월이 흐름에 따라 어떻게 전개되는지, 그리고 이것에 영향을 미치는 주요한 요인들이 어떤 것인지를 고려해 보기로 하자.

(1) 역할의 선택

일단 신혼여행이 끝나면 결혼생활의 현실이 많은 신혼부부에게는 충격으로 다가온다. 결혼과 신혼여행의 흥분이 점차로 사라지기 시작하고 커플들은 결혼이라는 도전에 적응하기 위한 결정적인 과제에 직면한다.

대부분의 커플들이 직면하는 첫 과제 중의 하나는 누가 무엇을 하는가를 결정하는 것이다. 과거에는 이런 활동의 분배에 관하여 명백한 사회적 규범이 있었다. 남편이 하는 일은 차를 고치거나 물건들을 고치고 책꽂이를 만들고 그리고 전통적인 관점에서 가장 중요한 돈을 버는 것이었다. 반면에 아내가 하는 일은 요리, 청소, 물건사기 등의 집안일을 하고 아이들을 보살피는 것이었다.

오늘날 사회는 결혼생활에서 부부가 맡아야 할 역할에 대한 규범에 많은 변화를 가져 왔다. 집안일에 대한 전통적인 역할 분담이 더 이상 적당한 것으로 생각되지 않는다. 실제로 오늘날의 사회는 옛날 사회와 달라서, 부부가 다 같이 직장을 갖고 있는 한 특정한 집안일을 부부의 어느 한쪽에게 전적으로 맡기는 것은 합리적이지 못하다는 생각이 우리 사회에서도 상당히 넓게 퍼져 있다.

그러나 이러한 생각을 가지고 있다 하더라도 실제로 집안일을 수행하는 면에서는 아직도 많은 부부들이 전통적인 관습에 따르고 있다. 직장에서 훌륭히 자신의 역할을 수행하고 있는 직장여성들도 집에서는 전통적인 역할을 수행하는 것을 당연한 것으로 받아들이고 있는 것을 주위에서 많이 볼 수 있다. 최근의 여론조사에 의하면 결혼은 선택이라고 응답한 비율이 3명 중 2명이며, 특히 여성의 경우 5명중 2명만이 결혼은 필수적인 과정이라고 응답하고 있다. 반면에 남성은 2명중 1명이 결혼은 필수적인 과정이라고 응답한 것을 보면 미혼남녀에게 있어서 여성이 결혼에 대하

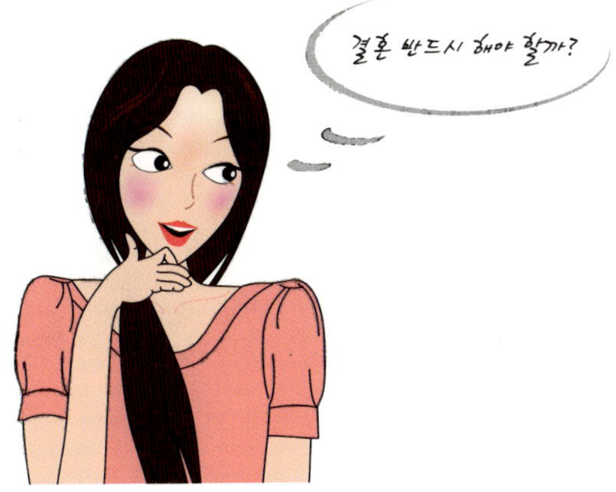

여 육아나 가사 등에 더 부담을 느끼고 있음을 알 수 있다.

집안일에서 서로간의 역할이 만족스럽다 하더라도 남편과 아내사이에는 어느 정도의 불화가 있는 것이 필연적이다. 불화는 여러 영역에서 일어날 수 있을 것이다. 한 조사 연구에 의하면 가장 자주 갈등을 일으키는 문제는 경제적인 문제, 성적인 갈등, 시집 혹은 처가와의 관계, 취미활동, 약물 사용, 종교상의 갈등, 그리고 친구 문제라고 밝히고 있다. 성적 불만과 경제적인 문제, 그리고 종교문제 등은 상당히 미묘한 문제이기 때문에 해결하는데 많은 어려움이 있을 수 있다. 그러나 부부간의 갈등은 어쩔 수 없이 자신들 스스로가 해결하여야 하기 때문에 서로의 끊임없는 노력이 필요하다.

결혼 전 당사자들은 그들을 휩싸고 있는 사랑의 불꽃이 방해받는 것을 피하기 위해 서로가 양보하기 때문에 두 사람 사이의 갈등은 쉽게 해결된다. 그러나 결혼 후에 생겨나는 부부간의 불일치는 냉혹한 현실이기 때문에 남편이나 아내는 논쟁을 피하기 위해 그 문제를 쉽게 회피하거나 타협하려고 하지 않는다.

남편과 아내가 나누는 대화는 갈등을 해소하기 위한 실질적인 효과가 있을 수도 있다. 예를 들어, 어떤 결혼에서 주로 이루어지는 부부간의 대화는 관망적인 대화(speculative communication)이다. 이것은 문제는 인식하지만 갈등의 구체적 해결 방안에는 소극적인 대화방법이다. 예를 들면, "내가 화낸 것에 대하여 미안해요", "내가 왜 그랬는지 나도 모르겠어요."와 같이 문제 자체는 인정하고 있으나 그 문제를 자신이 스스로 해결하려고 하지는 않는다. 이와 대조적으로 개방적 대화(open communication)에서 커플은 그들의 감정을 솔직하게 이야기하고, 어떤 대상에 대한 자신의 인식을 분명히 드러내고 자신의 행동에 대한 이유를 말한다. 예를 들면, "내가 화를 낸 것에 대하여 미안해요. 당신이 나에게 설거지하라고 말했을 때 기분이 상당히 나빴다. 왜냐하면 당신이 하는 일은 내가 하는 일보다 더 중요한 것처럼 여기는 것 같아서 화가 났어요"와 같은 대화이다.

(2) 출산시기

부부가 직면하는 중요한 결정 중의 하나는 아기를 가질 것인가 말 것인가 하는 것이다. 만약 부부가 가족을 이루기로 결심한다면 얼마나 많은 아기를 가질 것인가? 터울은 얼마로 할 것인가? 언제 낳을 것인가? 등이 중요한 결정이며, 이 결정은 사회의 문화에 영향을 많이 받는다.

(3) 성장한 자녀가 떠난 후의 결혼생활

자녀를 가진 부부에게는 아이들이 직장을 구했거나 결혼했거나 독립하거나 혹은 대학에 진학해서 집을 떠날 때 결혼생활에서 하나의 중요한 계기를 맞이하게 된다. 그 이유가 어떻든 간에 아이들이 분가하는 것은 새로운 도전과 적응을 필요로 하기 때문이다. 지금까지 약20여 년 간의 결혼생활에서 남편과 아내의 가장 중요한 역할은 부모의 역할이었으나 지금은 다시 남편과 아내로 그들의 본래 역할에 돌아온 것이다. 우리 생활에서 이 시기를 흔히 「빈 둥지기」라고 부르며 이 시기의 사람들은 무엇인가 텅 빈 것 같고 허전하며 또 아무런 할 일이 없는 것 같은 기분을 갖는다. 그래서 의지할 곳이라고는 부부간밖에 없다는 생각이 들어 신혼 초처럼 부부간의 친밀감이 더욱 두터워진다. 이와 같은 징후를 「빈 둥지 증후군」(empty nest syndrome)이라고 부른다.

사람들이 오래 살면 살수록 이 빈 둥지 증후군의 기간은 길어진다. 어떤 사람들은 자신의 자유를 되찾을 수 있기 때문에 이 단계를 환영하기도 한다. 그러나 어떤 사람에게는 이 시기가 덜 행복할 수도 있다. 주부의 삶이 가족을 중심으로 하여 이루어졌기 때문에 아이들의 떠남은 인생에서 그들의 중요한 역할이 끝난 것으로 느끼기 때문이다. 또한, 이 시기를 맞이하는 것은 자신이 나이가 들었다는 명백한 증거가 되기 때문에 절망감이나 생에 대한 회의감 같은 것도 동반될 수가 있다. 이 시기가 이와 같은 여러 가지 문제들을 내포하고 있다 하더라도 결혼생활의 질적인 면에서 어떤 큰 변화를 가져올 것 같지는 않다. 아이들이 집에 있을 때 만족스러웠던 결혼생활은 여전히 만족한 것으로 남을 것이고 문제가 있었던 결혼생활은 계속 불만족으로 이어지기 쉽다.

성공적인 결혼생활은 어떤 특징을 갖고 있는지 알아보기 위하여 다음의 「자기진단」을 해 보자.

자기진단

평생을 함께 하는 방법

Lauer와 Lauer(1985)는 결혼생활을 하고 있는 부부를 대상으로 그들의 성공적인 결혼생활을 설명할 수 있는 가장 중요한 요인이 무엇인가를 물어보았다. 아래의 내용들은 남편과 아내 모두에게서 가장 자주 인용된 여섯 가지이다.

당신의 경우, 어느 것을 가장 우선순위로 꼽겠는가? 아래의 항목에서 가장 우선적인 것을 1번으로 하여 차례대로 순서를 정하여라. 그리고 친구들과 비교해 보아라.

( ). 배우자는 나의 가장 좋은 친구이다.
( ). 나는 배우자를 한 개인으로서 좋아한다.
( ). 결혼은 장기간의 언약이다.
( ). 결혼은 신성한 것이다.
( ). 우리는 같은 목적과 목표를 가지고 있다.
( ). 나의 배우자는 날이 갈수록 나에게 더 많은 관심을 보여 왔다.

*채점: 조사에서 여섯 요인의 빈도수를 지적하는 남편과 아내 사이에 차이가 없었다. 위의 순서대로 우선순위가 정해졌다. 남녀 간에 차이가 없다는 것은 성공적인 결혼 뒤에는 그들의 견해에 유사성이 있음을 말해 주는 것이다.

자료: Lauer & Lauer, 1985

(4) 불화를 방지하는 방법

결혼 후 갈등을 일으키는 여러 가지 요인이 있으며, 행복한 결혼생활을 위해서는 다음의 방법들을 통하여 여러 가지 갈등을 해소시키는 노력이 필요하다.

- **한 번에 한 주제에 대한 갈등에 초점을 맞추어 당신의 행동을 합리적으로 설명한다.**

예를 들어, 당신은 이렇게 말할 것이다. "당신이 하고 있는 일은 지금 나를 화나게 만들고 있어요. 당신이 한 일 때문이 아니고 직장에서 집으로 오는 도중에 교통체증에 걸렸기 때문이에요"

- **직접적인 비판은 피한다.**

"당신은 가장 이기적인 사람이에요"라고 말하는 대신에 "당신의 행동은 내가 무엇을 좋아하는지 고려하지 않는 것처럼 보이는군요"라고 말한다. 이런 수법을 사용함으로써 상대방의 인격과 성격을 비판하기보다는 상대방의 고쳐질 수 있는 행동에 대해서 토론하도록 하여라.

- **갈등이 계속되는 경우에는 "행동을 중지"하고(피하고) 냉전기에 들어간다.**

행동중지 기교(stop the action)는 두 사람이 불화에 덜 휩싸이게 되고 갈등이 싸움으로 발전될 기회를 줄이는 한 방법이다.

- **상대방의 생각이나 감정을 아는 것처럼 말하는 "독심(mind reading)"을 피한다.**

만약 어떤 사람이 "너는 나를 속일 수 없어. 나는 네 마음을 손바닥 보듯이 볼 수 있어," "당신은 이렇게 생각하지. 속이려고 노력해봐야 소용없어, 아주 우울하구나. 너는 지금 월경 중이지"라고 말한다면 당신은 어떻게 반응할 것인지를 생각해 보아라. 다른 사람의 행동의 원인에 대해 판단하는 것에 주의해야만 한다. 문제를 짐작하여 판단함으로써 문제의 본질에 커다란 오류를 범할 수 있다는 사실을 알아야 한다(Fincham, Beach & Baucom, 1987).

- **자신의 의사를 분명히 전달하며 나-메시지(I-message) 전달법을 사용한다.**

상대방에게 내가 어떤 생각을 가지고 있다고 말하지 않으면서 상대방이 내 심정을 알아주기를 바라는 것은 지나친 기대이다. 상대방에게 자신의 의사를 전달하는 방법에는 상대방에게 불만이 있을 때 곧바로 "오늘 늦지 말고 일찍 들어와요"하는 방법과 "나는 당신이 늦게 들어오면 걱정이 되요"하는 방법이 있다. 전자와 같은 방법을 너-메시지 방법(you-message)라 하고, 후자는 나-메시지(I-message)라 한다. 너-메시지 전달은 상대방의 감정을 상하게 하고 불쾌하게 할 수 있다. 나-메시지는 상대방을 불쾌하게 하지 않으면서 의사전달을 할 수 있다.

- **성대방의 입장과 상황을 잘 이해하고 있다는 기분을 느끼게 해준다.**

대화를 나눌 때 상대방의 입장이나 상황을 잘 이해한다는 표현을 해준다. 이러한 표현은 언어적 표현뿐만 아니라 비언어적으로 표현할 수 있다. "당신 참 수고했어," "정말 힘들었겠어," "당신이 힘든 것 잘 알아" 등과 같이 표현을 해준다면 그 동안 힘들었던 일이나 갈등이 눈 녹듯이 없어질 것이다.

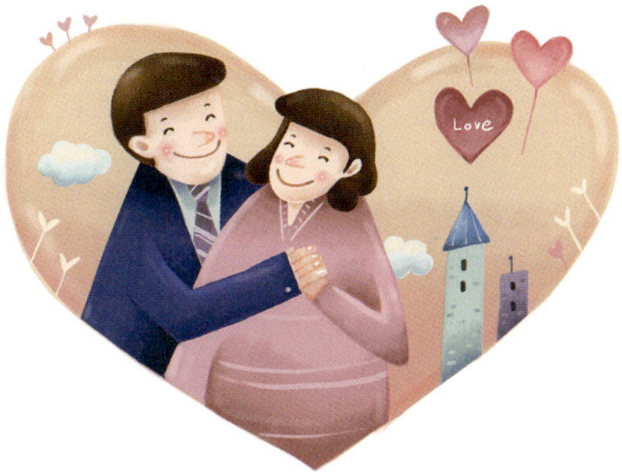
Love

제 9 장

피임과 산아제한

1. 위험한 성 행동 및 책임감

2. 피임과 산아제한 방법

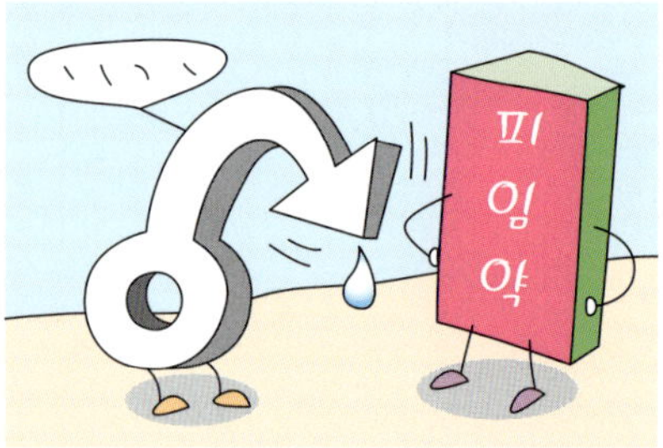

현대사회에서는 가임은 개인적인 문제이지만 세계적으로 논쟁의 대상이며 인구정책의 일환으로서 중요한 주제이다. 왜냐하면 자녀를 양육하는 것은 많은 경제적인 투자 및 시간을 소모해야 하고, 개발도상국의 인구증가와 이로 인한 식량문제, 환경오염 등은 개발도상국만의 문제로 국한된 것이 아니라 세계문제이기도 하다. 또한 여성의 사회참여가 높아져 가사에만 전념하는 어머니 상에서 벗어나 사회에 참여하기를 원하므로 영유아를 위한 사회복지 시설 및 가족계획정책은 국가의 주요한 정책 중 하나이다.

본 장에서는 효과적인 피임 방법을 기술하고자 한다. 성 활동을 하고 있는 사람들 중 부모가 되기를 원하지 않는 사람이 있다면 금욕을 하거나 혹은 적절한 피임 방법을 강구해야 한다. 또한 미래에 원하는 시기에 아이를 갖는 것과 적절한 자녀의 수를 적절한 터울로 낳고자 계획할 경우 효과적인 피임 방법을 아는 것은 매우 중요하다. 본 장에서는 책임 있는 성행동, 다양한 피임 방법과 장치, 피임효과, 피임 방법의 장점 및 단점을 상세히 다루고자 하며, 마지막으로 유산의 과정과 유산이 개인과 사회에 미치는 영향에 관해서 논의하고자 한다.

01 위험한 성 행동 및 책임감

임신될 가능성은 어느 정도인가?

일반적으로 여성이 피임을 하지 않고 성관계를 할 경우 임신될 가능성은 2~4%정도일지라도 다음과 같은 상황에서는 임신될 가능성이 매우 높다.

- 배란기 이전에 성관계를 할 경우 임신할 확률은 30%이다.
- 배란하는 날 성관계를 할 경우 임신할 확률은 15%이다.
- 1년의 기간에 걸쳐서, 피임 없이 성관계를 할 경우 임신할 확률은 90%이다.

활발한 성생활을 하는 부부(혹은 커플)인 경우 임신될 확률은 매우 높다. 그러므로 임신을 원하지 않을 경우 올바른 피임방법을 사용해야 한다.

여성, 남성, 그리고 산아제한: 누가 책임을 질 것인가?

피임을 한다는 것은 임신을 원치 않으며 부모가 되기를 원하지 않는다고 결정을 하는 것이다. 우리사회는 아이를 낳고 기르는 것을 여성의 기본적인 책임으로 간주하기 때문에 여성의 경우 피임에 관하여 남성보다 훨씬 많은 관심을 보인다. 또한 우리사회는 피임하는 문제를 전통적으로 여성의 책임으로 돌리는 경향이 있다. 우리나라의 경우 피임은 여성의 책임이라고 생각하는 문화이므로 여성피임방법(경구피임약, 자궁 내 장치, 난관불임술 등)이 더 많이 사용되고 있지만 이탈리아나 일본의 경우에는 남성피임방법(성교중단법과 콘돔)이 여성피임방법보다 더 많이 사용되고 있다.

언뜻 생각하기에는 피임방법을 선택할 경우 실패율이 가장 낮은 방법을 선택하는 것이 합리적이라고 생각할지 모르지만 현실적으로 어떤 피임 방법을 선택해야 하는지는 그렇게 간단한 문제는 아니다. 우선 성 상대자와 충분한 토의가 있어야 하며 남성도 피임에 대한 책임을 여성과 똑같이 느껴야 한다. 그리고 중요한 것은 서로 대화를 하여 어떤 방법이 가장 좋은지 합의하여 실천하는 노력이 필요하다.

02 피임과 산아제한 방법

1) 피임 방법의 선택

사춘기로부터 폐경기 전까지의 가임기 여성들은 금욕이나 피임 외에는 임신을 피할 수 있는 방법이 없다. 그러므로 피임 방법을 확실히 익혀 제대로 사용하여야 원치 않는 임신을 예방할 수 있을 것이다. 다음에서 제시하는 사항을 고려하여 피임 방법을 선택해야 할 것이다.

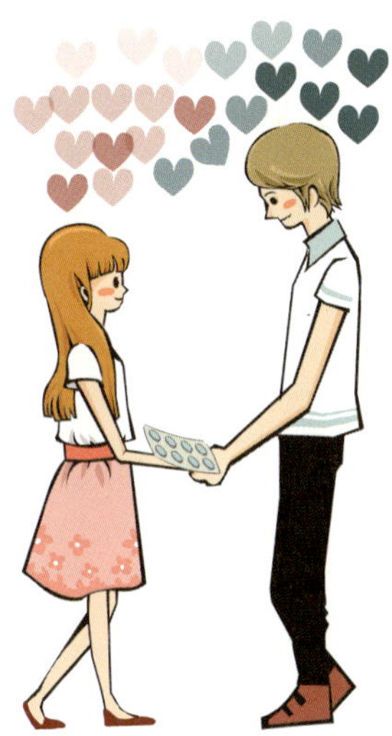

첫째, 피임의 효과가 100% 확실하여야 한다.

둘째, 부작용이 전혀 없어야 한다.

셋째, 성 생활에 영향을 주지 않아야 한다.

넷째, 실시하는 방법이 수월해야 한다.

다섯째, 비용이 적게 들어야 한다.

여섯째, 피임이 실패했을 경우에도 태아에게 나쁜 영향을 주지 않아야 한다.

일곱째, 원하는 시기에 언제든지 임신할 수 있도록 피임의 영향이 일시적이어야 한다.

표 9-1은 충분한 주의를 기울여 각각의 피임법들을 사용하였을 경우 어느 정도의 피임효과가 있는지에 관한 것이다.

표 9-1 피임방법에 따른 피임효과

피임방법	피임효과 (%)
성교중단법(질외사정)	83%
자연 피임법	80~98%
살정제만 사용	85%
살정 스펀지	75%
남성용 콘돔	85~98%
여성용 콘돔	85~98%
피임용 격막 + 살정제	85~98%
자궁 내 피임장치	97~99%
복합제제 경구 피임약	99%
미니 필	96~99%
성교 후 자궁 내 피임장치	99.9%
피하이식 스테로이드 호르몬 피임제	99%
불임수술	99.9%

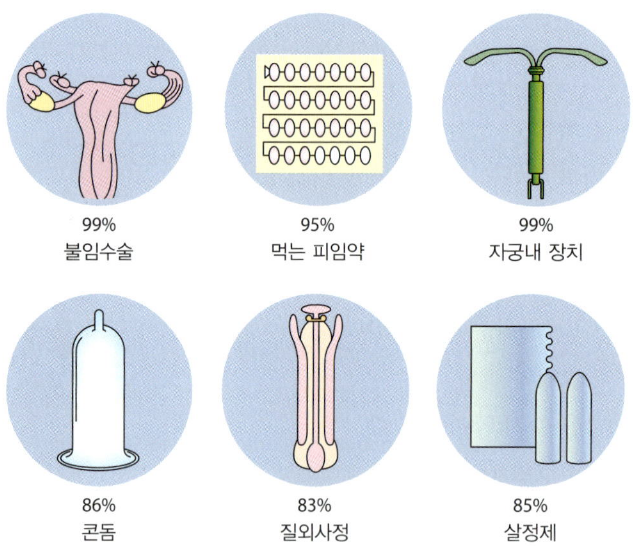

그림 9-1 피임방법에 따른 피임효과

2) 피임방법

(1) 금욕법(sexual abstinence)

금욕은 성교를 하지 않는 것을 말한다. 성교를 선택하지 않은 사람이라고 하더라도 애정을 표현하는 방법은 다양하다. 만약 혼인하기 전까지 금욕을 선택한 사람은 상대방에게 분명히 자신의 의사를 표현할 필요가 있다. 피임방법으로 금욕을 할 경우 장점은 점차적으로 상대방을 알 수 있는 시간과 신뢰감을 형성 할 수 있다는 점이다.

(2) 호르몬 피임제(hormonal contraception)

호르몬 피임제는 경구제제와 주사제, 피하이식제제가 있다. 경구제제로는 합성 에스트로겐과 프로게스테론이 함께 포함된 복합제제와 에스트로겐이 들어있지 않은 합성 프로게스테론 단독제제가 있으며 주사제와 피하이식제제는 합성 프로게스테론만 사용되고 있다.

① 경구피임약(oral contraception)

에티닐 에스트라디올(ethinvlestradiol)은 경구용 합성 에스트로겐으로서, 시판되고 있는 대부분이 복합 경구피임제이다.

복합 경구피임약의 피임효과는 시상하부의 성선자극호르몬분비호르몬(GnRH)의 분비억제로 인한 배란방지효과에 의한 것이다. 성선자극호르몬분비호르몬(GnRH)의 분비저하는 뇌하수체의 난포자극호르몬, 황체형성호르몬의 분비를 저하시키고 난포의 성장과 에스트로겐 생산, 월경중기의 황체형성호르몬의 분비를 저하시킨다. 난포의 성장을 에스트로겐이나 프로게스테론 단독으로 배란을 억제할 수 있으나 두 가지 호르몬을 함께 복용하면 약리효과의 상승작용으로 훨씬 적은 용량으로 배란을 억제할 수 있다.

경구피임약은 두 가지 타입이 있다. 복합경구피임제와 프로게스테론 단독제제는 배란억제작용

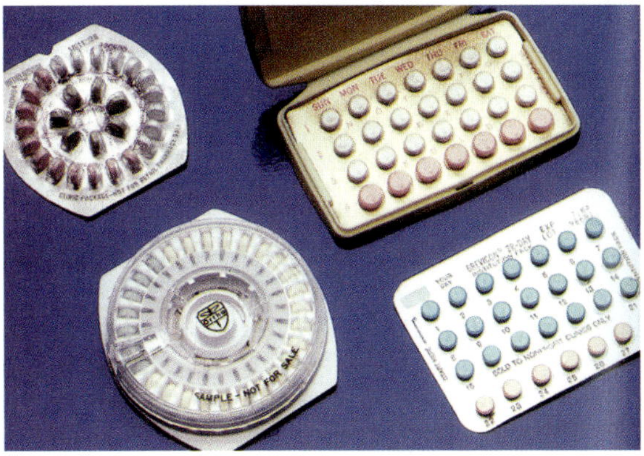

그림 9-2 경구피임약

경구피임약 복용법

피임약은 먹는 방법이 중요하다. 전문가와 상담 시 의문사항을 질문하여 분명하게 알아둔다. 복용 첫 달에는 피임약이 효과가 있을 때까지, 다른 피임법도 같이 사용한다. 매일 일정한 시간에 약을 복용한다. "취침시간"이나 "식사시간"외의 다른 특정한 시간을 선택한다.

대부분의 약은 생리주기에 맞추어 포장되어 있다. 복용방법은 복합경구피임제의 경우 3주간 복용하고 1주간 쉬며, 프로게스테론 단독 경구제제는 쉬는 날 없이 매일 복용한다. 배란이 임박한 시기에 경구피임을 시작하면 약제가 오히려 성숙 난자의 배란을 촉진시킬 수 있으므로 배란촉진 효과와 임신 중의 약제복용을 피하기 위해 경구피임은 월경 시작일로부터 7일 이내에 시작하는 것이 바람직하다.

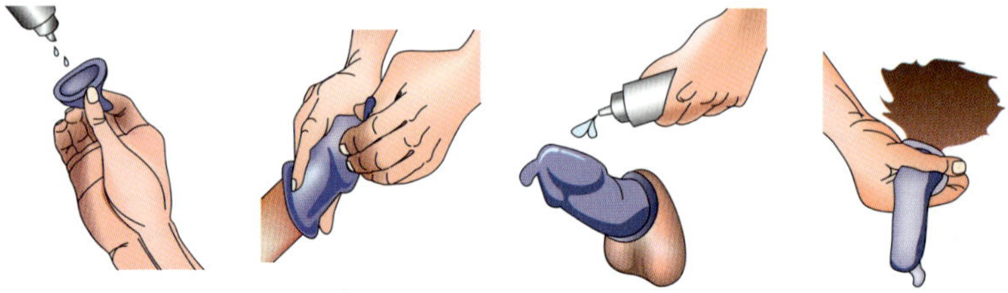

- **복합경구피임약(21정):**

처음 먹을 때는 생리 시작일로부터 매일 1정씩 순서대로 21정을 다 복용하면 된다. 약을 끊고 나면 2~3일 후에 생리가 시작된다. 생리를 시작하면 다시 새로운 피임약을 처음부터 복용하는 것으로 피임을 한다. 복용 시간은 어느 때라도 좋으나 가능한 저녁때에 먹으면 부작용을 줄일 수 있다. 어떤 주기의 피임을 원할 때 그 주기의 월경이 시작되면 시작된 날로부터 5일 이내에 먹기 시작하여 매일 한 알씩 먹어야 한다. 혹시 하루를 잊었을 경우 12시간 내 2알을 먹으면 된다. 2일 이상 잊었을 경우에는 피임의 실패율이 높아지게 된다. 한 주기용을 다 먹은 후 기다리면 월경이 시작될 것이다.

주의:

피임약을 복용하지 말아야 될 경우는 다음과 같다.

- 40세 이상의 흡연자
- 임신이 되었다고 생각되거나 곧 임신을 원할 경우
- 혈액응고, 뇌졸중, 간질환, 유방암 또는 여성생식기계 병력이 있는 사람

다음과 같은 증상이 있을 때는 전문가와 상담한다.

- 종아리나 넓적다리의 심한 통증
- 가슴통증이나 호흡곤란
- 심한 두통
- 심각하고 지속적인 복부 통증
- 시야가 흐려지거나 빛에 눈이 시리거나 앞이 안 보이는 경우

외에도 자궁내막의 위축을 초래하여 배포(blastocyst)의 착상을 방지 하고 난관의 운동성을 변화시키며 자궁경관점액을 끈끈하게 만들어 정자의 통과를 막음으로써 피임효과를 높인다. 복합경구피임제의 피임 성공률은 지속적으로 사용할 경우 99.7~99.8%로 탁월한 효과가 있으며 프로게스테론 단독제제는 96~97%로 약간 낮다. 이 방법의 실패는 보통 복용하는 것을 잊어버려서 발생한다.

가벼운 증상과 부작용을 최소화하기 위해서는 정기 검진 시 몇 가지 검사가 필요하다. 가벼운 증상으로는 메스꺼움, 체중증가, 스팟팅이나 곰팡이 감염, 피로를 호소하며, 심각한 부작용으로 혈액응고, 심장병(특히 흡연자에게서), 뇌졸중, 담낭 또는 간질환이 있다. 피임약을 복용하면 특정형태의 난소 낭종, 자궁암 발생률을 낮추는 것으로 보고되었다.

② 주사용 스테로이드 호르몬 피임제

1회의 근육주사로 3개월 간 높은 프로게스테론 혈중농도를 유지함으로써 월경중기 황체형성호르몬의 쇄도와 배란을 억제하여 피임효과를 나타내는 것으로, 피임 성공률은 99.7%이다. 처음에는 점상출혈과 부정출혈로 월경이 불규칙해지나 지속적으로 사용할 경우 1년 이내에 50%, 3년 이내에는 80%의 여성에게서 무 월경이 초래된다. 피임을 중단한 여성의 약 반수는 6개월 이내에 약 3/4은 1년 이내에 규칙적인 월경이 회복된다. 임신을 원하는 여성의 70%가 12개월 이내에, 90%가 24개월 이내에 임신한다. 부작용으로는 수년간 사용할 때 체중 증가가 있을 수 있다.

③ 피하이식 스테로이드 호르몬 피임제 (hormonal implants: norplant)

노르플란트(norplant)는 길이 34 mm, 외경 2.4 mm인 6개의 실리콘 캡슐로 구성되어 있다. 이것은 월경중기 황체형성호르몬의 쇄도 억제로 피임의 효과를 얻고자 하는 것이며, 낮은 혈중 호르몬 농도에서도 자궁경관점액과 자궁내막, 난관운동에 미치는 영향으로 피임효과가 매우 높다. 피임을 중단할 경우 월경이 불규칙해지는 것이 가장 큰 문제점이나 대부분 양이 아주 적다. 출혈양상은 시간이 지남에 따라 변화하여 결국에는 정상 월경과 유사해지는데 다달이 출혈할 경우 배

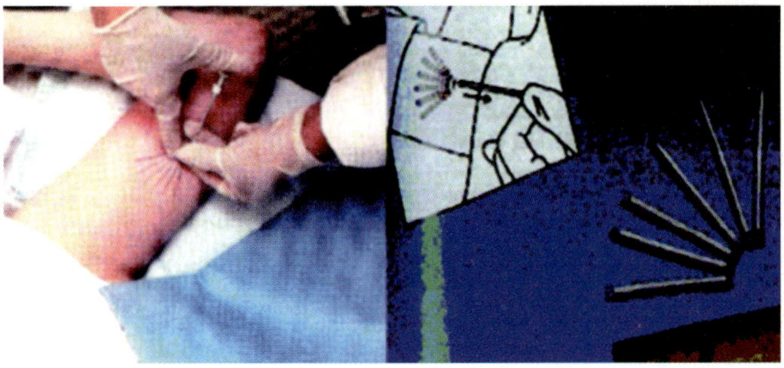

그림 9-3 피하이식 스테로이드 호르몬 피임제 (hormonal implants: norplant)

자료: Strong and DeVault, 1996

란될 가능성이 높다.

부작용으로는 국소 자극과 감염 및 동통 이외에 두통, 여드름, 체중증가, 유방압통, 근육통, 불안, 우울증이 있을 수 있다. 다른 프로게스테론 제제와 마찬가지로 수유부들이 부작용이 없이 사용할 수 있고 장치를 제거하면 수태능력이 신속히 회복된다.

(3) 차단피임법(barrier method)

① 콘돔(condom)

콘돔은 남성피임의 역사에서 가장 오랫동안 그 역할을 담당해 왔다. 고무유액이나 동물의 막으로 만들어져 정자가 질로 들어가지 못하게 하였다. 오늘날 콘돔은 다양한 색깔과 재질로 쉽게 이용할 수 있다. 콘돔은 성교중단법과 함께 남성이 사용하는 피임방법이며, 제대로 사용하면 100명중 98명은 임신을 피할 수 있다. 그러나 사실상 제대로 사용하지 않기 때문에 100명중 88명만이 피임에 성공한다. 이 방법의 실패는 매번 성교 시 착용하는 것을 잊어버리기 때문이다. 콘돔이 찢어지는 경우는 매우 드물다. 근래에는 콘돔 내에 살정제를 첨가하므로 과거에 비해 피임 실패율이 감소되었다. 콘돔의 장점은 성교에 의해 전파되는 임질, 매독과 트리코모나스증, 클라미디아 염증 등과 같은 성병이 예방될 수 있다는 점이다. 자연피임법과 함께 신혼 초의 피임방법으로도 적당하다.

콘돔 사용법

1. 우선 콘돔을 글로브 컴퍼넌트 또는 지갑에 보관하지 마라. 유효기간이 지난 콘돔은 사용하지 말고, 콘돔 껍질을 물어뜯어서 개봉하지 마라.
2. 콘돔 앞부분에 있는 정액 받이에 공기가 들어가지 않도록 살짝 비틀어 공기를 빼주고 여분의 공간을 만들어 준다(공기가 들어가면 성관계시 콘돔이 파열되는 수가 있기 때문이다).
3. 콘돔을 성기 끝에 살짝 걸친 후 콘돔에 말려있는 부분을 몸 쪽으로 풀면서 넣는다.
4. 성관계가 끝난 후에는 여성의 질에서 성기를 빼고 콘돔을 제거한다. 성기가 딱딱할 때 콘돔의 아래쪽을 잡고 사정 직후 바로 질에서 빼야 한다. 그렇지 않으면 콘돔이 헐거워져 정자가 새어 나올 수 있다.
5. 한 번 사용했던 콘돔은 절대로 재이용하지 않는다. 성관계를 가질 때마다 매번 새로운 콘돔을 이용하여야 한다(www.safersex.org/condom/how.to.use).

주의:
성교 때마다 새로운 콘돔을 착용해야 한다. 광유는 고무를 녹인다. 윤활물질이 필요하면 K-Y 젤리나 살정제 젤리, 윤활성 콘돔 또는 침을 이용한다. 차고 건조한 장소에 보관한다. 오랫동안 차의 보관함이나 지갑에 보관하면 포장상태에서도 콘돔이 훼손될 수 있다.

② 피임 스펀지(contraceptive sponge)

피임 스펀지는 콜라겐(collagen)이나 폴리우레탄(polyurethan)으로 만들어진 것으로, 살정제가 함유되어 있고 크기는 직경 5.5cm, 두께 2.5cm이다. 스펀지에서 살정제를 질 상부에 배출하여 정자를 죽이며 삽입 방법은 피임용 질 격막과 같다. 성교 후 6시간이 지난 후 제거하여야 하며 제거 후에는 재사용하지 않아야 한다. 제거 시에는 스펀지에 연결된 실을 잡아당기면 되는데, 그대로 방치할 경우 독성 쇼크 증후군 발생 위험이 있다. 사용하기 용이하며 한 번 삽입으로 24시간 피임효과가 지속되는 장점이 있으나 피임 성공률은 83%로 다른 방법에 비해 다소 떨어진다.

③ 경부 캡(cervical caps)

다이아프램(diaphragm)과 달리 자궁경부만 씌우는 것으로, 1930년대에 이미 소개되었으나 별로 쓰이지 않다가 근래에 콘트라캡(contracap)이란 이름으로 미국 시장에 소개되어 다시 사용되고 있지만 문제점이 많아 잘 사용되지 않고 있다.

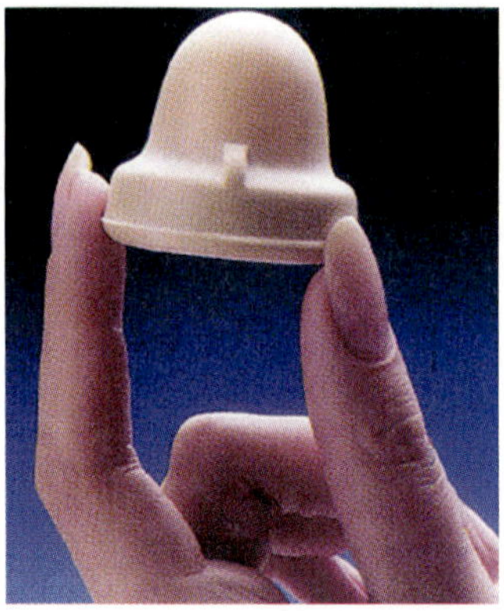

그림 9-4 경부 캡(Cervical caps)

자료: Strong and DeVault, 1996

⑤ 페미돔

여자도 남자와 마찬가지로 콘돔을 사용할 수 있지만, 남자의 콘돔과는 다소 모양과 사용방법이 다르다. 즉 페미돔이라는 여성용 콘돔을 통해서 여성의 질 내부를 감싸 여성 스스로 임신 및 성병으로부터 자신을 보호할 수 있도록 도와주는 피임기구이다. 페미돔의 모양은 남성의 콘돔을 확대해 놓은 모양으로 17cm 정도의 긴 주머니 모양을 하고 있으며, 양쪽 끝의 두개의 링 중 작고 부드러우며 막혀있는 쪽이 내환, 보다 크게 열려 있는 부분이 외환이다. 페미돔을 사용하려면 우선 눕거나 양 무릎을 벌려 앉거나 의자에 한쪽 발을 올리고 서는 등 편한 자세를 취해야 한다. 이러한 자세에서 콘돔의 내환을 검지를 이용하여 질 내로 삽입한다. 페미돔 안으로 검지를 넣고 내환을 질 내부의 가능한 안쪽으로 밀어줘야 한다. 내환이 치골을 지나서 놓이면 바르게 된 것이

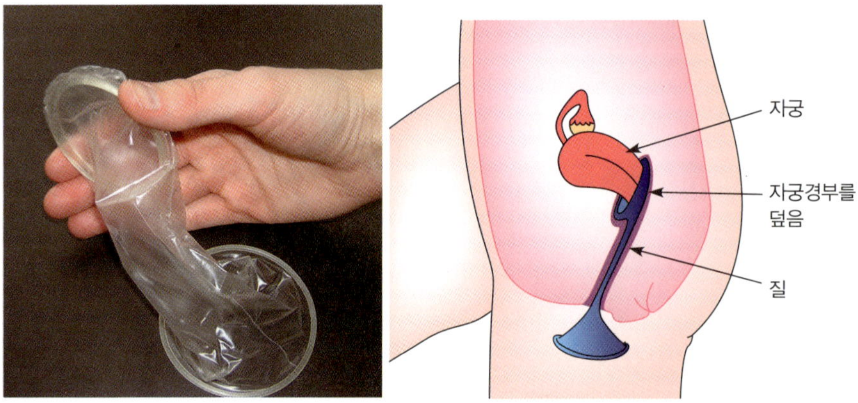

그림 9-5 페미돔(Female Condom)

자료: Strong and DeVault, 1996

다. 이렇게 삽입한 후 콘돔의 외환과 몸체의 일부가 질의 외부에 남는 것이 바르게 사용한 경우라고 볼 수 있다. 특히 페미돔의 제거시 정액을 흘리지 않도록 주의하면서 외환을 비틀어 살짝 당겨 빼내야 한다. 페미돔은 특히 일회용이므로 아깝다고 재사용하는 것은 금물이며, 사용 후에는 휴지통에 잘 싸서 버려야 한다.

(4) 질 내 살정제(spermicide)

정자를 죽이는 살정제는 크림, 젤리, 좌약 및 거품 형태로 시판된다. 자궁 내 장치를 싫어하거나 피임약 복용의 초기, 수유 시 등과 같이 일정기간 또는 일시적인 피임방법으로 많이 이용된다.

살정제는 정자가 자궁경관을 통과하는 것을 막고 정자를 죽임으로써 피임효과를 나타낸다. 효과적인 사용방법은 성교직전 질 상부의 자궁경관이 맞닿는 부위에 삽입한다. 살정 효과는 1시간 정도밖에 지속되지 않으므로 재차 성교 시에는 다시 삽입해야 하며, 성교 후 최소한 6시간 이내에는 질 세척을 피해야 한다. 적절히 올바르게 사용할 경우 피임 성공률은 95% 이상이다. 실패할

사용법:

가장 중요한 것은 살정제를 성교 전에 넣어야 한다는 것이다. 설명서에 있는 사용법을 정확히 따라야 하며 적어도 성교하기 30분전에 주입해야 한다. 더 많은 시간이 경과하면 추가로 더 주입해야 한다. 필요한 경우를 대비해서 여유분을 준비하는 것이 좋다.

주의:

너무 일찍 투여하지 않아야 하며 성교 후 6~10시간 내 세척하게 되면 피임효과가 없을 수 있다.

경우는 일반적으로 부정확하게 사용하기 때문이다. 콘돔과 함께 사용되면 거의 100%의 효과를 볼 수 있다. 살정제는 건강에 미치는 위험이 없기 때문에 안전한 방법이다. 제품에 따라 종종 질이나 피부에 가벼운 자극을 주기도 한다.

(5) 자궁 내장치(Intrauterine device: IUD)

자궁 강 내에 이물질을 삽입하여 피임효과를 얻는 방법이다. 한 번의 삽입으로 지속적인 피임이 되며 피임 성공률은 95~99.5%이다. 일반적으로 임신경험이 있는 30세 이상의 여성이 사용하는 것이 좋다. 자궁 내 장치가 제자리에 있는 한 성교를 하는데 전혀 문제될 것이 없다. 자궁 내 장치의 일반적인 부작용으로는 삽입시의 통증, 강한 경련, 요통, 질 출혈, 스팟팅, 월경 량 증가 등이 있다. 부작용으로 자궁 내 장치를 제거해야 하는 경우도 있다. 주요 부작용은 자궁감염의 위험성 증가와 드물게 일어나는 자궁 천공이다. 임신경험이 없는 여성이나 자궁 비정상, 심한 질 출혈, 골반감염의 경험이 있는 여성은 자궁 내 장치를 사용하지 않는 것이 좋다. 성교 파트너가 한 사람 이상 있는 사람은 골반감염의 위험이 증가하게 된다.

자궁 내 장치의 종류는 크게 두 가지로 나눌 수 있는데, 자궁 내 장치를 만든 물질이 화학적으로 비활성인 것과 활성인 것이 있다. 화학적 불활성 자궁 내 장치로는 Lippers 루프가 가장 많이 사용되고 있다. 화학적으로 활성화된 물질로 이용되는 것은 구리나 황체호르몬제인데 이들 물질은 국소적인 효과와 함께 일부는 흡수되어 전신적인 효과를 나타낸다. 그러나 구리로 된 것은 매 3년마다, 황체호르몬제는 해마다 교환해야 하는 번거로움이 있다.

화학적 불활성 자궁 내 장치의 피임작용기전은 일반적으로 이물질 작용에 의한 국소적인 자궁내막염을 일으켜 수정란의 착상을 방해하고 자궁수축을 일으켜 자궁자체를 불안정한 상태로 유지하는 것으로 알려져 있다. 화학적 활성체인 구리는 국소적인 염증과 전신적인 영향으로 배포(blastocyst)의 발육장애와 자궁내막세포의 융해작용(cytolysis)을 한다. 황체호르몬은 기계적인 효과와 함께 황체호르몬 자체가 자궁내막에 변화를 일으켜 수정란 착상에 좋지 않은 영향을 미친다.

부작용으로는 삽입 시 자궁천공이 생길 수 있다. 임신초기에 임신한 줄 모르고 삽입한 경우 유산과 염증을 일으킬 수 있다. 상당한 시일이 경과한 후 피임장치가 자궁 근층을 파고 들어 자궁천공을 일으키고 자궁 밖으로 탈출하여 복강 내로 들어가는 경우도 있다. 월경 량이 사용 전보다 약 2배 증가하여 빈혈을 초래하는 경우도 있으므로 월경 량이 증가한 경우에는 정기적인 혈색조치 검사를 하는 것이 좋다.

자궁 내 장치가 자궁 강 내에 있으면서 임신된 경우에는 태아와 임신부에 위험이 생길 수 있으며 자궁내장치의 크기가 작은 경우에 잘 생긴다. 임신이 된 경우에는 장치를 즉시 제거하여 유산, 패혈증 및 조산을 방지해야 한다. 자궁내장치가 그대로 있으면서 임신이 진행된 경우에는 임신 중기에 유산의 위험성이 높으며 패혈성 유산이 되어 임신부 사망의 위험성이 증가된다.

자궁 내 장치를 사용하는 여성은 비사용자보다 골반염증의 빈도와 자궁외임신의 위험성이 높

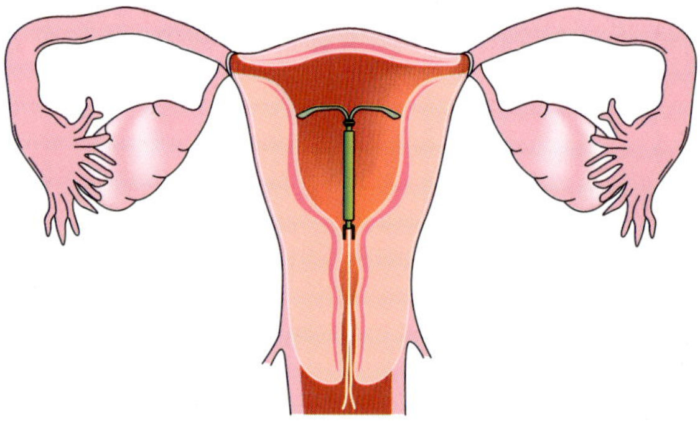
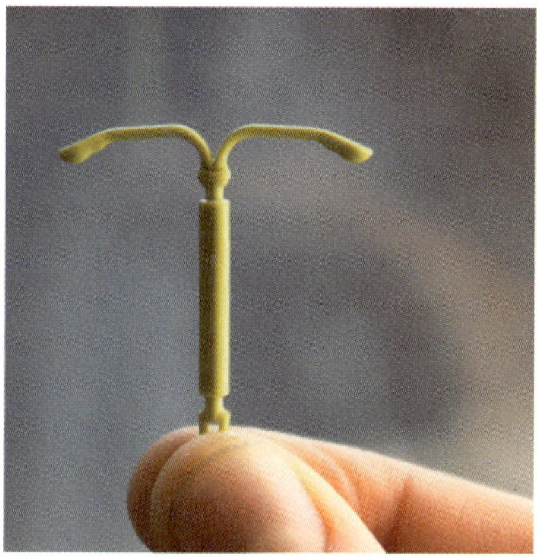

그림 9-6 자궁 내 장치(IUD)

자료: Strong and DeVault, 1996

사용법:

철저한 검사 후, 전문가에 의해 자궁 내 장치를 삽입한다. 삽입 시 약간의 통증이 있는 것이 일반적이다. 국소마취를 하기도 한다. 어떤 종류의 자궁 내 장치를 사용했는지, 언제 교체해야 하는지를 알아두어야 하며, 자신도 모르는 사이에 자궁 내 장치가 없어질 수 있다. 첫 3개월간은 매주, 생리주기 이후에는 매달 자궁 내 장치의 끈을 확인한다.

주의:

다음과 같은 경우 전문가에게 문의해야 한다.

- 자궁내장치의 끈을 만질 수 없거나 플라스틱 부분을 느낄 수 있을 때
- 열이 나거나 춥고, 냄새나는 질 분비물, 골반 통증, 통증, 심한 경련 또는 비정상적인 질 출혈이 있을 때
- 임신했을 때 자궁의 임신 여부를 의사가 진단하고, 자궁 외 임신이라면 자궁 내 장치 제거가 권장된다(20%는 자연유산 됨). 자궁 내 장치가 자궁 안에 그대로 있으면 감염 위험이 증가하고 약 50%는 자연유산이 될 가능성이 있다.

다. 염증이 의심되는 경우에는 즉시 자궁 내 장치를 제거하고 적절한 항생제 치료를 받아야 한다. 난관의 염증은 자궁 내 장치를 사용하는 여성이 사용하지 않는 여성에 비하여 4~9배 높으며, 자궁외임신은 전체 임신의 1~2%를 차지한다. 난관염증, 자궁 외 임신, 난관수술 등과 같은 경험이 있는 여성들은 자궁 내 장치를 사용하지 않는 것이 좋다.

(6) 자연 피임법

배란을 전후한 가임기에 성교를 피하는 방법으로, 월경주기를 이용한 날짜 피임법(calendar rhythm method), 기초체온의 변화를 이용한 기초체온법(basal body temperature: BBT), 자궁경관

점액의 변화를 이용한 점액관찰법(the Billings ovulation method) 등이 있다.

① 날짜 피임법(calendar rhythm method)

일명 달력법이라고도 하는 날짜 피임법은 난자와 정자의 수정 능력이 난자가 배란 후 24시간, 정자는 성교 후 48시간 이상 살지 못하며, 배란이 월경 시작일로부터 12~16일째에 일어난다는 가정을 전제로 한다. 그러므로 금욕 기간은 월경주기의 길이에 따라 결정된다. 보통 배란은 다음 생리일 시작일로부터 14일전에 이루어진다. 예를 들어, 생리주기가 28일인 여성의 경우, 이번 생리 시작일과 다음 생리 시작일의 중간정도에 배란이 이루어진다. 날짜주기법이란 이러한 여성의 생리주기를 이용하여 임신이 가능한 시기, 즉 배란기에 성관계를 피하거나 다른 피임을 하는 방법이다. 그러므로 이 방법은 생리주기가 정확한 여성에게만 가능한 방법이며, 여성의 배란 후 난자가 살아 있는 1일과 정자가 여성의 생식기내에 살아 있는 2~3일을 고려하여 배란을 전후로 한 임신 가능시기를 파악하여 금욕을 하거나 다른 피임방법을 사용하는 것이다.

방법:

임신가능성이 높은 기간을 추정하는 방법으로 지난 6개월간의 월경주기 중 가장 짧은 주기에서 18일을 뺀 날짜로부터 가장 긴 주기에서 11일을 뺀 날짜가 임신이 가능한 기간이다. 예를 들어 월경주기가 28~30일인 여성은 월경 시작의 10일째 날부터 19일까지가 임신이 될 수 있는 기간이다(아래의 예 참고). 배란은 항상 다음 월경이 시작될 예정일에서 거꾸로 계산하여 14일 전 되는 날에 시작되기 때문에, 월경주기가 규칙적인 여성의 경우에는 이 리듬조절법이 매우 효과적인 피임 방법이 될 수 있다.

- 수태기 첫날 = 최단월경주기 – 18 (예: 28–18=10)
- 수태기 끝날 = 최장월경주기 – 11 (예: 30–11=19)
- 수태기 = 월경 10일째부터 19일까지 임신이 가능하므로 금욕을 하거나 다른 피임 방법을 사용한다.

주의:

이 날짜 피임법은 여성에 따라 월경주기 일수가 다르고, 또 일정하지 않은 경우가 있으므로 배란일 계산이 용이하지 않아 완전히 안심할 수 있는 피임 방법은 아니다. 이 방법은 월경 주기가 불규칙한 여성, 최장과 최단주기의 차이가 10일 이상인 여성의 경우에는 실패할 확률이 높아 적합하지 않다.

② 기초 체온법(basal body temperature method: BBT)

기초체온법이란 배란기간 중에 체온이 약간 내려가는 현상을 알아내어 배란기간 전후 동안 금욕을 하거나 다른 피임방법을 사용하여 임신을 피하는 방법이다. 기초체온법은 배란 후 황체호르몬의 분비로 인해 기초체온이 상승하는 것을 이용하는 방법이다. 1개월 월경주기 동안의 기초체온곡선은 전반기의 저온기와 후반기의 고온기로 구분할 수 있다. 이것을 주기별로 나누어보면 다음과 같다.

가. 하강기

월경시작 1~2일 전 혹은 월경 첫 날부터 내려가기 시작하여 2~3일 경과한 후 저온기로 이행한다. 이 때 하강기는 월경의 지속일수와 관계가 없다.

나. 저온기

월경 중 또는 월경 후부터 배란 전후까지의 기간, 즉 월경주기의 전반기를 말한다. 이 시기의 난소는 난포 성숙기를 취하고 있으며 자궁내막은 증식기에 해당된다.

다. 함락기

저온기를 지나 곡선이 상승기에 들어가기 직전에 일시적으로 체온이 하강한다. 그 정도는 평균 0.3℃이다. 그러나 때로는 함락기가 없이 저온기에서 바로 상승기로 이행하는 수도 있다.

라. 상승기

함락기(또는 저온기)에서 고온기로 이행하는 시기로 평균 약 3일간이다.

기초체온법 측정방법:

- 매 월경 첫 날을 월경 주기 란의 제 1일로 하여 년, 월, 일 란에 달력의 날짜를 기입한다.
- 매일 아침, 같은 시간에 측정하는 것이 좋으며 시간이 늦어질수록 체온은 높게 된다.
- 온도계는 항상 자기 전에 수은주를 털어서 머리맡에 놓고 매일 아침잠을 깬 직후 잠자리에 누운 채로 움직이거나 말하기 전에 온도계를 혀 밑에 넣은 다음, 입을 다물고 적어도 5분 이상 기다린 후 체온을 읽어서 곧 표에 점을 찍어서 기록한다. 이 체온이 연결된 곡선을 기초체온곡선이라고 한다.
- 월경이 있는 날짜는 X표를 하며 성교를 한 날짜는 O표를 비고란에 기입하고 감기, 몸살, 불면증, 소화불량, 정신적 흥분, 긴장, 그 외 열이 나는 질환 등 체온에 영향을 끼칠 수 있는 상태인 경우에는 비고란에 △표를 하고 그 날짜를 기록한다.
- 체온을 재지 못한 날은 비워두고 다음 날부터 다시 잰다(www.menspia.co.kr).

주의:

피임을 목적으로 한다면 월경 시작일로부터 배란전기의 전 기간과 기초체온 상승 후 3일째까지 금욕하거나 차단 피임법을 병행해야 한다. 기초체온법은 매일 아침에 체온을 측정하여 그래프에 기록해야 하고 배란전의 불임기간을 미리 예측하기가 쉽지 않다(정자는 72시간 동안 살아남을 수 있으므로 배란일전에 성교를 했다 할지라도 임신할 수 있다)는 단점이 있다.

마. 고온기

월경주기 후반의 기간이며 이 기간 중 난소는 황체기, 자궁내막은 분비기에 해당한다.

③ 점액관찰법(Billings ovulation method)

배란 주기에 따라 자궁의 경부점막에 분비되는 점액의 탁도와 점도에 의하여 배란일을 측정하는 방법이다. 이 방법은 1974년 John Billings에 의하여 밝혀졌기 때문에 Billings 배란 방법이라고 한다.

방법:

월경이 끝나면 며칠 동안은 점액이 전혀 분비되지 않아 질 내부는 비교적 건조하지만 배란되기 수일 전부터 점액이 분비되기 시작한다. 자궁경관의 점액은 에스트로겐의 영향을 받아 양이 점차 많아지고 점성이 증가하여 미끈거리게 되며 그 정도가 배란 직전에 절정에 달한다. 초기에는 희고 끈끈하고 접착성이 있지만, 차차 색깔이 엷어져 배란 24시간 전에는 달걀 흰자위와 같이 투명하고 미끈거리는 점액이 나온다. 미끈거리는 점액이 처음 촉지되는 날로부터 점액이 최고조에 달한 후 3일째까지가 임신시기이다. 그리고 배란 후에는 다시 흰색으로 변하고 점액분비도 중단된다. 다시 말해 점액이 분비되는 날부터 투명한 점액이 분비되는 날 다음의 3일 정도만 성교를 피하면 피임을 할 수 있다. 점액관찰법은 주기가 규칙적이든 불규칙적이든 또는 아기에게 젖을 먹이거나 폐경에 가깝거나 특수한 경우에도 점액의 변화만 관찰하면 자신의 임신력 여부를 알 수 있다. 피임 성공률도 98.5%로서 매우 높은 편이다. 그러나 이 방법을 익숙하게 사용하기 위해서는 처음 약3주기(3개월)동안 개별지도를 받는 것이 필요하다.

주의:

여성들에게는 냉과 같은 다른 질 분비물이 나오는 경우가 있으므로 점액을 판단하는 것이 쉽지 않다. 점액관찰법을 사용하고자 하는 여성은 피임을 하기 몇 달 전부터 점액을 관찰하고 확인하여 배란일을 맞추는 연습을 하는 것이 필요하다. 자신이 생각한 배란일이 맞는지 확인하는 방법은 배란일 14일 후에 월경이 시작하는지를 보는 것이다. 반대로 임신을 원한다면 배란일 14일 후에 임신진단시약으로 임신 여부를 검사하면 된다.

(7) 불임수술(sterilization)

임신이 모체의 건강에 나쁜 영향을 미친다거나 우생학적인 이유가 있을 때 사용할 수 있는 방법이다. 그러나 현실적으로는 출산을 완료한 부부들이 영구피임을 목적으로 사용된다. 여성의 경우 난관을 잘라 묶거나 절단하는 난관불임술이 있으며, 남성의 경우에는 정관의 일부를 자르거나 묶는 정관불임술이 있다.

① 난관불임술(tubal ligations)

난관불임술은 밴드나 복강경의 출현과 함께 영구적인 피임법으로 매우 일반적으로 사용되고 있다. 난관불임술은 난관을 묶거나 절단하여 난자와 정자의 만남을 차단시키는 방법으로 정자가 나팔관에 이르지 못하여 수정이 되지 않도록 함으로써 아이를 갖지 못하게 하는 것이다. 이 방법은 영구적인 불임방법이므로 수술 전에 충분한 고려가 필요하다. 난관불임술은 99%의 효과가 있으며, 실패할 확률은 매우 작다. 난관불임술은 여성 호르몬의 농도에 영향을 주지 않고, 성욕과 성적 능력은 이전과 같으며, 생리도 수술 전과 같다. 전신마취, 입원, 수술 후 회복기간이 필요하다. 모든 난관불임술 방법은 국소 통증, 열, 경련, 메스꺼움, 구토와 같은 부작용을 일으킬 수 있다. 합병증은 100건 중 1~2경우에 일어나는 출혈, 감염, 그리고 자궁주위기관의 상해 등이 있다. 만일 심각한 건강상의 문제가 발생한다면 재수술이 요구된다. 복원 성공율은 복원수술의 방법에 따라 차이가 있는데 전기 소작법으로 여러 곳을 소작한 경우에는 복원하기 힘들다. 현재는 현미경 미세수술 방법으로 성공률이 높아졌지만 성공률은 부위에 따라 50~70%이다. 그러므로 난관불임술을 하기 전에 다음에서 제시하는 질문을 주의 깊게 생각하는 것이 필요하다.

- 내가 더 이상 자녀를 낳을 생각이 없다는 것이 확실한가? 이혼이나 남편 또는 자녀의 죽음 등으로 생활환경은 갑자기 바뀔 수도 있다.
- 불임이기 때문에 여자라는 생각이 덜 들고 성생활에 영향을 받지 않을까?
- 다른 비영구적인 피임법을 대안 책으로 생각해 보았는가?

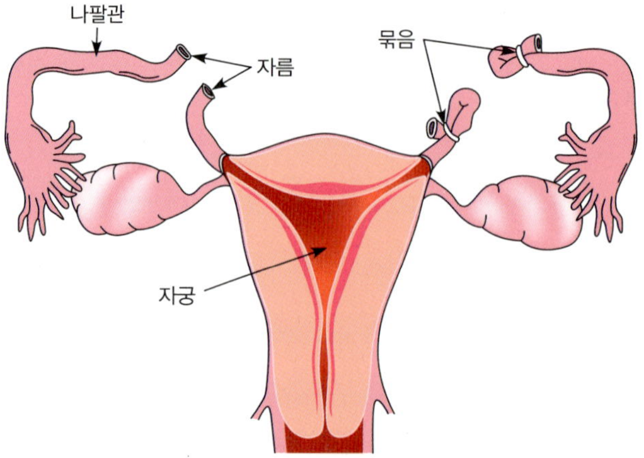

그림 9-7 난관불임술

자료: Strong and De Vault, 1996② 정관불임술(Vasectomy)

피임방법 중 정관수술도 남성이 할 수 있는 방법이며, 음낭에 미세한 절개를 하여 정관(vas deferens)을 묶거나 절단한다. 정관불임술 후 남아있는 정자를 13~16회에 걸쳐 완전히 사출한 후에야 피임효과가 나타나므로 그 사이에는 다른 피임방법을 써야 하며 2회 연속 정액검사를 하여 정자가 발견되지 않아야 한다. 그때까지 보통 1~3개월 동안은 또 다른 피임법을 사용하는 것이 좋다. 피임 성공률은 약 99%이며, 통상적으로 실패하는 경우는 무 정자 정액을 확인하기 전에 성교하기 때문에 발생한다. 정관불임술은 성교, 성적 능력, 성감, 남성호르몬 및 사정에 영향을 주지 않으며 아직까지 알려진 영구적인 부작용은 없다. 대부분의 남성은 가볍고 일시적인 불편함이나 수술 후의 부종을 경험하며, 드물게 음낭 내 감염과 출혈이 복합된 심한 부작용이 일어날 수 있다. 수태복원 성공률은 50%이며 영구 불임이므로 다음 사항을 주의 깊게 고려해야 한다.

- 불임이라는 사실이 나를 남성답지 않게 느끼게 하고 성생활에 문제를 끼칠까?
- 내가 정말로 더 이상 아이를 원하지 않는가? 생활환경은 갑자기 변할 수 있다(이혼, 자녀의 죽음).
- 비영구적인 피임법을 대안으로 생각해 본 적은 없는가?

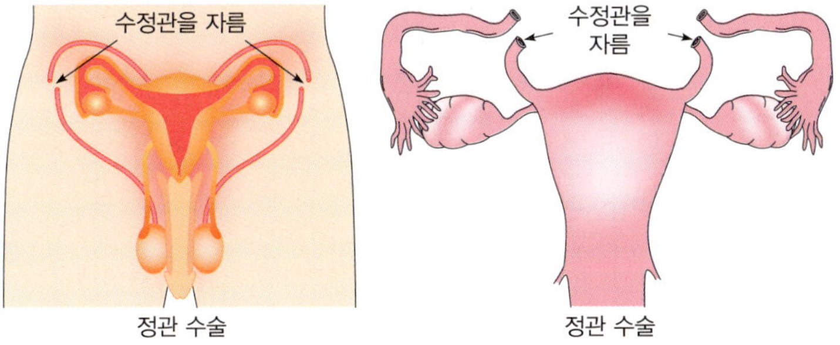

그림 9-8 정관수술

(8) 사후피임방법(postcoital birth control)

① 모닝필(morning–after pill: ECP)

산아제안의 한 형태로서 모닝필은 응급피임약(emergency contraceptive pill: ECP)이라고 한다. 성교 시 피임을 하지 못했을 경우 성교 후 72시간 이내에 의학적 처방 하에 보통의 피임약보다 훨씬 많은 농도를 포함하고 있는 에스트로겐과 프로게스테론 합성의 피임약을 복용하는 방법이다(Trussel, Stewart, Guest, & Hatcher, 1992).

배란 후 착상까지는 약 6일이 소요되므로 응급피임약은 수정란이 자궁내막에 착상되는 시점을 기준으로 하여 착상 이전의 시기에 사용해야만 임신을 예방할 수 있다. 이미 착상된 후, 즉 임신이 성립된 이후에는 별 효과가 없는 것으로 알려져 있다.

② RU–486

마이프프리스톤(Mifepristone)으로 알려진 이 약은 이미 미국에서 승인된 Misoprostol과 함께 사용하여 유산을 시킬 수 있는 약이다. 마이프프리스톤(Mifepristone)은 임신을 가능하게 하고 유지해 주는데 중요한 역할을 하는 호르몬인 프로게스테론을 형성하지 못하게 하는 약이다.

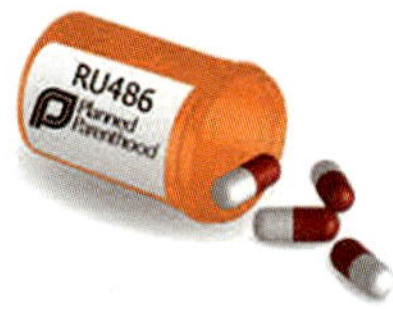

그림 9-9 RU–486

1998년에 발행된 New England Journal of Medicine과 Archives of Family Medicine 학회지의 연구에 의하면 임신한지 49일 된 임신부를 대상으로 연구한 결과 92%가 인공 유산을 한 것으로 보고되었다. 만약 약을 복용했음에도 불구하고 유산이 되지 않으면 인공임신중절 수술을 받을 수 있다. 이 연구에 참가한 95%의 여성이 다른 사람에게 이 약을 추천하고 싶다고 말했으며 이 약의 부작용으로는 자궁 경련, 출혈, 메스꺼움, 피로 등과 같이 자연유산이 일어날 때의 증상과 비슷하다. 임신부는 병원에 가서 임신한지 얼마나 됐는지를 알기 위해 초음파 검사를 하며 임신 초기인 경우에는 마이프프리스톤(Mifepristone)을 복용하고 이 약을 먹은 후 72시간 이내에 Misoprostol을 복용하며, 복용 후 6시간 후면 완전히 유산이 이루어진다. 소수이긴 하지만 어떤 여성은 유산이 되는데 일주일이 걸리기도 한다. 마이프프리스톤(Mifepristone)을 복용한 후 2주 후에 병원에 가서 유산이 완전히 이루어졌는지를 알기 위해 초음파 검사를 해야 한다.

RU–486의 역사를 살펴보면 다음과 같다(http://www.cnn.com/2000 /health/02/18/ru486).

- Mifepristone/RU–486은 1988년 프랑스에서 처음으로 승인되었으며, Roussel–Uclaf 제약회사에서 개발했음.
- 1991년 영국에서 사용을 승인했으며, 1992년에는 스웨덴에서 사용을 승인했음.
- 1994년 미국의 Population Council은 Mifepristone의 특허를 요구했음.
- 유럽에서는 50만 명이 Mifepristone을 사용하여 인공유산을 하고 있음.
- 유럽연구에 의하면 저 농도의 Mifepristone은 피임을 하지 않고 성관계를 한 후 응급처치방법으로 모닝필(Morning pill)로서 5일 안에 사용할 수 있음.

(9) 위험한 피임법(unreliable methods)

① 질외사정(coitus interruptus or withdrawal)

사정 전 성교를 중단하는 방법으로, 남성의 자제력에 달려 있고 성교 시 쾌감이 다소 저해된다고 인식되고 있어 다른 피임법에 비해 위험 부담이 높다. 성교 시 사정 전의 흥분에 의해 소량의 정자가 방출될 수도 있고 외음부에 사정한 정액이 질 내로 흘러들어 피임에 실패할 수 있다. 월경 주기법과 반드시 같이 사용해야 하며 배란 가능 기간이라고 생각되면 콘돔 등의 방법을 병행해야 한다. 피임실패율(Pearl Index; 1년간 원치 않는 임신횟수/100여성 (가장 좋은 결과 – 가장 나쁜 결과)은 40~70%이다. 충분히 주의를 하였을 때 피임 효과는 83% 정도이지만 피임방법을 얼마나 잘 지키느냐에 따라 차이가 있다.

② 질 세척(douching)

질 세척 방법은 가장 오랫동안 상용된 방법이나 효과적이지 못하다. 이 방법은 성교 후 곧바로 물을 질 내에 주입하여 세척해 내는 방법이다. 정자는 운동성이 있어 질 안쪽으로 계속 헤엄쳐 들어가기 때문에 실제적인 피임효과를 크게 기대하기는 어렵다.

③ 수유(lactation)

여성이 출산 후 모유수유를 하는 동안은 배란이 일어나지 않는다. 하지만 어떤 여성은 모유수유 중에도 배란이 일어나는 여성이 있으므로 효과적 방법이라 할 수 없다. 어떤 나라에서는 수유를 피임 방법으로 고려하는 경우가 있지만 피임 성공률은 매우 낮은 것으로 나타나고 있다.

(10) 유산(abortion)

자궁이나 자궁경부의 해부학적 문제점, 호르몬 결핍, 부적합한 혈액형, 습관성 유산 등의 원인으로 40주의 임신기간을 다 채우지 못하고 자연적으로 임신이 종료되는 것을 자연유산이라 한다. 인위적으로 임신을 중단시켜 임신을 종료하는 것을 인공유산 혹은 인공임신중절이라 한다.

우리나라에서는 인공임신중절이 합법적이지 않으나 1973년에 제정 공포된 모자보건법에 의하여 인공임신중절을 시행할 수 있는 법적 허용 기준이 마련되었다. 모자보건법 제8조와 동법 시행령의 제3조에 의하면 본인 또는 배우자가 우생학적, 유전학적 정신장애나 신체질환, 전염성질환이 있는 경우와 강간 또는 준 강간에 의하여 임신이 된 경우, 법률상 혼인할 수 없는 혈족 또는 인척간에 임신이 된 경우, 임신의 지속이 보건학적 이유로 모체의 건강을 심히 해하고 있거나 해할 우려가 있는 경우에 인공임신중절을 할 수 있다는 조건을 달고 있으므로 현실적으로 인공임신중절을 합법화하는 구실로 이용되고 있다. 우리나라에서는 인공임신중절이 마치 피임의 한 방법처럼 이는 우리나라 가족계획 정책의 시행으로 인한 부작용의 결과로 도덕적 · 윤리적 죄책감이 결여되어 있는 점이 문제라 할 수 있다.

인공임신중절은 임신 8주에서 12주 사이에는 큰 어려움 없이 할 수 있다. 월경이 예정일 보다 1~3주 늦어질 경우 가장 많이 사용되는 방법이 MR키트(월경조절기구)를 이용한 진공흡입법(extraction, aspiration)으로 자궁안의 내용물을 진공으로 모두 제거하는 방법이다.

확장소파술(dilation and curettage)도 임신 12주 이전에 실시하는 방법으로 많이 쓰이는 방법인데 이 방법은 자궁경부를 확장시키고 숟가락 모양의 금속기구인 큐렛(curette)을 써서 자궁의 내벽을 긁어내면서 태아의 신체를 조각내고 태반을 자궁벽에서 떼어내는 방법이다. 일반적으로 시술시간은 약 15분 정도이고 3시간 이내에 회복된다.

만일 임신의 초기 3개월이 지나면 태아가 너무 커져서 위의 두 방법은 적절하지 못하므로 식염수체척(saline injection) 방법을 통하여 양수의 일부를 20~25%의 식염수로 대치하여 태아를 죽인 후 조기에 유도 분만하는 방법이다. 임부는 보통 약 하루 후에 진통을 시작하여 죽어 있는 아이를 사산하게 된다.

9장 Q & A

1. Q 피임이 얼마나 중요한가요?

A 피임은 성교를 하는 처음부터 사용되어야 하며, 상대방에 대한 배려나 책임감을 갖는 것이므로 피임의 중요성을 충분히 논의해야 합니다. 피임은 원치 않는 임신과 성병을 예방할 수 있으며 피임법의 종류는 다양합니다. 가장 효과적인 것은 피임약과 콘돔입니다. 먹는 피임약을 정확하게 복용할 경우 안전하나 성병을 예방하지는 못합니다. 남성 혹은 여성용 콘돔은 성병(STDs)과 원치 않는 임신을 예방할 수 있습니다. 어떤 남성들은 콘돔을 사용하면 성감을 해칠까봐 사용하기를 꺼리지만 콘돔은 매우 얇기 때문에 성감을 거의 감소시키지 않습니다.

2. Q 피임 방법을 몰라서 임신을 한 친구가 있습니다. 10대 청소년에게 적합한 피임 방법에는 어떤 것이 있나요?

A 피임방법에는 여러 가지가 있지만 어느 방법이 이상적인가는 단정적으로 말할 수 없습니다. 성 경험, 생활 환경, 성 생활 습관, 연령, 피임 효과, 비용 등 제반 조건을 따져서 선택하는 것이 바람직합니다. 물론 10대 청소년의 경우는 성관계를 하지 않는 것이 바람직하지만 출산 경험이 없는 사람에게는 일시적인 피임방법으로 남성의 경우 콘돔, 여성의 경우 먹는 피임약을 들 수 있습니다.

3. Q 결혼한 언니가 아기에게 젖을 먹이는 동안에는 임신이 되지 않는다고 합니다. 맞는 말인가요?

A 출산 후 아기에게 젖을 먹이는 동안에는 난소의 기능이 억제되어 배란이 안 된다고 하여 오래 전부터 토속적인 피임법으로 이용되어 왔습니다. 실제로 인공수유를 하는 산모보다는 모유수유를 계속하는 산모에게서 월경이 늦게 시작됩니다. 그러나 아기에게 젖을 계속 먹인다 하더라도 출산 후 몇 개월이 지나면 난소의 기능이 회복됩니다. 따라서 배란이 시작되면 피임의 효과가 없어집니다. 또한 배란은 월경 전 14일경에 일어나기 때문에 월경이 없는 상태에서도 임신이 되는 경우가 있으므로 계속적으로 모유수유를 한다고 방심하는 것은 위험합니다.

제 **10** 장

임신과 출산

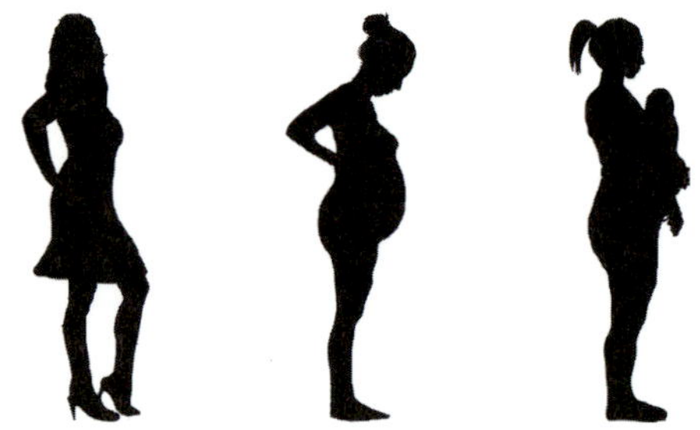

기다리던 아이의 탄생은 부모의 삶을 매우 행복하게 만든다. 그리고 여성이 출산을 하는 것은 매우 의미있고 창조적인 경험일 것이다. 또한 아이를 갖는다는 것은 자신만의 독립된 생활을 끝내고 자신의 존재가 다음세대로 연결된다는 점에서 완전한 성인으로서의 성취감도 느낄 수 있을 것이다. 하지만 아이의 탄생은 엄마 혹은 아빠가 되는 것이며 새로운 책임감을 부여받는 것으로 매우 중요한 사건이다. 그러므로 준비가 되지 않은 상태에서 아이를 갖는 것은 사회적으로 여러 가지 문제를 일으킬 수 있다. 20~30대 여성들은 출산적령기이지만 우리나라에서는 이 시기의 여성이 가장 많은 경제활동을 하고 있기 때문에 일과 육아를 양립해야 한다는 문제점이 있다.

본 장에서는 임신과 출산을 생물학적, 사회적, 심리적 관점에서 어떻게 보아야 하는지에 관하여 기술하고자 한다.

01 아이의 선택

피임의 보급이 보편화됨에 따라 아이를 갖는 것은 선택이 되었다. 만약 부부가 아이를 갖기 원한다면 어느 시기에 아이를 가질 것인지 결정해야 한다. 아이를 갖는 것이 선택이 된 오늘날에는 과거에 비해 아이를 많이 가지지 않는 경향을 보인다.

1) 아기가 없는 결혼(child-free marriage)

아이를 가지지 않는 결혼에 대한 최근의 논문을 보면 "childless"라는 용어에서 "child-free"라는 용어로 바뀌어가는 경향을 볼 수 있다. 이 용어는 사회적 가치를 반영하는 말이라고 할 수 있다. 아기가 없는 결혼을 무언가 부족하다는 개념이 아니라 아이를 낳는 것은 개인의 선택이라는 가치가 반영된 것이다. 우리나라는 아직까지 서구 유럽처럼 일부러 아이를 갖지 않는 가정이 많지는 않지만 맞벌이 부부의 경우 일과 육아를 양립하기가 어려워서 아이 낳기를 마냥 미루는 경우가 많아지고 있다.

자녀는 언제 낳을지, 몇 명 낳을 것인지에 대한 결정은 시대와 문화에 따라 달라진다. 미국의 경우 1940년대는 두 명의 아이가 이상적으로 여겨졌고 1950년대는 네 명의 아이가 적절한 것으로 생각되었다. 그러나 1960년대는 그런 경향이 바뀌어 숫자가 줄어들었다. 현재 한 가족 당 자녀의 수는 약 두 명이다. 서구사회에서는 결혼을 미루고 삼십대 중반이나 후반에 첫아이를 낳고자 하는 여성들의 비율이 늘어남에 따라 무자녀나 한 자녀를 가진 가족들이 상당히 늘어나고 있다. 미국의 경우 한 자녀도 없는 부부의 비율이 지난 이삼십 년 동안 두 배로 증가하였다. 1960년에 25세에서 34세 사이의 결혼한 여성의 약 10%가 자녀가 없었으나 오늘날에는 25%정도로 증가하였다.

무자녀의 비율이 증가하는 이유에는 여러 가지가 있을 수 있다. 많은 여성들이 직장을 다니고 싶어 한다. 직장과 가정 사이를 왔다 갔다 하며 살아가는 다른 부부를 볼 때 성공적으로 직장과 가정의 균형을 맞추는 것이 너무 어렵다는 것을 알기 때문에 사회적 지위의 향상을 위해 자녀를 가지지 않기로 결심하는 경우도 있다. 그리고 아이를 기르는데 드는 비용이 너무 많아 무자녀를 선호하기도 한다.

하지만 대부분의 경우 아이를 가지지 않는 것은 양육의 요구나 경제적 장애 때문이 아니라 부부의 삶을 우선적으로 생각하는 신중한 선택이라고 할 수 있다. 어떤 부부들은 자유의 상실과 그들이 현재 누리는 친밀한 관계를 희생시킬 것 같아 아이를 가지기 싫어할 수도 있다. 자녀를 갖지 않기로 결심한 부부들이 늘어남에 따라 오늘날에는 옛날과는 달리 자녀를 갖지 않는 것이 사회적으로 어떤 결함이라고 생각하지 않게 되었다.

하지만 사회의 가치가 많이 변했다 할지라도 아이를 낳지 않겠다고 결정하는 것은 쉬운 일이 아니다. 아이를 낳지 않겠다는 결정은 다음과 같이 네 단계를 거친다고 한다.

- 1단계: 일정한 기간을 두고 아이를 낳지 않겠다고 결정(예를 들면 부인이 학위를 마칠 때까지, 남편이 승진을 할 때까지, 집을 살 때까지 등).
- 2단계: 일정한 기간이 지나면 기간을 정하지 않고 아이를 낳지 않겠다고 결정(예를 들면 아이를 갖고 싶은 생각이 들 때까지).
- 3단계: 아이가 없다는 것에 대한 긍정적인 측면에 대하여 감사하는 것이 증가됨(예를 들면 아이를 갖지 않음으로써 부부 사이가 더 친밀해지고, 경제적으로도 여유가 있고, 좀 더 많은 여가를 가질 수 있다고 생각함).
- 4단계: 마침내 아이를 낳지 않기로 결정하여 배우자 중 한 사람이 영구 불임을 함.

2) 늦어지는 부모기(deferred parenthood)

과거에 비해 여성의 초혼 연령이 늦어지고 직업이나 경력을 위해 혼자 사는 여성이 증가하고 있다. 반드시 결혼을 하고 아기를 가져야 한다는 생각도 변화되고 있다. 또한 자신에게 맞는 배우자를 찾기 위해 좀 더 많은 시간을 가지려고 하며, 결혼한 후에도 적당한 시기에 아이를 낳고자 한다. 그리고 효과적인 피임법의 발전으로 인해 아이를 갖는 것을 계속 미루고 있는 부부가 증가하고 있다. 그들이 원하는 시기, 특히 자신이 원하는 경력을 성취한 후에 아이를 갖는 부모가 그렇지 않은 부모에 비해 만족도가 높은 것으로 조사되고 있다. 나이가 든 후에 아이를 갖게 되면 부모가 좀 더 성숙된 후이므로 부모가 자녀로 인해 겪는 스트레스를 보다 잘 조절하며 자녀가 그들의 삶에 생동력과 에너지를 주는 것으로 나타났다.

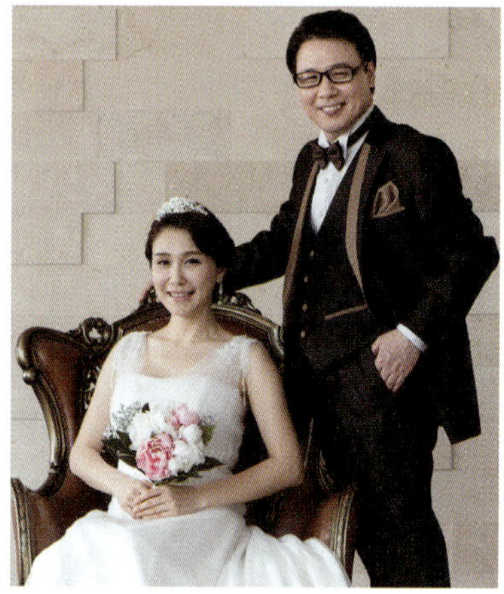

이처럼 자녀를 언제 낳을 것인지 결정하는 것은 매우 중요하다. 일단 자녀를 낳기로 결정하게 되면 이론적으로 생각하는 것이 아니라 현실에 직면하게 된다. 아이를 누가 돌볼 것인가? 아이에게 적절한 교육을 어떻게 선택할 것인가? 아이가 어떤 종류의 친구를 사귈 것인가? 등의 여러 가지 고민을 하게 되므로 여러 문제에 부딪치게 된다.

02 임신과 출산

임신(pregnancy)은 난자와 정자의 수정 및 착상으로 자궁 내에 성장 중인 태아가 있는 상태를 말한다.

1) 성 세포의 이동

일반적으로 정자와 난자가 결합하여 수정란이 되기 위해서는 먼저 난자(2차 난모세포)는 배란 · 방출되어 난관으로 들어가야 한다. 또한 성 관계를 통해 정자가 들어있는 정액은 자궁경부 근처의 질에 축적되고, 정자는 다시 난자에 도달하기 위해 위쪽으로 움직여 자궁과 난관을 통과해야 한다. 이 운동은 정자가 꼬리를 흔드는 편모운동과 정액에 있는 프로스타글란딘에 의해 촉진되는 자궁 및 난관벽 안에서의 근육수축운동에 의해 도움을 받아 난관에 도달하게 된다.

정자는 여성의 생식기 안에서 72시간까지 살 수 있는 반면에 난자는 배란 후 겨우 12~24시간 정도만 살 수 있기 때문에 수정이 이루어지려면 성관계가 적어도 배란 전 72시간에서 배란 후 24시간 이내에 이루어져야 한다. 정자는 성관계 후 한 시간 정도면 난관의 윗 부분에 도달한다.

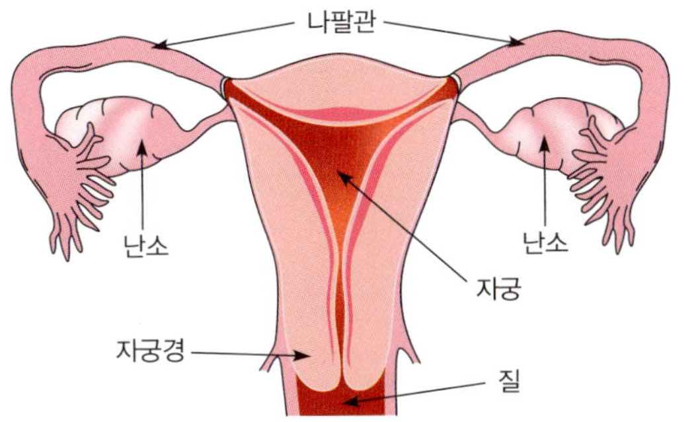

그림 10-1 정자의 통로

2) 수정

정자와 난자의 수정(fertilization)은 일반적으로 난관의 팽대부에서 일어나는데, 먼저 정자가 난자에 도착하면 방사관(corona radiata)을 뚫고 난포세포들을 침투하여 난자를 싸고 있는 투명층에 붙는다. 투명층(zona pellucida)에 붙은 정자는 첨단체에서 투명층에 침투하도록 돕는 트립신과 같은 단백질 분해효소를 분비한다. 이로 인하여 난자의 막이 뚫리고 정자의 머리가 들어가게 되면, 정자의 원형질막과 난자의 원형질막이 합쳐지게 된다. 동시에 난자의 막은 다른 정자가 침투하지 못하게 한다. 난자막과 정자막의 결합은 또한 난자막 바로 아래에서 발생하는 리소좀과 같은 과립을 자극한다. 이 과립들은 투명층이 딱딱해지게 하는 효소를 분비하는데, 이것은 다른 정자들이 난자에 접촉하는 기회를 감소시키고 새롭게 형성된 수정란 주위에 보호막을 형성한다.

정자는 난자와 결합한 후에 난자의 세포막을 통과하여 세포질 속으로 들어간다. 이 과정 중에 정자는 꼬리가 없어지고 머리는 핵을 형성하기 위해 부풀어 오른다. 수정된 난자는 다시 분열하여 난자세포와 2차 극체가 되는데, 2차 극체는 퇴화된다. 다음에 난자의 핵과 정자의 핵은 수정란의 중앙에서 결합하며, 그들의 핵막은 사라지고 염색체는 결합한다. 이렇게 하여 수정이 완성된다. 정자와 난자가 각각 23개의 염색체를 공급하기 때문에 수정란은 46개의 염색체를 갖게 되

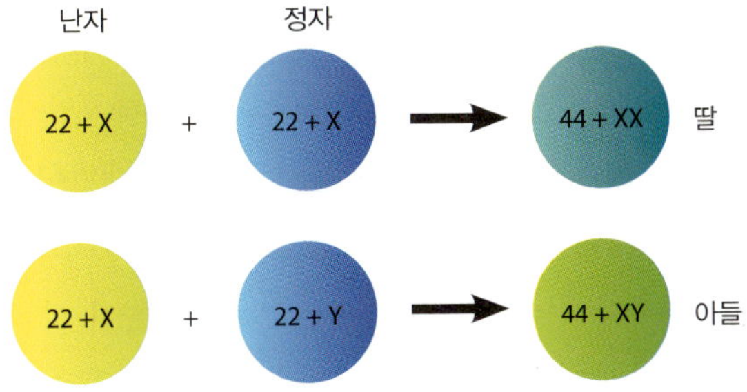

그림 10-2 수정

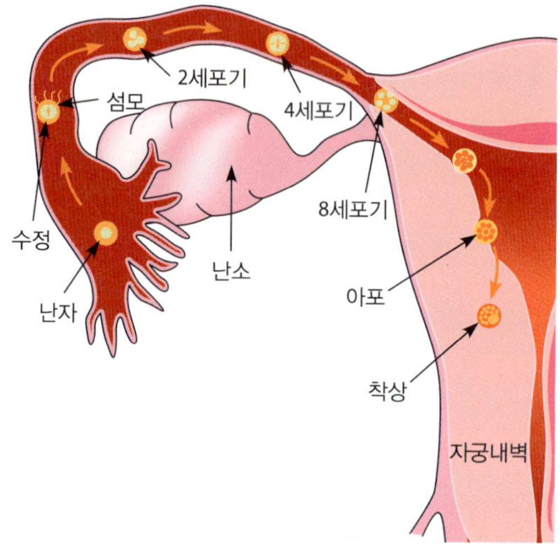

그림 10-3 수정란의 이동

는데, 흔히 접합자(zygote)라고 불리는 이 세포는 아이의 몸을 구성하는 첫 번째 세포이다.

3) 초기배자의 발생

수정된 지 약 30시간 정도가 되면 수정란은 2개의 난할구(blastomeres)를 만들면서 유사분열을 한다. 이 세포들은 다시 4개, 8개, 16개의 순으로 계속적으로 나누어지며 일종의 세포 덩어리를 형성한다. 이렇게 계속적인 분할로 생겨난 각각의 낭은 결국 갈수록 더 작아지는데, 이와 같은 발육단계를 분할(cleavage)이라고 한다.

이러한 작은 세포 덩어리는 난관을 통해서 자궁 강으로 옮겨지는데, 이 운동은 난관 상피세포의 섬모운동과 난관 평활근의 약한 연동수축운동에 의해 이루어진다. 또한 난관 상피세포로부터의 분비물은 발육 중에 있는 수정란에 영양소를 제공하는 것으로 알려지고 있다.

자궁의 이동기간은 3일 정도가 걸리는데, 이때쯤 수정란은 약 16개의 세포로 나뉘어져 뽕나무 오디처럼 보이기 때문에 오디배 혹은 상실배(morula)라고 부른다. 이 상실배는 약 3일간 자궁 강 내에 있으면서 더 분화되어 포배낭(blastocyst)을 이루고 자궁내막에 착상한다. 시간이 경과함에 따라 포배낭의 세포들은 크게 두 집단으로 구분되는데, 장차 배자가 형성되어 태아의 몸과 양막 및 난황낭과 같은 태아막이 되는 내세포괴(inner cell mass)와 태반이 형성될 표층부의 영양막(trophoblast)으로 나누어진다.

태반(placenta)은 배자의 외부세포들과 모체의 자궁내막 세포들이 서로 결합하여 형성된 혈관이 매우 발달한 조직으로 이는 배아를 자궁벽에 붙이고 배아의 혈액과 모체의 혈액 사이에서 영양분, 가스 및 노폐물의 교환 장소가 되며, 각종 호르몬을 분비한다.

때때로 발육 중에 있는 수정란이 난관, 난소, 자궁 경부 혹은 복강 내에 있는 기관과 같은 자궁 밖의 조직에 착상되기도 하는데, 이런 상태를 자궁 외 임신(ectopic pregnancy)이라고 한다. 자궁 외 임신은 난관에서 가장 많이 일어나며, 이를 난관임신(tubal pregnancy)이라고 하는데, 이때는 배아가 커짐에 따라 난관이 파열되고 심한 고통과 함께 질에서 많은 출혈이 수반된다. 처치는 외과적으로 배아를 신속하게 제거하고, 손상된 난관을 치료하거나 제거해야 한다. 동시에 둘 이상의 태아를 임신한 경우를 다태 임신이라 하며, 태아의 수에 따라 쌍태, 삼태, 사태 등으로 부른다. 또 발생한 난자의 수에 따라 일란성 또는 이란성으로 구별한다. 일란성 쌍태는 하나의 수정된 난자가 둘로 분할되어 생기는 경우이며, 이란성 쌍태는 두 개의 난자가 각각 수정되어 생기는 것을 말한다. 쌍태의 빈도는 대략 1%이다.

4) 임신 중 호르몬의 변화

정상적인 월경주기 중에 황체(corpus luteum)는 배란 후 약 2주 내에 퇴화된다. 그 결과 에스트로겐과 프로게스테론의 농도가 급속히 떨어지며, 자궁내막은 더 이상 유지되지 않고 월경으로 떨어져 나간다. 이렇게 되면 착상된 배자는 자연유산이 될 수밖에 없는데, 이를 막아주는 기전은 인간융모성선자극호르몬(human chorionic gonadotropin: HCG)이라는 호르몬과 관계가 있다.

이 호르몬은 발육 중에 있는 배자를 둘러싸고 있으며, 나중에 태반형성과 관계가 있는 영양막(trophoblast) 세포층에 의해 분비된다. 인간융모성선자극호르몬(HCG)은 황체형성호르몬(LH)과 비슷한 성질 즉, 황체를 유지시키고 에스트로겐과 프로게스테론을 계속 분비하도록 하기 때문에 자궁벽은 지속적으로 발달할 수 있게 된다. 동시에 뇌하수체 전엽에서 난포자극호르몬(FSH)과 황체형성호르몬(LH)의 분비가 억제되어 새로운 월경주기가 진행될 수 없게 된다. 인간융모성선자극호르몬(HCG)의 분비는 임신 약 2개월 동안은 높은 수준으로 계속되다가 4개월 말경에는 비교적 낮은 수준으로 분비된다. 황체는 임신 기간동안 유지되기는 하지만 호르몬의 원천으로서의 기능은 임신 3개월 이후에는 덜 중요해진다. 이는 태반이 그 무렵이면 충분히 발달되어 충분한 양의 에스트로겐과 프로게스테론을 분비하기 때문이다. 인간융모성선자극호르몬(HCG)은 소변으로 배설되기 때문에 소변검사로 임신 여부를 알 수 있으며, 이러한 임신 테스트는 수정 후 8~10일 정도에 결과를 알 수 있다.

잔여 임신기간 중에는 태반에서 분비되는 에스트로겐과 프로게스테론이 자궁벽을 유지하는데, 특히 태반에서 분비되는 고농도의 에스트로겐은 임산부의 질과 같은 외부 생식기관들을 발달시킨다. 또한 태반은 락토겐(lactogen)이라고 하는 호르몬을 분비하는데, 이 호르몬은 유방의 발육을 촉진하여 유즙 분비를 준비하는 것으로 알려지고 있다. 태반의 프로게스테론과 황체에서 나오는 리액신(relaxin)이라고 하는 폴리펩티드 호르몬은 출산과정이 시작되기까지 평활근의 수축을 억제한다. 또한 리액신(relaxin)은 치골결합인대와 천장관절들을 함께 이어주는 인대가 이완되도록 한다. 보통 임신 마지막 주에 일어나는 이런 작용은 관절들의 운동범위를 크게 하여 산도를 통한 태아의 출산을 도와주는 역할을 한다.

임신진단

① 소변임신반응검사

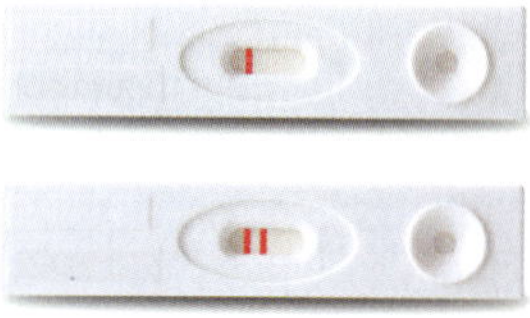

정상적으로 생리를 하는 가임여성의 경우 월경이 예정일보다 1~2주 지나도 시작하지 않을 경우 임신을 의심할 수 있다. 이때 가장 손쉽게 임신을 알아볼 수 있는 방법이 소변검사이다. 임신이 되면 산모의 혈액 내 인간융모성선자극호르몬(HCG)은 소변으로 배설되기 때문에 소변검사로 임신 여부를 알 수 있다. 최근 시중에 자가진단용 소변임신진단시약이 나와 있어 혼자서 쉽게 임신을 진단할 수 있고 이러한 임신 테스트는 수정 후 8~10일 정도에 결과를 알 수 있다. 그러나 정확하게 자궁내의 정상임신을 가리기 위해서는 초음파 검사가 필요하다.

② 초음파검사

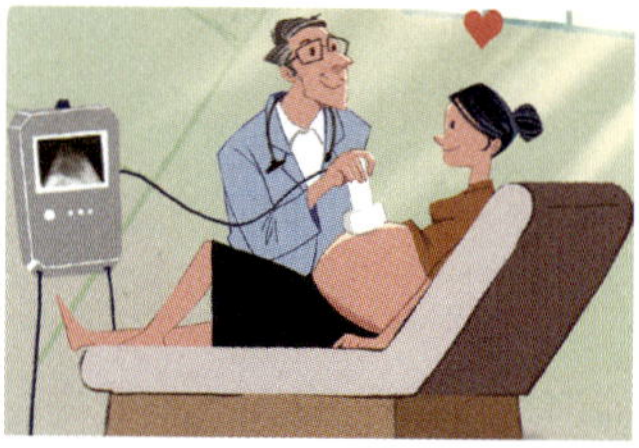

초음파 검사는 임신 5~6주경 자궁 내에 태낭 또는 태아를 볼 수 있다. 태아의 심박동을 확인함으로서 태아가 건강한지 알 수 있으며 태아의 두둔 길이로 임신연령을 정확히 측정할 수 있다.

임신의 징후

- 자궁 크기의 변화: 임신 중 자궁은 부드러워지며 점점 커져서 임신 12주에는 어른 주먹 정도의 크기가 하복부의 치골결합상부에서 만져진다. 임신 5개월이 되면 대개 배꼽 부위까지 커져서 겉으로 드러난다.
- 유방의 변화
- 피부 색소 침착 및 임신선
- 입덧: 임신 4주 내지 8주부터 오심 및 구토가 생기고 임신 16주까지 계속되는 경우가 많으나 개인적인 차이가 많다. 원인은 아직까지 분명하지 않지만 임신으로 인한 호르몬 변화, 정신적인 요인 등으로 추정하고 있다.
- 피로감: 임신 초기에는 쉽게 피로를 느끼게 되며 임신 20주가 되면 대부분 없어진다.

5) 태아의 발육

임신은 보통 마지막 월경주기의 첫날부터 계산하여 40주(280일, 평균 10번의 월경주기) 혹은 양력으로 약 9개월(음력으로 10개월)이 소요되며 출산(parturition)이라는 일련의 과정으로 끝이 난다. 간단히 분만 예정일을 계산하는 방법인 "Naegele 법"에 의하면 최종 월경일 9를 더하거나 3을 빼주고, 최종 월경 시작일에 7을 더해준다.

- 분만예정일의 월(月) = 최종 월경한 월 + 9 혹은 − 3
- 분만예정일의 일(日) = 최종 월경한 첫 날 + 7

① 배아(embryo)

마지막 월경 시작일 5주 후부터 10주 이전까지를 말한다.

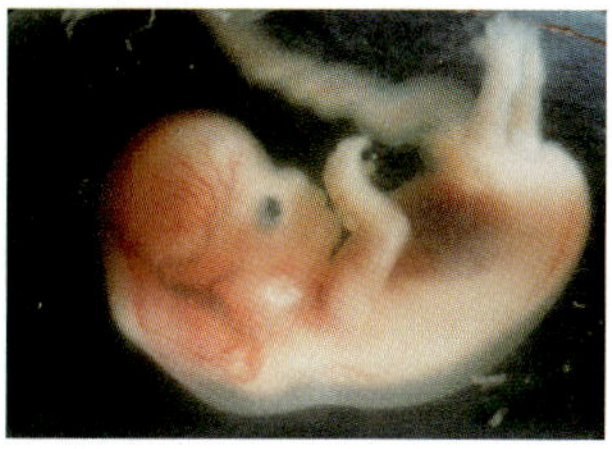

- 마지막 월경 시작일 5주 후부터 10주 이전까지
- 6주 − 태아 길이: 4~5mm
- 8주 − 태아 길이: 22~24mm

② 태아(fetus)

마지막 월경 시작일로부터 10주 이후를 말한다.

- 임신 10주: 태아의 길이 4cm
- 임신 3개월: 임신 12주에 태아의 두둔길이는 6~7cm, 자궁은 주먹 크기로 커져서 하복부에서 만져질 수 있다. 이때 손가락과 발가락의 구별이 가능해지고 손톱과 발톱이 형성되면서 산발적인 모발의 흔적이 나타난다.
- 임신 4개월: 임신 16주 말이 되면 태아의 두둔길이는 12cm, 무게는 약 100mg 정도 된다.
- 임신 5개월: 20주가 되면 태아의 두둔길이는 16cm, 체중 300mg 정도 되며 솜털 같은 체모가 온몸을 덮으며 모발을 인지할 수 있다. 이때 자궁은 산모의 배꼽까지 올라와 있고, 산모는 태동을 느낄 수 있다.
- 임신 6개월: 임신 24주 말에는 태아의 두둔길이는 21cm, 체중은 630mg 정도이고, 피부는 특징적인 주름이 잡혀지고, 태아의 머리는 제법 큰 편이며 눈썹과 속눈썹을 알아볼 수 있다.
- 임신 7개월: 임신 28주 말이 되면 두둔길이는 약 25cm, 체중은 1,100mg 정도가 된다. 얇은 피부는 붉은 색깔을 나타내고 태지로 덮이게 된다.
- 임신 8개월: 임신 32주에 태아의 두둔길이 28cm, 체중 1,800mg 정도가 된다. 피부 표면은 아직 붉은 빛을 띠고 주름은 져있다. 이 시기에 태어난 아이는 적절한 조치만 취하면 생존할 수 있다.
- 임신 9개월: 임신 36주에 태아의 두둔길이는 32cm, 체중은 2,500mg 정도 된다. 피하지방

조직이 축적되어 있어 태아는 좀 더 살이 찌고 그 전에 얼굴에 나타났던 주름도 소실된다.

• 임신 10개월: 임신 40주가 되면 태아의 두둔길이 약 36cm, 체중은 3,400mg 정도가 되며, 이때 태아는 완전히 발육한 상태이며 신생아의 특징적인 모습을 갖춘다.

6) 출산(childbirth)

출산이 시작되는 메커니즘은 잘 알려지지 않았지만, 다양한 인자들이 관련되어 있다. 예를 들어 프로게스테론은 임신 중에 자궁의 수축작용을 억제하며, 또한 자궁수축작용을 촉진하는 프로스타글란딘(prostaglandin)의 합성을 억제하는 것으로 알려지고 있는데, 임신 후반기에 이르면 이러한 프로게스테론의 농도가 감소한다. 따라서 출산은 프로게스테론의 농도 변화로부터 시작된다고 할 수 있다.

임신 후반에 자궁과 질 조직의 확장은 시상하부에 신경충동을 일으켜 강력한 자궁수축촉진제인 옥시토신(oxytocin)을 분비하도록 뇌하수체후엽에 신호를 보낸다. 이 작용은 임신 말기에는 프로게스테론의 분비가 감소하여 자궁 수축작용을 억제하지 못하므로 분만 시에 더욱 강력한 효과를 나타낸다.

분만(labor)은 근육수축이 산도를 통하여 태아를 밀어내는 과정을 말하는데, 일단 분만이 시작되면 자궁의 맨 위에서 시작하여 그 길이를 타고 내려오는 수축작용은 자궁 내용물들을 자궁 경부쪽으로 밀고 간다. 태아는 보통 머리가 아래쪽으로 위치해 있으므로 분만수축작용은 머리를 자궁 경부쪽으로 가게 한다. 이 작용은 자궁경부를 확장시키는데, 이는 분만 수축작용을 더 강력하게 촉진하는 반사작용을 이끌어내는 것으로 생각된다. 따라서 최대의 효과가 이루어질 때까지 자궁수축은 더욱 강력한 자궁수축을 유발한다. 이와 동시에 반사적으로 자궁경부의 확장은 뇌하수체후엽으로부터 옥시토신(oxytocin)의 분비를 촉진한다. 분만이 계속됨에 따라 복벽근육은 수축될 수 있도록 자극을 받는데, 이는 태아가 자궁경부와 질을 통해 밖으로 나가는 것을 도와준다.

태아의 출생에 이어 자궁 내에 남아 있던 태반은 자궁벽에서 분리되어 자궁 수축작용에 의해 산도를 통해 나오는데, 이를 후산(afterbirth)이라고 한다. 이때는 심한 출혈이 뒤따르는데, 이는 그 과정 중에 혈관조직이 손상을 입기 때문이다. 그렇지만 혈액의 손실은 보통 혈관을 압박하는 자궁의 수축작용이 계속 됨으로 인해서 최소화되는데, 이 수축작용은 옥시토신(oxytocin)의 작용으로 촉진된다.

분만 후 약 6주간은 산욕기로 아기의 출산을 위해 준비되었던 엄마의 모든 부위가 정상으로 돌아오는 시기이다. 분만 후 자궁은 자궁근세포의 크기가 현저히 감소하면서 점점 줄어들어 분만 직후 약 1,000mg이던 것이 일주일 후에는 약 500mg, 2주 후에는 약 300mg, 그 후에는 100mg 이하로 된다.

■ 제왕절개술

제왕절개술은 복벽과 자궁벽을 절개하여 태아를 분만하는 것이다. 제왕절개술의 적응증은 일반적으로 분만이 더 지연되면 태아나 산모에게 심각한 손상을 주거나 질식분만이 안전하게 진행될 것 같지 않은 경우이다. 난산이 의심될 때, 태아의 심박동수의 감소로 태아상태가 위험할 때, 태아의 위치가 분만에 적합하지 않을 때, 과거에 제왕절개술을 하였던 경우, 전치태반이나 태반조기박리 등 여러 경우가 해당되며, 특히 최근에는 의료분쟁에 대한 관심의 증가로 과거보다 제왕절개술의 빈도가 높아졌다.

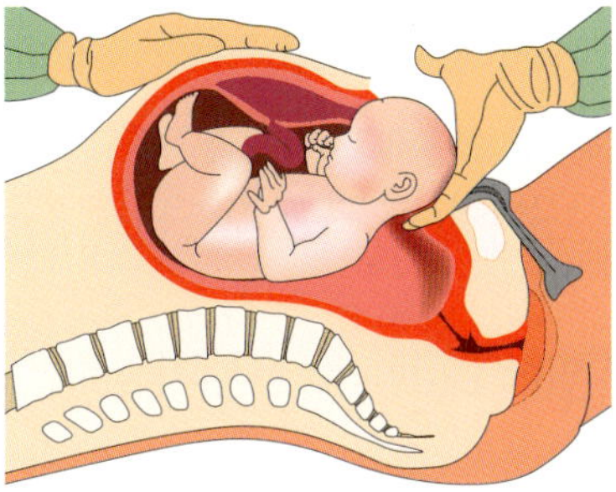

7) 유선

유선(mammary glands)은 임신 후 유즙을 분비하도록 특정화된 여성 생식기계의 부속기관이다. 이러한 유선은 유방(breasts)이라고 하는 반구상으로 나온 흉곽 전방의 피하조직 안에 있다. 유방은 대흉근 위에 걸쳐 있고, 제 2늑골~제 6늑골 사이 및 흉골에서 겨드랑이 사이에 있으며, 유두는 각 유방의 꼭대기 근처에 유륜(areola)이라고 하는 색소를 함유한 피부에 둘러싸여 있다.

(1) 유방의 발육

임신 중에 태반의 에스트로겐과 프로게스테론은 유선의 성장을 더욱 자극한다. 에스트로겐은 유선관의 체계가 자라고 가지를 뻗게 하며 주위에 많은 양의 지방분이 축적되게 한다. 반면에 프로게스테론은 유선관의 끝부분에 있는 유선의 성장을 자극한다. 또한 이러한 변화들은 태반 락토겐에 의해 촉진된다. 유방은 호르몬의 작용으로 인해 임신 중에 2배정도 커지며, 동시에 유방의 지방조직은 선 조직으로 대폭 대체된다. 임신 5주가 되면 뇌하수체 전엽에서 많은 양의 프로락틴(prolactin)을 분비하여 높은 혈중농도가 임신기간 중 계속된다. 그러나 태반의 프로게스테론은 유즙의 생산을 억제하고, 태반의 락토겐은 프로락틴(prolactin)의 작용을 방해하기 때문에 유즙을 분비할 수 있게 유선은 성장하지만 유즙을 분비하지는 않는다.

(2) 유즙의 생산과 분비

출산 및 후산 이후 태반 호르몬의 혈중농도가 급격히 감소함에 따라 프로락틴(prolactin)의 작용이 활성화되면서 유선의 유즙 분비를 자극한다. 그러나 이러한 호르몬의 영향은 출생 후 2~3일까지는 일어나지 않고, 대신 유선은 그동안 초유(colostrum)라고 하는 액체를 매일 2~3ml 가량 분비한다. 초유는 유즙에 들어있는 약간의 영양소를 가지고 있지만 지방은 없다.

프로락틴(prolactin)의 영향으로 생성된 유즙은 유선관을 통하여 바로 나오지는 못하고 유선을 싸고 있는 근상피세포의 수축에 의해 유즙이 나온다. 이 세포의 수축으로 유즙이 나오는 것은 반사작용에 의한 것인데, 이 반사작용은 유방을 빨거나 유두나 유륜이 기계적으로 자극을 받았을 때 일어난다. 이때 유방내의 감각신경에서 수용된 자극은 시상하부로 올라가 뇌하수체 전엽으로 하여금 옥시토신(oxytocin)을 분비하도록 한다. 옥시토신(oxytocin)은 혈액을 통하여 유방에 도착하고 근상피세포가 수축하도록 자극하며, 그 결과 30초 내에 젖을 빠는 아이의 입으로 유즙이 들어간다.

유두의 기계적인 자극에 의해 일어나는 감각충동은 시상하부가 프로락틴(prolactin)을 계속 분비하도록 자극하며, 이로 인하여 프로락틴(prolactin)은 유즙이 유방에서 나오는 시간동안 계속 분비된다. 그러나 유즙이 규칙적으로 나오지 않을 때는 시상하부는 1주일 내에 프로락틴(prolactin)의 분비를 억제하고 유선은 유즙을 생산하는 능력을 잃게 된다.

수유를 하지 않으면 월경은 분만 후 6~8주 내에 월경주기가 다시 일어난다. 수유를 하는 얼마동안은 월경 주기가 생기지 않는다. 반면에 수유 후 여러 달이 지난 후에는 난포자극호르몬(FSH)이 정상적으로 분비되어 최저 2개월에서 최고 18개월 내에 월경주기가 다시 나타난다.

(3) 모유수유(Breast-feeding)

분만 후 2일째부터 약 5일간 초유가 분비되며 그 후 성숙된 유즙으로 전환된다. 특별한 사정이 없는 한 모유수유를 권하는데 그 이유는 다음과 같다. 첫째는 모유는 인공유에서 찾을 수 없는 각종 면역물질이 들어 있으며 특히 신생아에게 중요한 감염방어물질이 다량 포함되어 있다. 둘째는 모유를 먹임으로써 생리적으로 산모의 자궁수축이 촉진되어 산후 출혈을 줄여 준다. 그러나 이보다 더 중요한 이유는 아이가 젖을 먹는 동안 태내에서 듣던 엄마의 심박동(혈류음)을 듣기 때문에 정서적으로 안정을 줄 수 있다는 점이다.

03 임신 중 관리

1) 정기 진찰

임신 7개월 말까지는 4주마다 한 번씩, 임신 8개월과 9개월에는 2주마다 한 번씩, 임신 10개월에는 매주 한 번씩 규칙적으로 정기 진찰을 받아야 한다.

2) 임신 중 체중 증가

임신기간 중 평균 11~13 kg의 체중이 증가하는데, 임신 첫 3개월간에 1kg, 중간 3개월과 마지막 3개월에 각각 5 kg씩 증가한다. 대부분 자궁과 그 내용물, 유방, 혈액 및 세포 외액의 증가로 체중이 증가하며, 일부 대사변화의 결과로 모체에 저장되는 세포 내액의 증가와 새로운 지방과 단백질의 축적에 의해서도 체중이 증가한다.

3) 영양 섭취

임신 중에도 평소와 같이 균형 잡힌 식사를 골고루 먹는다면 따로 영양제 등을 복용할 필요는 없다. 임신 중에는 비 임신시의 열량보다 1일 300 kcal가 더 요구되며, 수유 시에는 1일 200~300 kcal가 더 필요하다.

임신 중에는 철분의 소요가 크게 증가하므로 1일 30~60 mg의 철분을 임신 5개월 초부터 분만 후 1개월까지 섭취하여야 한다. 임신 4개월까지는 철분의 소요가 적어 별도로 복용할 필요는 없으며 오히려 임신구토가 심하게 될 수 있다.

4) 흡연

임신 중 흡연하면 신생아의 체중이 줄며, 주산기 사망률이 증가하는 등 태아에게 아주 해로우므로 절대로 금연하여야 한다.

5) 음주

태아의 성장 장애를 일으켜 심장 및 순환기, 사지, 두부, 안면의 기형이 발생하고, 성장하면 운동 기능이 저해되고 발음이 부정확하다. 약 반수에서 IQ가 80이하로 떨어지고 주산기 사망률이 증가된다.

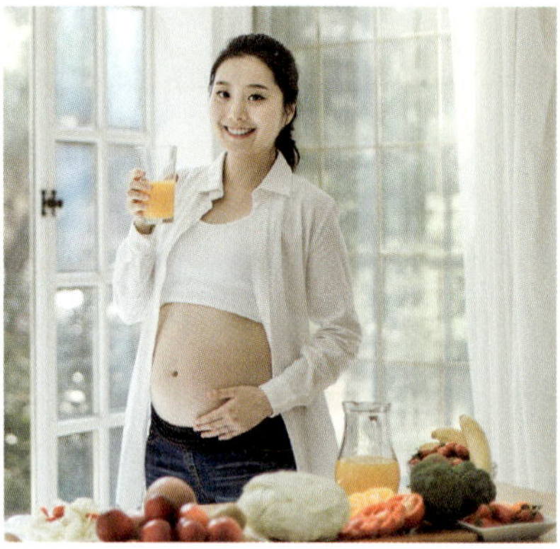

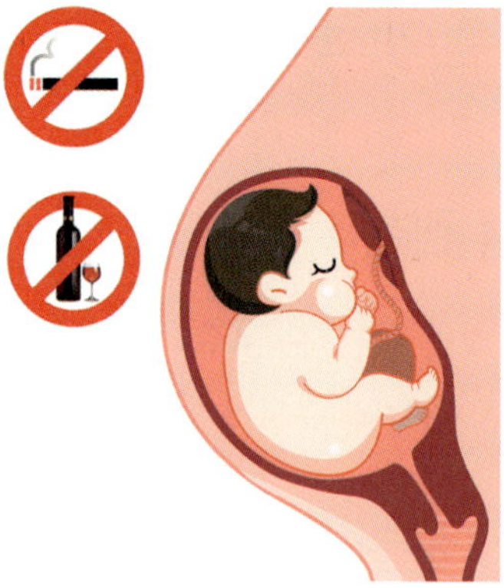

10장 Q & A

1. **Q** 임신은 반드시 남성의 성기를 여성의 질 속에 삽입하여 사정하는 성교를 통해서만 가능한가요?

A 일반적으로 말하면 그렇습니다. 그러나 질 부위에 사정된 정액 중의 정자들이 질구를 통과하여 자궁으로까지 헤엄쳐 올라갈 수 있기 때문에 남성의 정액이 여성의 팬티에 묻어 있을 경우에도 임신이 될 수 있습니다. 또한 남성이 질외사정을 할 경우에도 여성이 임신할 가능성이 있습니다. 남성이 성적으로 흥분하여 음경이 발기하게 되면 음경 끝에서 소량의 정액이 흘러나오게 되는데, 이 정액은 정자를 갖고 있기 때문입니다. 그러나 입맞춤이나 자위행위, 수영, 포옹 등을 통해서는 임신되지 않습니다.

2. **Q** 단 한 번 성관계를 가지고서도 임신이 되나요?

A 단 한 번의 성관계가 여성의 배란기에 이루어진다면 임신이 될 수 있습니다. 많은 청소년들이 처음으로 성관계를 가진 여성은 임신이 될 수 없다고 생각합니다. 이것은 잘못된 생각입니다. 일단 여성이 배란을 하기 시작하여 한 달에 한 번씩 성숙한 난자를 생산한다면 단 한 번의 성관계를 통해서도 충분히 임신할 수 있습니다. 그 이유는 남자의 정자가 여성의 생식기관내에 머무르면서 살 수 있는 기간은 사람에 따라 다르기는 하나 평균 3일정도입니다. 또 배란된 난자의 수정 능력은 대략 24시간 정도로 보고 있습니다. 따라서 수정 능력이 있는 정자가 난관에서 기다리는 기간에 배란이 된다면 임신이 가능합니다.

제 11 장

성 병

1. 클라미디아
2. 박테리아에 의한 성병(임질, 매독)
3. 질염
4. 바이러스성 성병(성기 사마귀, 음부포진, 간염, HIV/AIDS)

성병은 개인의 문제뿐만 아니라 사회적 문제이기도 하다. 성병에 대하여 개인적으로 치러야 하는 대가는 심각한 물리적 · 정신적 고통, 질병 및 심지어는 죽음까지도 초래할 수 있다. 성병 중 임질, 매독, 클라미디아는 엄마와 아이의 생식기관과 관련된 질병으로 사망의 3분의 1을 차지한다(Strong & DeVault, 1996). 성병은 STD(sexually transmissible disease: STD) 혹은 VD(veneral disease)라고 불리나 현재는 VD보다는 STD로 더 많이 사용된다. VD는 성 접촉으로 인한 질병, 예를 들면 매독이나 임질을 나타내는 용어의 의미가 내포되어 있으나 STD는 직접적 성 접촉으로 인한 감염뿐만 아니라 직접적인 성 접촉 이외의 방법으로도 성감염이 이루어 질 수 있다는 의미를 내포하고 있다. 예를 들면 HIV 혹은 간염(hepatitis B)과 같은 질병도 포함하는 좀 더 포괄적인 용어라 할 수 있다. STD는 또한 사회병(social disease)으로 언급되기도 한다.

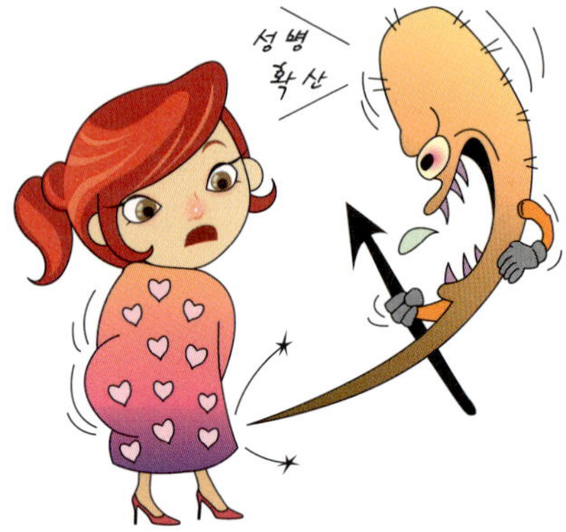

본 장에서는 성병의 유형에 따라 전파양식, 증상, 치료, 예방에 관해서 논의하고자 한다. 성병은 크게 클라미디아(chlamydia), 박테리아에 의한 성병(임질, 매독), 질염 및 바이러스성 성병(성기 사마귀, 허피스, 간염, HIV/AIDS)으로 구분하여 설명하고자 한다. 성병은 자연치유 되는 경우가 없고 전염성이 강하기 때문에 치료를 받아야 한다.

01 클라미디아

클라미디아(chlamydia)는 클라미디아 트라코마티스(chlamydia trachomatis)로 불리며 박테리아와 바이러스 둘 다에 의해서 감염된다(Addiss, Vaughn, Hillis Ludka, Amsterdam, and Dais, 1994; Hatcher et al., 1994). 클라미디아는 가장 흔한 성병중의 하나로서 성인은 물론 신생아와 어린이에게도 감염될 수 있다. 여성의 생식기 감염 시 난관 손상 및 폐쇄를 일으킴으로써 불임과 자궁외임신의 원인이 될 뿐 아니라 임신부의 감염 시에는 임신 경과 및 예후, 태아상태 등에 영향을 미칠 수 있다. 클라미디아는 인간에게만 감염되며, 성적 접촉이나 감염부위의 점막에 직접 노출됨으로써 감염이 된다.

감염자의 약 80%는 무증상이거나 미약한 증상만을 나타내므로 감염과 그 후유증의 처지에 어려움이 많으며, 남성의 경우 비 임균성 요도염의 40% 정도를 차지하고 약간의 요도 분비물이나 배뇨 곤란 등이 동반된다. 여성은 복통, 출혈, 미열 등의 증상이 있다. 한국인의 경우 산부인과 방문 환자의 약 15%가 이 병에 이환된 것으로 알려져 있다.

클라미디아 감염의 위험 군으로는 25세 이하의 젊은 사람, 결혼하지 않은 여성, 저소득층, 경구용 피임제를 사용하는 사람, 다수의 성교 상대자를 가진 사람, 임질에 이환된 여성 등으로 알려져 있다. 요도염의 50%는 클라미디아와 관련이 있으며, 일부 환자에게서는 바르톨린선염(bartholinitis), 산후 자궁내막염을 일으키고 수직감염을 통해 신생아에게 결막염 및 폐렴을 일으킬 수 있다.

치료방법으로 1~2주 정도의 항생제 치료 후 3~4주 후에 다시 검사를 받아야 하며, 모든 성 상대자에 대한 검사와 치료가 시행되어야 한다. 항생제 요법의 실패율은 약 5%이며 재발률은 20~40%인데 임균과 동시에 감염되었거나 젊은 사람의 경우 재발이 잘 된다. 치료를 하지 않고 내버려 두었을 경우 골반염증성질환(Pelvic Inflammatory Disease: PID) 및 불임을 초래할 수 있다. 골반염증성질환의 30~50%가 클라미디아와 관련이 있으며, 대부분 증상이 없거나 비전형적 증상을 나타내어 치료의 지연을 초래하고 자궁외임신이나 불임 등의 후기 합병증을 가져온다.

02 박테리아에 의한 성병(임질, 매독)

1) 임질(gonorrhea)

임질은 인류역사상 가장 오래되고 흔한 성병 중의 하나이다. 원인균은 콩팥 모양의 그람음성 쌍구균으로 점막과 선의 원주상피세포와 이행상피세포를 침범하며 병원성 임균은 섬모(pili)를 가지고 있다. 임질은 여러 형태의 성적 접촉을 통해서 이루어진다. 즉 오랄 섹스(oral sex), 키스, 성기 접촉, 항문성교 등 모든 성 접촉에 의해서 전염된다. 임질을 가진 남자와 단 한 번의 성교로 여자가 전염될 수 있는 확률은 50%이다. 남자의 경우 단 한 번의 성교로 임질이 감염될 가능성은 20~50% 정도이다.

잠복기는 3~5일이며 젊은 사람들이 많이 감염되는데 도시인, 저소득층, 다수의 성 배우자를 가진 사람, 첫 성교를 이른 나이에 경험한 사람, 임질로 진단된 환자와 성 접촉을 가진 사람 등이 위험 군으로 알려져 있다.

남성의 경우 증세가 분명하여 바로 치료할 수 있다. 남성의 90~95%는 요도분비물, 배뇨곤란 및 빈뇨 등의 증상이 나타난다. 적절한 치료를 받지 않으면 부고환염, 전립선염, 서혜부 임파선염, 요도 농양, 음경 부종 등의 합병증을 동반하게 된다. 여성의 경우 임균에 감염되었을 때에 절반 이상이 아무런 증상이 없기 때문에 자신도 모르는 체 치료를 하지 않아 감염원이 될 수 있다.

임균에 감염되었을 때에 나타나는 증상으로는 질 분비가 많아지고, 외부성기에 자극을 느끼며, 배뇨 시 통증이 오고, 비정상적인 월경이 나타난다. 그리고 감염자의 90%이상이 자궁경부 감염이며, 요도감염이 70%, 항문감염이 30~40%, 인후감염이 10%정도 나타난다.

발견하지 못하여 치료를 하지 않고 방치할 경우 여성은 남성보다 더 심각한 질병을 초래할 수 있다. 임균은 자궁목부로부터 자궁, 자궁관, 난소로 퍼질 수 있으며, 나중에는 급성 난관염 또는 골반 염증성 질환이 발생하여 불임이나 자궁외임신 등의 후유증을 남길 수 있다.

남녀 모두에게 있어 임균은 혈액을 통해서 여러 기관으로 퍼진다. 그래서 관절에 가면 관절염(임균성관절염)을 일으키고, 심장에 가면 임균성 심내막염, 뇌로 가면 임균성 뇌막염 등을 일으키나, 이런 질병의 발생률은 드물고 치료가 가능하다.

1940년대에는 페니실린에 의해 100% 치유가 가능했으나 페니실린에 저항하는 균종의 출현으로 이제는 널리 사용되지 않으며, 성교 상대자도 반드시 함께 치료를 받아야 한다. 부적절한 예방이나 치료는 오히려 임질 감염을 은폐시키며 만성화하여 임질 만연의 요소가 될 수 있다. 1주일 정도의 치료 후 3~7일 사이에 적절한 곳에서 재배양 검사를 하게 되는데, 임균에 대한 양성반응이 나타나면 대부분의 경우 치료되지 않은 성교 상대자로부터의 재감염에 의한 것이다. 치료를 하지 않고 내버려 두었을 경우 골반염증성질환(Pelvic Inflammatory Disease: PID) 및 불임을 초래할 수 있다.

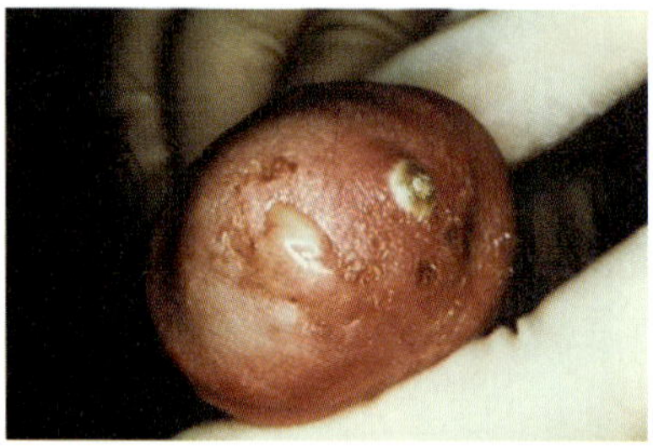

그림 11-1 남성의 임질 증상

2) 매독(syphilis)

매독은 성 접촉이나 태반을 통해 감염되는 만성 성병으로 상처 없는 피부나 점막을 통해서도 감염되며 원인균은 스피로헤타의 일종인 매독트레포네아(Treponema pallidum)이다. 매독의 발병률은 오늘날 임질에 비해서 적은 것으로 보고되고 있으며 남녀 2:1의 비율로 나타난다. 또 이들 남성 환자 중에는 그 절반이 동성연애자인 것으로 보고되었다.

매독은 성행위에 의해서 전염되는 것이 가장 큰 감염경로이며, 때로는 수혈에 의해서도 전염될 수 있고, 임신부로부터 신생아에게 전염되기도 한다.

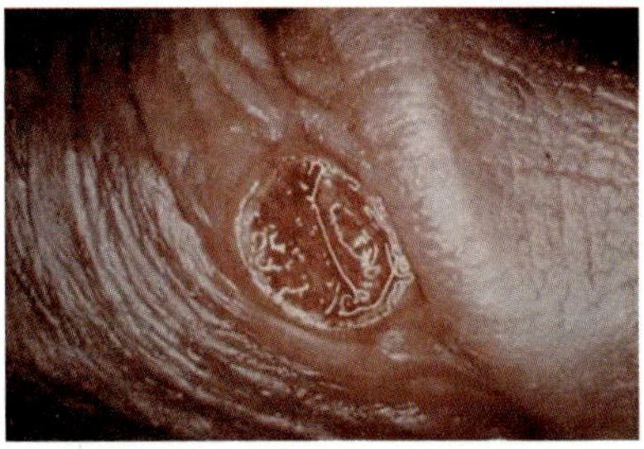

그림 11-2 남성매독의 초기 증상

(1) 매독의 종류

① 제1기 매독(primary syphilis)

균의 침범으로부터 1기 매독의 발생까지의 잠복기는 9~90일이며 평균 3주로 알려져 있다. 전형적인 일차적 병변은 하감의 형태로 나타나는데, 통증이 없으며 경계가 명확하고 주위가 융기된 한 개의 궤양을 형성한다. 궤양의 평균 크기는 0.5~2.0cm이며 대부분 음순에 잘 나타나나 질, 자궁경부에서 나타날 수도 있고 드물게는 인두나 항문에서도 나타난다. 하감은 통증이 없기 때문에 간과되기 쉬우나 전염력을 가지고 있다. 그리고 치료되지 않을 경우 2~6주 후에 자연적으로 소실된다. 하감이 처음 발현할 때부터 1~4주까지의 매독에 대한 혈청학적 반응은 음성으로 나타난다.

② 제2기 매독(secondary syphilis)

하감 형성 6주 이후부터 스피로헤타균의 혈액성 전파가 나타나며 2기 매독이 시작된다.

2기 매독은 점막피부와 다양한 장기를 침범하는 전신적인 증상을 나타내는데, 발진과 점성반(mucous patch)이 가장 흔히 나타난다. 다양한 형태의 피부병변이 나타날 수 있으며 이러한 병변으로는 반점(macule), 구진(papule), 피부발진(skin eruption), 탈모증(alopecia), 농포(pustule)등이 있고, 안면부는 침범하지 않지만 손바닥과 발바닥에서도 흔히 관찰할 수 있다. 외음부에서 보이는 특징적 병변은 크기가 다양하며 주위가 약간 융기된 원형 또는 타원형의 쟁반 같은 형태로 나

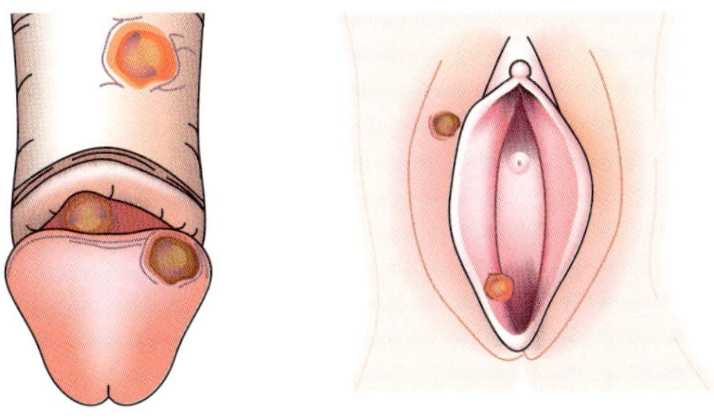

그림 11-3 남성의 매독 증상

타나는데 때로는 군집을 이루기도 한다. 일부의 환자에서는 감기와 같은 증상 즉 발열, 오한, 체중 감소, 쇠약감, 인후통, 관절통, 백혈구 증가 등이 나타나며 간염이나 뇌막염이 나타날 수도 있다. 이 시기는 전염력이 강하며 혈청검사에서 양성반응을 보인다.

③ 잠복기(latency)

2기 매독에서 치료를 받지 않은 환자는 잠복기로 들어간다. 대부분의 증상이나 신체적 증후는 사라지고 감염력도 사라진다.

④ 제3기 매독(tertiary syphilis)

첫 감염으로부터 5~20년 이후에 발현되며 전형적인 증상은 고무종(gumma)이지만 궤양성 괴사를 일으키는 경향이 많으며 내장기관, 장골(long bone), 관절 등을 파괴시킨다. 심혈관계매독과 신경매독이 가장 심각한 형태의 매독으로, 심혈관계는 대동맥판 폐쇄부전이나 대동맥류를 야기하며 신경계는 급성뇌막염이나 운동능력, 또는 지적능력의 감소를 야기한다. 신경매독과 후천성 면역결핍증후군(AIDS)은 밀접한 관련을 가지는데, 후천성 면역결핍증후군 환자들 중 매독이 동반된 경우는 50% 이상이 신경매독인 것으로 알려져 있다.

⑤ 선천성 매독(congenital syphilis)

매독균은 임신 중 어느 시기에도 태반을 통과할 수 있으며 태아에게 치명적인 영향을 미친다.

(2) 치료

매독의 진단은 보통 혈액검사로 이루어지며 몇 가지 진단법이 있다. 초기 매독은 어느 진단법으로도 100% 검진해 낼 수 없으나 제 2기 매독은 100% 검진이 가능하다. 매독증상이 나타나면 곧바로 전문의의 치료를 받으면 쉽게 나을 수 있다. 치료를 하지 않고 내버려 두었을 경우 내장기관과 눈의 궤양, 심장병, 통증, 심한 월경 장애를 유발할 수 있다(김정옥, 2001).

표 11-1 매독의 종류

후천성매독	1기 매독(primary syphilis)	감염된 지 1년 이내임.
	2기 매독(secondary syphilis)	
	조기잠복기(early latent syphilis)	
	만기잠복기(late latent syphilis)	감염된 지 1년 이상임.
	3기 매독(tertiary syphilis)	
선천성매독선천성매독	조기 선천성 매독(early congenital syphilis)	생후 2년 이내에 증상이 나타남.
	만기 선천성 매독(late congenital syphilis)	생후 2년 이후에 증상이 나타남.

03 질염

질염(vaginal infections)이란 질에서 일어나는 모든 질병의 일반적 명칭이다. 즉 세균감염, 알레르기 반응, 에스트로겐 결핍증, 화학약품에 대한 민감성 등을 모두 포함하는 개념이다. 이러한 질병은 성행위에 의해서 일어나는 것이 대부분이지만 그렇지 않은 경우가 30%정도 된다. 질염은 질 내벽을 흐물흐물하게 하거나 성교 중에 통증, 성기능 문제, 불쾌한 냄새를 유발한다.

1) 트리코모나스증(trichomoniasis)

트리코모나스증은 짚신모양의 원충인 트리코모나스 바기날리스(trichomonas vaginalis)에 의한 감염으로 성교를 통해 전파되며 질염이나 요도염을 일으키는 성병 중 가장 흔한 병의 하나이다. 감염된 환자 중 여성은 50%가 증상을 나타내지만 남성은 대부분 증상을 동반하지 않고 요도나 전립선에 균을 보유하기 때문에 진단과 치료가 쉽게 되지 않으며, 적절히 치료되지 않은 남성은 지속적으로 여성에게 재감염을 일으키게 한다.

잠복기는 약 20일 정도이다. 전형적인 증상은 감염자의 1/3 정도가 생리가 끝난 직후 많은 양의 거품과 함께 생선 썩는 냄새의 질 분비물을 나타내며 국소적 동통이나 배뇨통, 성교통, 하복부 둔통 등이 일부에서 나타나고 때로 가려움증이 주 증상으로 발현될 수 있다. 임질환자의 60%가 이 질환을 동반하고 있다.

증상이 없더라도 남녀 배우자가 함께 치료를 받아야 한다. 1주일 정도의 치료로 95%의 완치율을 보인다.

2) 마닐라 질염(Manilial Vaginitis) 혹은 캔디다스증(candidiasis)

마닐라 질염은 균류 혹은 효모로 분류되는 캔디다 알비칸스(Candida Albicans)라고 불리는 미생물이 질 내에 정상치보다 많아졌을 때 발병하는 질병이다. 그러나 이것은 정상상태에서도 늘 질속에 소수가 상주하는 세균이다. 감염됐을 때의 증상으로는 짙은 흰색의 치즈 같은 분비물이 나오고 또 심한 가려움증을 가져오며, 당뇨병이 있는 여성, 임신부, 또는 피임약을 사용하는 여성, 항생제를 사용하는 여성에게서 발병률이 크다. 치료방법으로는 질용 크림이나 바르는 약으로서 모니스타트 Monistat(miconazole), 마이코스타틴 Mycostatin(nystatin제제), 바노비드 Vanobid (candicidin 제제) 등을 1, 2주 바르는 것이 효과적이다. 주의해야 할 점은 이 효모가 감염되었을 때는 임질이나 매독 균이 잘 발견되지 않으므로 검진할 때 특히 유의해서 정밀한 검진을 해야 한다. 연구보고에 의하면 25% 이상의 여자들이 성기에 이 효모감염증을 가진 것으로 나타났다.

3) 헤모필러스 질염(hemophilus vaginitis)

헤모필러스(hemophilus) 질염은 다른 악성 질염을 병발시키는 박테리아에 의해서 발병한다. 감염되었을 때에는 갈백색 혹은 회백색의 분비물이 나오며 불쾌한 냄새가 나고 대체로 통증과 가려움증을 유발한다. 치료로는 앰피씰린이나 테트라싸이클린 알약을 복용하거나 질 크림이나 좌약을 사용한다. 이 경우에도 남자 성상대의 요도에 이 박테리아가 있을 가능성이 크기 때문에 같이 치료를 받아야 한다.

질염의 예방법

질은 정상적으로도 많은 종류의 미생물을 가지고 있다. 이들 중에 어떤 것들은 질 내부의 정상적인 생리에 기여를 하는 것들도 있다. 예를 들면 질의 적당한 산도를 맞추는 데 공헌을 하기도 한다. 그러나 이것이 급격히 너무 증가하면 감염증을 일으키고 병리증세를 가져온다. 라슨(Larson)과 갈라스크(Galask, 1982)에 의하면, 평소에도 평균 7가지의 박테리아가 질에서 발견되고, 그 외에도 효모(yeast)나 바이러스들도 보인다고 한다. 그러나 이들 미생물과 질의 감염증의 관계는 아직 완전히 알려져 있지는 않다. 왜 어떤 미생물의 감염을 찾지 못하는 데도 질의 통증이나 가려움증의 증상을 갖게 되는지, 또 그 반면에 왜 많은 여자들이 명백히 세균에 감염된 것이 테스트 결과에 나오는 데도 분비물도 안 나오고 증상이 왜 나타나지 않는지 밝혀지지 않고 있다(Osborne, 1982). 질염은 불편하기 때문에 당사자나 성교 상대를 위해서 그것을 예방하는 것이 좋으며 전문가들이 지적한 예방법을 제시하면 다음과 같다.

- 면 팬티를 입는다. 나일론이나 합성섬유 팬티나 팬티호스는 열과 습기를 조절하지 못해서 세균 증식에 좋은 환경을 만든다.
- 너무 자주 질 내부를 세척하는 것을 피한다. 이것이 질을 자극할 수 있고 또 자연적으로 항상 존재하는 미생물들을 씻어내는 결과를 가져올 수 있다(많은 권위자들이 하루에 몇 번씩 세척하는 것은 특별한 경우를 제외하고는 필요하지 않다고 충고하고 있다).
- 대변 후에 닦을 때에는 항상 앞에서 뒤쪽으로 닦아야 한다. 왜냐하면 항문의 세균이 질에 전달되는 것을 방지할 수 있기 때문이다.
- 항생제를 필요 없이 과용하지 않는다. 항생제는 때로 이로운 세균이 정상적으로 질 속에 존재하면서 병원균이 질속에 급속히 늘어나는 것을 방지해주고 있는 균형을 깨뜨린다.
- 부드러운 비누와 물로 성기와 항문을 규칙적으로 닦는 습관을 가진다. 그러나 피부자극성 시판약제인 스프레이는 피한다.
- 항문성교 후에 바로 질에 성교하는 것은 피한다. 이것은 항문의 박테리아를 질에 감염시키는 방법이 된다.
- 질에 불쾌감을 주거나 통증을 유발하는 어떤 형태의 성행위도 피한다.

자료: 하재청 외, 1997

04 바이러스성 성병(성기 사마귀, 음부포진, 간염, HIV/AIDS)

1) 성기 사마귀(genital warts)

성기 사마귀는 인구육종 바이러스(human papilloma virus: HPV) 감염에 의해 발생되는 질병의 하나로서, 잠복기는 3주에서 8개월(평균 3개월)이며 전염력은 25~60%이다. 성교 시 직접적으로 침범을 받는 곳에 주로 발생하여 대부분이 밖으로 성장해 나오는 것으로 시간이 지남에 따라 구진이 모여 닭벼슬이나 배추꽃 모양이 되기도 한다. 대부분 약간의 소양감은 있으나 통증이 없으며, 크기가 커지며 괴사를 일으켜 이차감염이 초래되고 이로 인해 출혈이나 분비물이 나타난다.

성기 사마귀의 치료는 흔히 국소적인 세포독성 약물의 사용이나 파괴요법이 이용되는데 냉동요법(cryotherapy), 레이저치료(lazertherapy), 전기소작술(electrocaute-ry)등이 성공적인 파괴요법으로 사용된다. 모든 치료 방법은 어느 정도의 재발을 초래하며, 재발한 여성이나 40대 이후에 발병한 여성에게서는 악성종양과 관련이 있다는 연구결과가 있다.

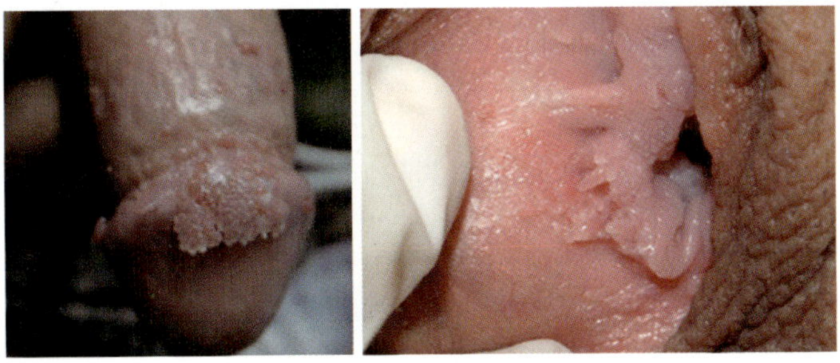

그림 11-4 남성과 여성의 성기 사마귀의 특성

2) 음부포진(genital herpes)

음부포진은 대체로 성교에 의해서 전염된다. 즉 성기를 서로 접촉하거나, 입과 성기를 접촉하거나, 항문성교를 하거나, 또 입과 항문을 접촉할 때 단순포진 바이러스(herpes simplex virus: HSV)가 옮게 된다. 그 밖에도 피부에 상처가 있을 때에는 몸의 어느 부분을 통해서도 전염이 가능하다. 외성기에 통증을 동반하는 단순포진 바이러스(herpes simplex virus: HSV) 감염은 전 세계적으로 널리 분포되어 있는 성병이다. 15~40세 사이의 중상위 계층으로, 성관계가 많고 성 상대자가 자주 바뀌는 사람에게서 많이 발생한다. 바이러스가 체내에 존재하면서 면역기전에 의해 제거되지 않으므로 더 이상의 성 접촉이 없어도 재발할 수 있으며 이로 인한 정서적, 정신적 장애가 신체적 장애보다 더 심각한 문제를 초래할 수 있다.

일차감염은 3~7일의 잠복기를 가진 후 동통, 소양감, 배뇨곤란, 서혜부 림프선종 등의 국소증상으로 시작된다. 성기의 여러 부위에서 감염성 바이러스를 함유한 병변이 1~3일 후에 출현하며 홍반과 소양감을 동반한 구진이 1~3 mm 직경의 작은 수포로 발전하고, 이러한 수포들은 서로 결합하고 파열되어 큰 궤양이나 농포를 형성하며 4~15일간 지속된다. 일차감염자의 39~77%에서 발열, 두통, 근육통, 권태감 등의 전신증상이 나타나며 병변 출현 후 첫 4일 동안 심하다가 첫 1주일째 서서히 감소한다.

일차감염 환자의 38%~56%가 6개월 내에 한 번은 재발을 경험한다. 재발성 질환은 초기 감염보다 대개 증상이 경미하지만 재발을 예측할 수 없고 증상의 강도와 기간, 바이러스 방출의 기간이 아주 다양한 특징이 있다.

현재까지 HSV의 만족스러운 치료 방법은 알려져 있지 않다. 다만 증세를 약화시키고 재발의 빈도를 줄이며 바이러스의 방출기간을 단축하여 타인에게 전염될 기회를 막는 것이 일차감염의 치료목적이다. 환자의 정서 및 병의 정도에 대한 적절한 상담이 필요하다.

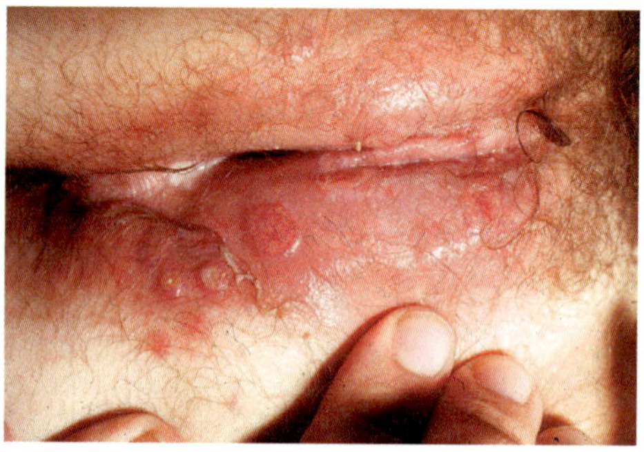

그림 11-5 여성의 음부포진 증상

3) 간염(hepatitis)

바이러스성 간염은 간에 바이러스가 감염되어서 생기는 병이다. 전혀 증상이 나타나지 않는 경우도 있고 아주 심한 증상이 나타나기도 한다. 내장기관에 약하게 나타나는 증상으로 식욕감퇴, 소화불량, 설사 등이 있다. 급성증상으로는 황달, 구토, 복통 등이 나타난다. 바이러스성 간염에는 세 가지, 즉 A형 B형 그리고 비(非)A, B형이다. A형 간염은 15~45일간의 잠복기를 가지며 주로 항문과 입을 경로로 전염된다. 예를 들면 음식을 통해서, 혹은 감염된 물에서 잡은 조개를 덜 익혀서 먹는 경우에 전염된다. 그런데 최근 미국의 보고에 의하면, 동성애를 하는 사람에게 감염률이 높은 것으로 조사되고 있으며, 입과 항문의 접촉이 많기 때문이라고 추측하고 있다. 또한 이성 성행위자들 간에도 입과 항문의 접촉이 있다면 똑같은 감염의 위험이 따른다고 볼 수 있다.

B형 간염은 주로 혈액에 의해서 전염된다 하여 "혈청간염"이라고도 불린다. 하지만 혈액 외에도 타액이나, 정액, 질 분비액, 그리고 다른 체액에 의해서도 전염된다. 미국의 조사에 의하면 연간 20만 명의 B형 간염환자 중에서, 많은 사람들이 성행위 경로에 의해서 전염된 사람들로 보고되고 있고 동성애자들에서 감염률이 높은 것으로 조사되었다. 그 이유는 항문성교에 의한 직장점막 손상이 감염의 원인일 것으로 추측되며, 감염된 타액이 항문 혹은 정액이 항문으로 들어가서 감염될 수도 있다.

미국의 경우 B형 간염환자는 40만 내지 80만 명이 있는 것으로 보고되고 있으며 전 세계적으로는 1억 5천만 명 내지 2억 명의 감염자가 있는 것으로 보고되어 있다. 한국은 정확한 통계자료가 없어서 환자 수를 알 수 없는 실정이다.

비(非)A, B형 간염은 수혈로 전염되는 경우가 가장 흔하며 성행위에 의해서 전염되지 않는다. 간염의 진단은 혈액검사를 통하여 한다. 즉 혈액에서 분리해 낸 효소들을 측정하거나, 혈액의 항체테스트를 하며, 치료는 입원을 할 필요는 없고, 약물치료로 한다. 현재에는 B형 간염에 대해서는 백신이 나와 있어서 안전하고 효과적으로 예방을 할 수가 있다.

4) 후천성 면역결핍 증후군(Acquired Immunodeficiency Syndrome: AIDS)

에이즈는 HIV(human immunodeficiency virus)라는 일종의 바이러스의 감염으로 일어나는 질병이다. 이 바이러스의 가장 큰 전염경로는 성행위에 의한 것이고, 드물게는 바이러스에 감염된 주사바늘로 혈관주사를 통해서도 감염된다. 이 바이러스는 피부에 상처가 생겼을 경우 침투해 들어갈 수 있다. 일단 RNA 유전자를 갖고 있는 HIV는 다른 RNA 바이러스와는 달리 숙주세포에서 증식하지 못하고, 증식하기 위해서는 숙주세포 내에서 반드시 RNA를 원판으로 한 DNA 복사판을 만들어야 하며 이러한 과정 중에 역전사효소가 관여한다. 체내에 들어가면 이 바이러스는 Th-세포(T-helper cell)라는 백혈구 세포들을 공격하며, 이 세포의 기능의 변화와 수를 감소시켜 심각한 세포성 면역체계의 장애를 초래한다. 또한 손상된 Th-세포(T-helper cell)나 그 파괴된 잔존 물질이 각종 식세포에 의해 탐식되면 이들 식세포들도 감염되어져 전체적인 면역기전이 파괴되므로 각종 기회감염을 초래하고 죽음을 초래한다.

에이즈의 특징은 장기에 대한 바이러스의 직접적인 영향과 정상적인 면역체계의 변화로 인한 후유증으로 결국 죽음을 초래한다. 현재 인체면역결핍 바이러스(human immunodeficiency virus: HIV)에 감염된 환자의 20~25%가 여성으로, 과거에 비해 여성 에이즈환자의 비율이 증가하고 있는 추세이다. 이는 과거에 동성연애자나 마약중독자간의 전파가 주종을 이루었으나 이제는 이성 간의 성 접촉에 의한 전염이 주종을 이루기 때문이다.

HIV의 주전파 경로는 감염된 환자의 혈액에 대한 직접적인 접촉이나 성 접촉, 신생아에 대한 수직감염으로 세 가지가 있다. 모유 수유 시에도 전파의 가능성이 있으나 일상적인 접촉, 즉 악

수, 포옹, 가벼운 키스, 피부의 접촉을 통해서는 감염되지 않고 모기나 기타 곤충을 통해서도 감염되지 않는 것으로 알려져 있다. 주사침이나 주사기를 공유하는 정맥 내 마약 사용자간의 경우 직접적인 혈액 접촉으로 전파되며, 혈우병 등의 수혈이 필요한 환자에게도 드물게 전파될 수 있다. 감염된 환자의 정액이나 질액에서 HIV를 검출할 수 있으며, 남성에서 여성으로의 감염이 훨씬 높고, 직장 점막이 질 점막보다 얇으므로 항문 성교 시에 더 잘 전파된다. 매독, 음부포진, 연성하감 등의 성병 질환 존재 시 점막의 파열을 초래하므로 HIV의 전파가 잘 일어난다.

건강한 사람이 감염자와 한 번 성 접촉을 가졌을 때 전염될 확률은 0.1% 정도이다. 그런데 여자의 경우는 남자의 경우보다 전염율이 상대적으로 더 높다. 이러한 남녀의 전염율의 차이는 아마도 해부학적인 구조의 차이 때문으로 생각된다. 또한 마약 중독자가 동료 마약중독자가 감염된 사실을 모르고 주사기를 한번 함께 사용하였을 때 전염될 확률은 0.3%이다. 그리고 감염된 임신부가 출산 시 신생아가 감염될 확률은 13~48%이며, 병원에서 오염된 혈액을 수혈 받았을 때 감염될 확률은 거의 90~100%인 것으로 추측된다.

에이즈는 쉽게 전염되지 않는다는 것이 지금까지 연구한 학자들의 견해다. 그러나 그 위험 행위가 어떤 상황에서 이루어지는가에 따라 에이즈 감염 확률도 매우 크게 변할 수 있다. 일반적으로 통용되고 있는 감염 확률은 다음과 같다(표 11-2).

첫 감염 후 평균 14주 경에 발열, 무력감, 근육통, 설사 등의 유행성 독감(influenza)과 유사한 전신 증세가 나타나나 자연치유 되며, 이러한 증세가 소실되면서 혈청항체가 증가하여 혈청검사에 양성을 보이기 시작한다. 에이즈에 감염되면 대개는 에이즈 증상이 나타나기까지 수년간 아무런 증상도 없이 정상인과 똑같은 생활을 하게 된다. 일부 감염자에서는 이 시기에 목이나 겨드랑이, 사타구니 등에 임파선이 붓는 경우도 있다. 그러나 이 시기에 아무런 증상이 없다 하더라도 면역기능은 계속 감소하게 되며, 또한 남에게 전파시킬 수 있는 감염력도 갖고 있다. 이 시기 이후 상당한 기간 동안 무증상으로 지속되며 에이즈의 평균 발현 기간은 10년으로 알려져 있다. 에이즈의 발현되기 수개월 또는 1~2년 전에 몇 가지 전구증상이 나타난다. 전구증상으로서는 밥맛

표 11-2 HIV 감염경로별 감염률

(감염률은 100번 감염위험에 노출되어 걸릴 확률)

대상	감염률
남성이 여성에게 감염시키는 경우(콘돔 없이 일반적인 질 성관계)	0.1~0.2
여성이 남성에게 감염시키는 경우(콘돔 없이 일반적인 질 성관계)	0.033~0.1
남성이 남성(여성역할)에게 감염시키는 경우(콘돔 없이 일반적인 항문 성관계)	0.5~3.0
주사기 공유	0.3
모자감염	13~48
수혈	90~100

자료: The World Bank Policy Research "Confronting AIDS"

이 없고, 피곤하고, 잠잘 때 심하게 땀을 흘리거나, 이유 없이 열이 나고, 설사가 계속 되면서, 심한 경우에는 체중이 빠지게 된다. 또한 여러 가지 피부병이 나타나기도 하고, 기억력이 나빠지거나, 집중력이 떨어지고, 몸의 균형을 잡기가 힘들어지면서, 심한 경우에는 글씨 쓰는 것조차 힘들어진다. 특히 한 달 이상의 고열, 10% 이상의 체중감소, 한 달 이상의 설사증상이 AIDS발현이 가능한 고위험군(예를 들면 동성연애자나 성생활이 부정한 자, 마약중독자 등)에서 나타날 경우는 HIV 항체검사와 의사의 관찰이 필요하다. 에이즈로 이행하면 대개는 2~3년 후에 위중한 감염증과 암으로 인해 사망하게 된다.

에이즈 치료 원칙은 HIV에 대한 치료와 다른 세균에 대한 기회감염을 예방하는데 있다. HIV 양성 반응이 나타나면 국립보건원에 보고하여 정부에 등록한다. HIV에 감염된 후 6개월 이내에 95% 이상에서 에이즈 항체를 검출할 수 있다. 결핵이나 다른 성병에 대한 검사와 함께 B형 간염이나 인플루엔자 등에 대한 백신 접종을 하고 심리적, 행동학적인 상담이 시행되어야 한다.

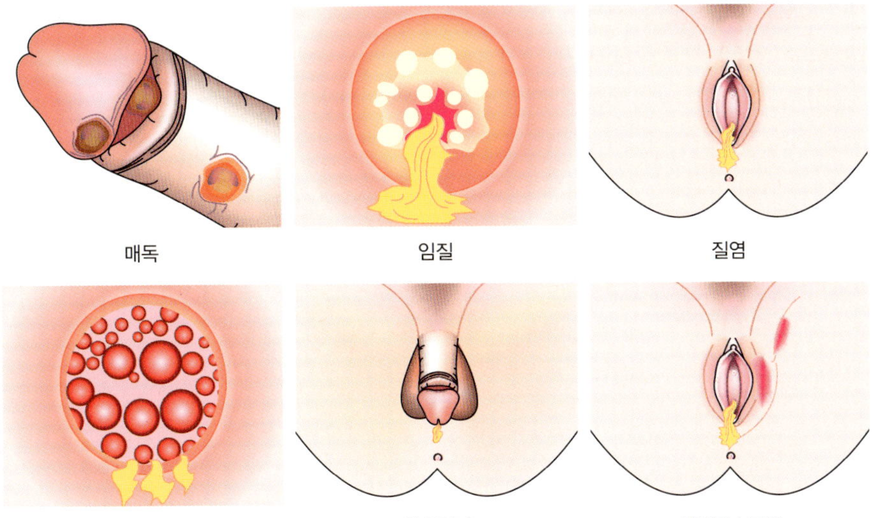

그림 11-6 성병의 증상

성병 예방법

성병에 감염되는 위험을 줄이는 방법과 일단 성병에 걸렸을 경우 타인에게 전염시키는 위험을 줄일 수 있는 지침은 다음과 같다

- **성병에 대한 기본 지식을 습득하라.**
  제반 성병의 증상을 미리 알고 있으면, 성병 감염자와의 접촉에서 벗어날 수가 있고, 또 일단 감염이 되었을 때에도, 바로 감염사실을 알아내서 적절한 치료를 빨리 받을 수 있다.
- **자주 성기를 관찰하는 습관을 가지라.**
  생식기가 예전과 다르게 느껴지고, 생식기에서 이상한 분비물이 나오면 성병의 신호일 수 있다. 자신의 생식기와 상대방의 생식기를 자주 관찰한다. 만일 의심스러운 대상포진 이라든지 피부 궤양이 보일 때에는 절대로 그것을 간과하지 말라.
- **여러 명과 성교를 하지 마라.**
  성 접촉을 하지 않음으로써 100% 성병을 예방할 수 있다. 성행위 상대를 무질서하게 바꾸는 것은 성병감염 기회를 높인다. 오랫동안 관계를 유지하는 사랑하는 사람과의 지속되는 성 접촉이 가장 안전한 방법이다.
- **정직하라.**
  만일 성병에 감염된 것이 확인됐을 때는, 상대에게 그 사실을 알려라. 그렇게 함으로써 전염을 막을 수 있고, 상대도 함께 검진을 받을 수 있게 된다. 반면에 상대방의 감염여부가 의심스러울 때에도 주저하지 말고 상대방에게 사실을 알려 달라고 요구하라.
- **성교 시는 항상 살정제와 함께 콘돔을 사용하라.**
  성교 시는 항상 살정제와 함께 콘돔을 사용해야 성병에 걸릴 위험을 줄이거나 예방할 수 있다. 그러면 자신이 감염되는 것도 방지할 수 있고 또 상대방에게 자신의 균을 감염시키는 것을 예방할 수 있다. 여성의 경우 질속에 질 좌약(거품, 젤리, 크림) 등을 사용하면 임질의 감염을 줄일 수 있다.
- **서둘러서 검진하고 치료하라.**
  성병에 감염되었다고 생각하는 사람은 병원이나 의사에게서 의료적 치료를 받아야만 한다. 성병은 자연 치유되지 않으므로 의사의 처방된 약을 복용하는 것이 중요하다.

11장 Q & A

1. Q 성병(STDs)이란 무엇인가?

A 성적으로 왕성한 젊은 남녀들은 안전한 성관계를 갖지 않으면 성병에 걸릴 위험이 높습니다. 성적 상대자들이 많을수록, 성병에 대한 위험이 높습니다. 그러나 콘돔의 사용은 그러한 위험을 줄여 줍니다. 많은 종류의 성병이 있으며, 그 증상도 다양합니다. 전염병의 가장 흔한 징후는 통증 혹은 성기의 화끈거림, 고통스럽거나 빈번한 소변, 질이나 음경에서 비정상적인 색깔을 띤 불쾌하게 나는 냄새의 방출, 간지러움, 종양, 상처와 물집, 배의 통증 등을 포함합니다. 만약 이러한 증상을 경험할 경우 당신과 상대자는 의사와 상의해야 합니다. 어떤 성병은 증상이 없습니다. 당신이 성관계를 가졌던 상대자가 증상을 보이면 당신은 건강할지라도 성병의 유무를 확인해야 합니다.

2. Q 동성연애와 에이즈의 관계는?

A "동성연애를 하면 모두 에이즈에 걸린다. 에이즈 환자는 모두 동성연애자다"라는 그릇된 편견들이 있는데 사실은 그렇지가 않습니다. 왜냐하면 에이즈의 감염경로는 수혈, 성교, 약물복용 등으로 다양하기 때문입니다. 성교를 통한 에이즈 감염, 즉 에이즈에 감염된 자와 성행위를 하면 전염이 될 수 있습니다. 그런데 왜 동성연애 하면 에이즈를 떠올릴까요? 대체로 동성연애자들(특히 호모)은 성행위를 하는 파트너가 수시로 바뀌기 때문에 에이즈 보균자와 성 접촉을 할 확률이 높다는 것입니다. 한 때 한두 번 동성친구와 신체접촉이 있었다고 해서 에이즈에 걸렸을 것이라고 단정을 내릴 수는 없습니다.

3. Q 성병에 걸린 경우에는 어떻게 해야 좋을까요?

A 즉시 의사를 찾아가도록 합니다. 대부분의 개인병원 의사들은 성병을 진료해 주고 있으며, 또한 지역 보건소에서도 적절한 진단과 치료를 받을 수 있습니다. 부모의 동의가 필요 없으며, 병원에서도 부모에게 아무런 통지를 하지 않습니다. 병원에서 일하고 있는 의사를 비롯한 여러 종사자들은 성병에 걸린 젊은이들을 다루는 데 익숙해 있을 것이므로 부끄러워하거나 수치심을 가질 필요가 조금도 없습니다. 지체 없이 그들을 찾아가서 검진을 받기 바랍니다. 성병에 감염된 사람과 성관계를 가진 후에는 이렇다 할 감염 증세가 나타나지 않더라도 반드시 검진을 받도록 해야 합니다. 세균이 체내 깊숙이 잠복해 있다가 다른 사람에게 옮아갈 수 있기 때문입니다.

4. Q HIV 즉석 검사란 무엇인가요?

A 1983년 프랑스 파스퇴르 연구진에서 최초로 HIV가 에이즈를 유발한다는 사실이 확인된 이래 HIV와 관련한 에이즈 진단법이 빠른 속도로 개발되었으며 주요 검출 대상은 HIV-1 type 항체, HIV-2 type 항체, 및 HIV-1 subtype-O 등이었습니다. 그 동안 에이즈 진단은 보통 선별

검사(스크리닝 검사)로 에이즈 항체 (Anti-HIV)를 효소면역법(enzyme immunoassay) 또는 혈구응집법(particle agglutination)에 의해 1차적으로 검사한 후 western blot법 같은 보다 정밀한 방법으로 확진검사(컨펌검사)를 실시하여 왔습니다. 그러나 이러한 검사법은 시간, 경비 및 검사기관 등 몇 가지의 문제점이 지적되어 왔습니다. 이러한 문제점을 극복하는 차원에서 현재 전 세계적으로 넓게 이용되고 있는 에이즈 검사법의 하나가 바로 HIV 래피드(rapid) 검사법입니다. 최근의 검사 동향은 혈액을 분리하지 않고 전혈을 이용한 즉석 검사법이라고 할 수 있습니다. 검사방법은 주사기나 란셋으로 채취한 혈액 한 방울을 검사 키트에 떨어뜨려 주면 크로마토그래피의 원리에 의해 혈액이 이동되며 면역검사 원리를 이용하여 기존의 효소면역 검사법과 같은 원리로 에이즈 항체 양성, 음성을 즉석에서 알 수 있습니다. 이런 검사법의 장점은 결과가 기존의 검사법과 같은 효과를 얻으면서 간편하고 신속하며 또한 경제성까지 갖추고 있다는 점입니다.

제 12 장

주제별 성교육 학습지도안

1. 여성의 생식해부생리
2. 남성의 생식해부생리
3. 배란과 월경
4. 사춘기의 신체적 변화에 따른 정서적 변화 및 성행동
5. 성 역할
6. 성병 혹은 성 감염
7. 성폭력의 예방
8. 자기 자신 표현하기
9. 위험한 상황을 피하는 기술
10. 이성교제 시 "싫다(No)"라고 말할 수 있는 성행동
11 워크숍(Workshop) 주제:자녀와 성에 대하여 이야기하기

실제로 성교육 교사들이 성교육을 체계적으로 하기는 쉽지 않다. 본 장에서는 청소년을 대상으로 보건교육 이론을 적용하여 보다 효과적으로 성교육을 하는데 도움을 주기 위하여 주제별 학습지도안을 제시하였다. 보건교육 이론을 적용한 성교육은 성에 관한 지식을 제공하는 것도 중요하지만 보다 더 중요한 것은 성에 대한 올바른 태도를 형성하게 하는 것이다. 성에 대한 태도가 형성되면 자발적으로 올바른 성행동을 한다는 전제하에 스스로 문제를 해결할 수 있는 학습지도안을 제공하고자 하였다. 교육방법도 강의 위주의 수업방법보다는 피교육자들을 소집단으로 구성하게 하고 상호 작용하여 학습목적을 달성하도록 고안하였다.

01 여성의 생식해부생리

주제: 여성의 생식해부생리

목적: 여성의 생식구조 및 생리 기능을 이해한다.

시간: 60분

준비자료: 유인물 1(여성의 생식기관과 정의), 유인물 2(여성의 생식기관 측면도 그림)

과정:

(1) 교사는 칠판에 여성의 생식기관에 관한 이름을 적는다.

여성의 생식기관: 치구, 음핵, 대음순과 소음순, 질전정, 바르톨린선, 질, 자궁 및 자궁경부, 난소, 난관, 난자, 유방, 월경, 난포호르몬(에스트로겐), 황제호르몬(프로게스테론)을 쓰며 임신, 수정, 피임에 관한 지식을 얻기 위해서는 각 기관의 역할 및 기능을 알아야 한다고 설명한다. 그리고 여성의 생식해부구조 및 생리는 인간의 성의식 및 행동을 이해하는데 도움을 주며 성 보건을 위해 기본적으로 알아야 할 지식이라고 한다.

(2) 여성의 생식기관 측면도 그림을 보여주면서 여성의 생식구조를 설명한다.

- 여성의 생식해부구조를 외성기(치구, 음핵, 대음순과 소음순)와 내성기(질, 자궁과 자궁경부, 난소, 난관)로 나누어 설명한다(본 교재 2장 참조).
- 여성의 생식해부구조와 여성호르몬을 함께 설명한다(본 교재 2장 참조). 배란과 월경에 대해서는 다음 시간에 자세히 다룰 것이라고 하며 간단히 설명한다.

▪ 주의:

– 질을 설명하면서 질의 입구를 부분적으로 덮고 있는 처녀막을 설명한다. 대부분의 청소년은 처녀막이 무엇인지 알고 싶어 하며 이에 대한 잘못된 지식을 가지고 있기 때문에 이를 설명할 필요가 있다. 모든 여성들이 처녀막을 지니고 있는 것은 아니며 있다고 하더라도 성장하는 과정에서 혹은 격한 운동을 통해서 쉽게 파열될 수 있다고 가르친다. 그리고 처녀막은 반드시 질구 전체를 덮고 있는 것이 아니며 질구 가장자리에만 있는 경우도 있다. 처녀막의 모양은 매우 다양하고, 파열될 때 전혀 출혈이 없는 경우도 있다. 또한 수 차례에 걸친 성교로도 처녀막이 다치지 않을 수도 있기 때문에 첫 성교 때의 출혈 여부로 처녀인지 아닌지를 분간할 수 없음을 알려준다. 그럼에도 불구하고 이런 이유로 인하여 결혼 첫날밤에 파혼으로 치닫는 사례도 많은 것은 성에 대한 무지에서 비롯된 것임을 알려준다.

(3) 강의 후 학생들로 하여금 유인물 1과 유인물 2를 나누어준다. 유인물 1은 각 용어의 정의에 해당되는 글자를 쓰거나 짝짓기를 하도록 한다. 유인물 2는 그림을 보고 각 부분에 알맞은 이름을 쓰도록 한다.

● 유인물 1: 여성의 생식 기관과 정의

(1)	(2)
여성 생식기관	정 의
1. 외음부	A. 출산 때까지 태아가 자라고 성장하는 배 모양의 여성생식기
2. 음부	B. 난자와 성호르몬이 생산되는 여성의 기관
3. 대음순	C. 질 쪽으로 열려있는 목처럼 생긴 자궁의 좁은 문. 이것은 아이가 태어날 수 있도록 늘어난다.
4. 소음순	D. 매달 난소에 방출된 난자가 자궁으로 옮겨가는 2개의 관중의 하나
5. 음핵	E. 외부생식 기관에서 자궁으로 연결되는 통로이며 성교를 위한 기관
6. 요도	F. 외부생식기관
7. 질	G. 방광으로부터 나오는 오줌의 통로
8. 처녀막	H. 음모가 자라는 음부에 있는 외음부의 상부에 있는 지방질의 쿠션
9. 자궁경부	I. 태아에게 영양을 주는 자궁의 선(腺)
10. 자궁	J. 자궁내막이라 불리는 자궁벽의 선의 성장을 촉진하기 위해 자궁으로 가는 호르몬
11. 자궁내막	K. 자궁의 선을 유지하는 호르몬
12. 난관	L. 외음부의 바깥쪽 부분
13. 난소	M. 외음부의 안쪽 부분
14. 난자	N. 질의 구멍을 부분적으로 덮는 피부망
15. 에스트로겐	O. 남성의 음경에 해당하는 것으로 외음부의 윗부분에 부드러운 층에 위치한 작은 원통형의 기관
16. 방광	P. 수태되면 아기를 생산하는 여성 생식 세포

- 유인물 2: 여성의 생식기관 그림

※ 그림을 보고 각 부분에 알맞은 이름을 쓰시오.

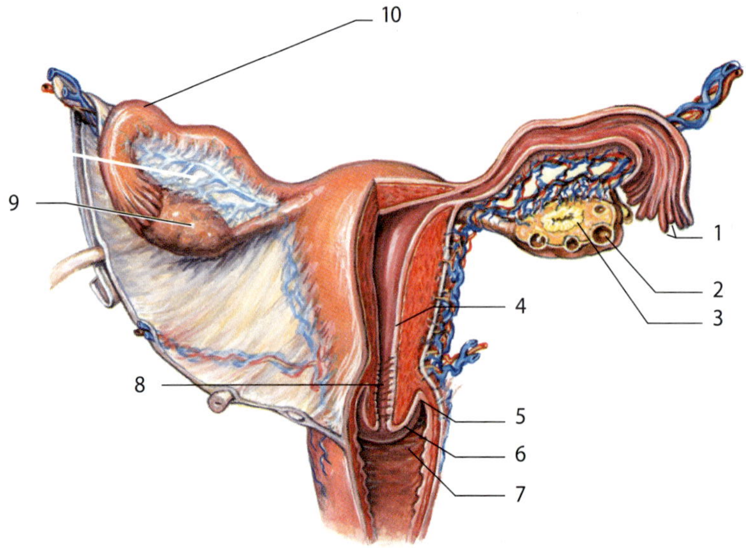

1.
2.
3.
4.
5.
6.
7.
8.
9.
10.

02 남성의 생식해부생리

주제: 남성의 생식해부생리

목적: 남성의 생식구조 및 생리 기능을 이해한다.

시간: 60분

준비자료: 남성의 생식기관 측면도 그림(유인물 1, 유인물 2)

과정:

(1) 교사는 칠판에 남성의 생식기관 및 성행동에 관한 이름을 적는다.

남성의 생식기관: 음경, 고환, 정관, 정낭, 전립선, 카우퍼선(샘), 테스토스테론, 안드로겐, 정액, 정자, 발기, 사정을 쓰고 각 부분에 대하여 강의할 것이라고 설명한다. 그리고 남성의 생식해부구조 및 생리는 인간의 성의식 및 행동을 이해하는데 도움을 주며 성 보건을 위해 기본적으로 알아야 할 지식이라고 한다.

(2) 남성의 생식기관 측면도 그림을 보여주면서 남성의 생식구조를 설명한다.

- 남성의 생식해부구조를 외성기(음경과 고환)와 내성기(고환, 부고환과 정관, 정낭, 전립선 및 카우퍼샘)로 나누어서 설명한다(본 교재 3장 참조).
- 고환을 설명하면서 남성호르몬을 함께 설명한다(본 교재 3장 참조).
- 남성의 성행동(발기와 사정)을 설명하면서 정자를 설명한다(본 교재 3장 참조).

▪ 주의:

- 음경을 설명하면서 남성의 성적반응(몽정, 발기, 사정, 자위행위, 성관계 등)을 같이 설명한다. 대부분의 청소년들이 고환이나 음경의 크기에 대해서 고민을 많이 하기 때문에 이에 대한 궁금증을 해소할 필요가 있다. 남성의 음경의 크기는 동서고금을 막론하고 관심과 흥미의 대상이 되어왔지만, 실제로는 여성의 질이 다양한 크기의 음경을 적당히 맞추어 받아들일 수 있으므로 음경의 크기와 정상적인 성생활과는 무관하며 여성의 경우 성적 흥분을 느끼는 G 스폿은 질 입구로부터 약 3cm 정도 부위에 있기 때문에 남성의 음경이 아무리 크더라도 여성에게 더 큰 성적 감흥을 주지는 못한다고 알려준다.
- 음낭은 고환의 온도를 조절하는 곳이며 체온보다 1℃ 정도가 낮다. 이 온도가 정자 생산이 이상적이라는 설명을 하면서 너무 꽉 끼는 팬티나 청바지는 좋지 않음을 함께 설명한다.

(3) 강의 후 학생들로 하여금 유인물 1과 유인물 2를 나누어준다. 유인물 1은 각 용어의 정의에 해당되는 글자를 쓰거나 짝짓기를 하도록 한다. 유인물 2는 그림을 보고 각 부분에 알맞은 이름을 쓰도록 한다.

- 유인물 1: 남성의 생식 기관과 정의

(1)	(2)
남성 생식기관	정 의
1. 고환	A. 오줌과 정자가 방출되는 통로
2. 음경	B. 정자가 고환에서 나가는 2개의 통로 중 하나
3. 음낭	C. 요도와 요도를 연결하는 막대
4. 요도	D. 정자에게 에너지를 공급하는 주유소
5. 정관	E. 정자를 방출하는 남성의 선(腺)
6. 정낭	F. 고환을 담고 있는 바깥주머니
7. 정액	G. 남성의 성기관 겸 오줌기관
8. 정자	H. 각 고환 위에 있는 정자가 머물면서 성숙되는 작은 관
9. 테스토스테론	I. 고환에게 정자를 만들도록 메시지를 보내는 뇌 속에 있는 선
10. 안드로겐	J. 정자가 좀 더 빨리 수영할 수 있도록 돕는 우윳빛 액체의 저장소
11. 부고환	K. 음경에 있는 요도를 통해 신체에서 방출되는 정자를 지니고 있는 우윳빛 당분성의 액체
12. 전립선(샘)	L. 고환에서 만들어진 남성 생식세포
13. 카우퍼선(샘)	M. 정자의 생산을 촉진하는 남성호르몬
14. 사정관	N. 요도를 깨끗이 하기 위해 씻어내는 액을 분출하는 선(腺)
15. 뇌하수체선	O. 남성의 육체적 발달을 담당하는 호르몬

- 유인물 2: 남성의 생식기관 그림

※ 그림을 보고 각 부분에 알맞은 이름을 쓰시오.

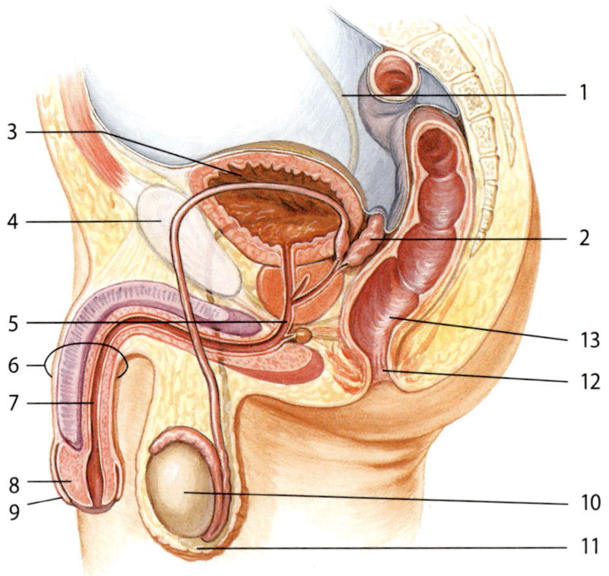

1.
2.
3.
4.
5.
6.
7.
8.
9.
10.
11.
12.
13.

03 배란과 월경

주제: 배란과 월경

목적:

1. 배란의 과정과 월경에 대해 이해하도록 한다.
2. 월경과 관계된 증상 및 질환을 이해하도록 한다.
3. 월경과 관련된 문제점을 해결하고 관리할 수 있도록 도움을 준다.

시간: 60분

준비자료: 배란 및 월경에 대한 그림이나 비디오(유인물 1)

과정:

(1) 배란과 월경에 대한 도입으로 기초적인 설명을 한다.

(2) 배란과정 및 월경에 대한 비디오를 보여준다. 난소에서 나온 난자가 난관을 통해 자궁으로 가는 길을 따라가 본다. 수정이 일어나지 않으면(난자를 수태시키기 위한 정자가 없는 경우) 자궁속의 내용물이 분리되어 질을 통해 방출된다. 학생들로 하여금 그림에 대한 설명을 듣게 하고 수태가 일어나지 않을 경우 자궁내막의 변화를 설명한다.

- 주의:

배란과 월경을 설명할 때 다음 사항을 강조한다. 모든 여성은 사춘기의 신체적 변화에 있어서 나름대로의 주기를 갖고 있기 때문에 초경이 시작되는 나이는 사람에 따라 차이가 있다. 초경 시에는 다른 신체적 변화, 즉 급격한 성장, 가슴의 발달, 체모의 발생 등을 동반하며 첫 일 년 동안은 월경주기와 기간이 불규칙하므로 자신의 월경주기가 불규칙하다고 너무 걱정할 필요는 없다. 월경의 시작은 여성이 임신을 할 수 있는 능력에 대한 신호이므로 올바른 성행동이 필요함을 강조한다. 임신을 할 수 있는 능력이 부모의 역할을 할 수 있는 능력을 의미하지 않으며, 보다 성숙하여야 하고 자립할 수 있으며 아기를 책임질 수 있을 때 부모가 되어야 함을 강조한다.

월경과 관련된 많은 질문, 예를 들면 많은 양의 혈액, 월경 시 수영과 같은 운동의 가능여부, 생리대(탐폰)의 사용, 냄새, 목욕이나 샤워를 해야 할 필요 등에 대한 질문이 예상되므로 같은 성으로 구성하여 설명해 주는 것이 좋다. 남학생이 없을 경우 여학생들은 이러한 주제에 대해서 자유롭게 질문할 수 있을 것이다.

(3) 월경과 관련된 문제점, 예를 들면 월경 전 증후군, 월경곤란 및 무 월경에 대해서 설명한다. 월경과 관련된 문제점을 해결하는데 도움이 될 수 있는 방법(예를 들면, 짠 음식 피하기, 운동하기, 매일 충분한 물 마시기, 충분한 수면 등)을 알려준다.

(4) 수업을 마무리한다.

남학생이 교실에서 월경에 대한 이야기를 할 경우 여학생들이 당황할 수 있다. 월경은 건강한 여성의 정상적 신체기능임을 학생들에게 강조한다. 월경은 개인적인 문제이므로 농담을 하거나 놀리는 것은 성숙한 행동이 아니며 타인의 감정을 존중하는 행동이 아님을 강조한다.

- 유인물 1

※ 그림을 보고 각 부분에 알맞은 이름을 쓰시오.

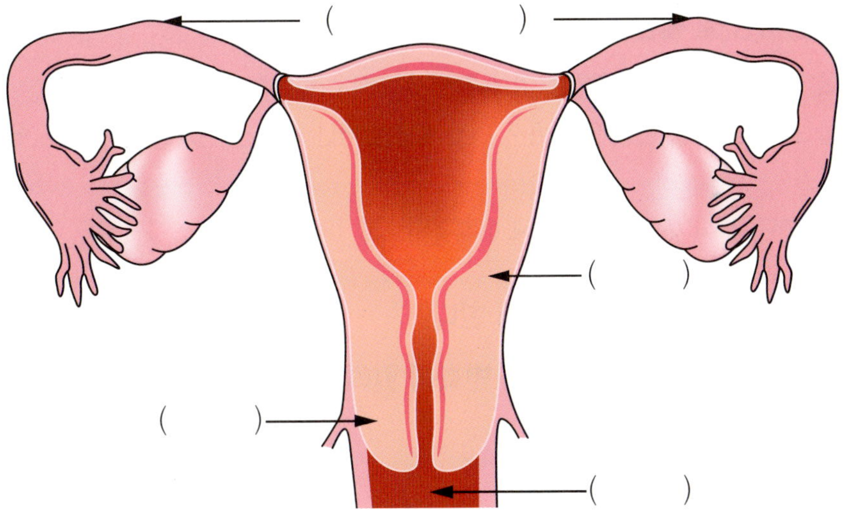

04 사춘기의 신체적 변화에 따른 정서적 변화 및 성행동

주제: 사춘기의 신체적 변화에 따른 정서적 변화 및 성행동

목적:

1. 사춘기의 신체적 변화에 따른 정서적, 심리적 변화를 이해하도록 돕는다.
2. 남자와 여자의 신체적 변화와 특징을 구별하도록 한다.
3. 남자와 여자의 신체적 변화와 더불어 발생되는 성행동을 이해하도록 돕는다.

시간: 60분

준비자료: 유인물 1

과정:

(1) 수업진행과정 및 활동을 설명한다.

- 유인물 1을 나누어주고 사춘기 동안에 일어나는 신체적 변화를 열거하도록 한다.
- 유인물 1에서 "나 자신"이란 항에서 자신에게 일어난 신체적 변화를 순서대로 열거하도록 한다.
- 유인물 1의 질문에 응답하여 교사에게 제출하도록 한다.

(2) 학생들에게 유인물 1을 작성하게 한다.

(3) 사춘기에 일어날 수 있는 신체적 변화를 알려준다.

사춘기에 일어날 수 있는 신체적 변화

여자의 신체적 변화	남자의 신체적 변화
체중의 급성장	체중의 급성장
신장의 급성장	신장의 급성장
유방돌출	젖꼭지 주위 가슴의 경미하고 일시적인 발달
음모의 성장	음모의 성장
액와모의 성장	액와모의 성장
목소리의 심화	변성
발한의 증가	발한의 증가 음경과 고환의 성장
여드름	여드름 출현
초경(월경개시)	몽정
둔부 확장	가슴과 어깨 확장
허벅지 부위 깔때기 모양으로 변화	• 팔이 보다 근육질로 변화 : 근육이 상당히 단단해짐 얼굴과 신체부위에 많은 모발 성장
• 체형의 변화 : 날씬한 어린이 체형에서 어른의 체형으로 변화	• 체형의 변화 : 날씬한 어린이 체형에서 어른의 체형으로 체력과 스테미너의 증가
골격성장의 정지	골격성장의 정지

(4) 교사는 유인물 1을 걷은 후 학생들이 겪는 신체적 변화 중 어떤 것을 가장 많이 고민하는지 파악한다. 그리고 학생들의 고민 중 몇 가지를 선택하여 토의하게 한다.

(5) 신체변화가 끝난 다음 사춘기에는 어떤 정서적 변화가 일어나는지 토의하게 한다.

- 호르몬의 증가는 성적인 사고 및 성적 매력에 대한 인식을 증가시킨다. 몽정, 자위행위, 사정에 관해서 설명한다(본 교재 5장 참조).
- 사춘기는 신체의 변화에 따라 감정, 사고, 태도가 자주 바뀌는 시기임을 강조한다.
- 독립심이 커지는 것은 청소년기의 정상 발달의 한 부분이다. 청소년기에는 독립을 주장하기 때문에 부모와의 관계가 변화하기 시작하고 때로는 어려움을 겪기도 하지만 부모와 대화를 하는 것이 중요하다는 것을 인식시킨다. 실제로 성은 말을 꺼내기 가장 불편한 주제이지만 부모님은 많은 경험에 근거해서 실제적이고 상식적인 충고를 제공하여 주기 때문에 부모님을 자랑스럽게 여기고 신뢰하고 존경할 수 있는 기회를 가질 수 있음을 인식시킨다.

● 유인물 1: 사춘기의 신체적 변화

※ 사춘기에 일어날 수 있는 신체적 변화에 관해서 쓰시오

여 자	남 자	나 자 신

-----------------------절---취---선-----------------------

■ 질문:

1. 나에게 가장 크게 일어난 신체적 변화는 어떤 것들이 있습니까?

2. 나의 신체적 변화로 인해 어떤 고민을 하였으며 왜 그것에 대해 고민을 합니까?

05 성 역할

주제: 성역할

목적:

강의 후 학생들은 다음 사항에 대해 숙지하는 것을 목적으로 한다.

1. 사회적 성(gender)과 성 동일시 혹은 정체감(gender identity)을 정의한다.
2. 사회적 성(gender)에 관해 어디서 누구로부터 성역할에 대한 메시지를 접하는지 알아보게 한다.
3. 성과 성역할에 관해서 부정적 메시지를 파악하게 한다.
4. 부정적 메시지를 극복할 수 방법을 적어도 하나 이상 알게 한다.

시간: 60분

과정:

(1) 활동을 소개한다.

- 우리사회에서 여성 혹은 남성이라는 것이 무엇을 의미하는지에 관해서 알아볼 것이라고 설명한다. 학생들에게 생물학적 성(sex), 성역할(gender role)과 성정체감(gender identity)의 정의를 분명히 한다.
- 생물학적 성(sex): 성(sex)은 우리가 생물학적으로 남성인지 여성인지를 말한다. 우리의 성은 염색체, 호르몬 및 생식기의 결합으로 인해 태생학적 · 생리적으로 구분되어지는 성을 말한다. 예를 들면, 아기가 남아인지 여아인지는 아이가 음경(남근)을 가지고 있느냐 혹은 음순을 가지고 있느냐에 의해서 아기의 성이 결정되는 것을 말한다.
- 성역할(gender role): 사회적 성(gender)은 개인이 속한 사회문화권에서 통용되는 남성다움(maleness)이나 여성다움(femaleness or femininity)을 나타내는 심리학적 성을 의미한다. 우리가 생물학적으로 성(sex)이 남성이냐 여성이냐로 구분될지라도 성역할(gender role)은 어떻게 행동하는 것이 남성다운지 여성다운지를 의미하는 것이다. 예를 들면, 남성에 대한 전통적인 성역할은 경쟁적이고, 강건하며, 공격적이라면 여성의 전통적인 성역할은 아이를 가지고 낳고 돌보는 것이다. 그러나 이 같은 성역할은 사회나 시대에 따라 다르게 설명되어진다.
- 성정체감 혹은 성동일시(gender identity): 성정체감은 자신에 대해서 느끼는 성(gender)을 말한다. 대부분의 아동은 생물학적 성(sex), 생물학적 남성인 경우 사회적으로도 남성으로, 생물학적 여성인 경우 사회적으로 여성으로 느끼면서 성장한다. 그러나 극히 소수의 사람은 생물학적 성(sex)과 사회적 성(gender)을 서로 다르게 느껴 성을 전환하기도 하는데, 이들을 성전환자(transgendered)로 부른다.

- 사람들은 살아가는 동안 자신이 남자라는 것 혹은 여자라는 것을 인식하면서 산다. 이같이 성역할의 사회화는 출생할 때부터 남성과 여성에게 부여되는 그 사회의 가치관을 의식적 혹은 무의식적으로 받아들임으로써 자신이 속해있는 성역할과 규범을 배운다.

(2) 학생들로 하여금 생활선(lifeline)을 그리게 한다.

학생들로 하여금 선분(생활선)을 그리게 하고 선의 왼쪽 끝은 학생들이 태어난 시점을 의미하고, 선의 오른쪽 끝은 현재의 시점이라고 한다. 그리고 그들이 여태껏 살아오면서 사회적 성(gender), 즉 자신을 진정으로 남성 혹은 여성으로 인식한 사건을 세 가지 정도 생각하여 쓰라고 한다. 그리고 옆 사람과 자신의 경험을 나누고 몇 가지 예를 들어 보게 한다.

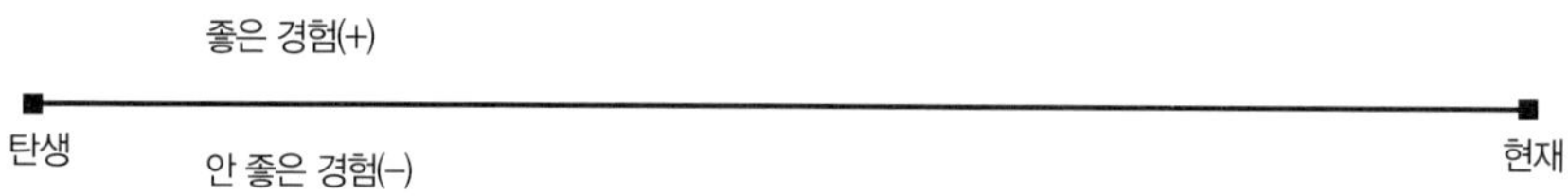

■ 사례:

- 남학생: 부모님이 여자 사촌과 옷 갈아입는 놀이를 못하게 하였음.
- 여학생: 부모님이 내가 여자라 걱정이 되셔서 나한테는 핸드폰을 사주셨는데 오빠한테는 사주시지 않으셨음.
- 여학생: 매일 저녁마다 설거지를 해야 했는데 부모님이 설거지를 하는 것은 여자가 해야 하는 일이라고 말씀하셨을 때.

(3) 소집단으로 나누어 토의하게 한다.

개인의 선분(생활선)을 그린 후에 학생들로 하여금 소집단을 형성하게 한다. 그리고 그들이 경험했던 성역할에 대한 경험을 나누고 다음 질문에 대해서 토의하도록 한다(10~15분).

- 여성의 역할과 남성의 역할은 어느 정도 유사하며 그리고 어느 정도 다른가?
- 문화에 따라서 성역할은 어떻게 영향을 받는가?
- 여러분은 사회적 성에 관해서 강력한 메시지를 어디로부터(가족, 지역사회, 종교, 대중매체) 얻는가?

(4) 소집단에 있는 학생들을 모두 소집한다.

전체 학생들을 대상으로 다음과 같은 질문을 사용하여 토의하게 한다.

토의된 내용을 종이에 적게 한다. 학생들의 응답을 적는 행동은 학습을 강화하는 역할을 한다.

- 여성과 남성의 성역할의 유사점과 차이점은 무엇인가?

- 사회적 성(gender)에 관하여 왜 여성과 남성은 다른 경험을 하는가?
- 어디에서 여러분은 사회적 성(gender)에 관해서 강한 메시지를 받는가?
- 받아들이고 싶지 않은 사회적 성(gender)에 관한 메시지에는 어떤 것들이 있는가?
- 몇몇의 학생들은 그들의 성역할에 대하여 부정적인 경험이나 메시지를 느낀 적이 있을 것이다. 좀 더 긍정적인 성역할을 느끼려면 어떻게 해야 할까?

만약 학생으로부터 대답을 얻지 못하면, 다음과 같은 제안을 한다.

- 여러분이 생각하고 느끼는 사회적 성에 대한 태도를 분명히 해야 한다.
- 성에 관하여 유사한 생각을 가지고 있는 어른이나 친구를 찾아라.
- 성에 대한 부정적인 메시지를 극복할 수 있도록 자신과 대화를 나누어라.
- 친구나 가족과 함께 성역할에 관한 대중매체의 이미지를 분석하도록 시도하라.

(5) 수업요약 및 정리

아이들에게 수고했다고 격려한다. 토의에서 나온 중요한 점들을 정리하면서 수업을 마무리 짓는다. 수업을 요약할 때 다음 사항을 포함하도록 한다.

- 사람들은 성역할에 대해서 다른 경험을 한다. 그 경험은 긍정적 경험이거나 부정적 경험일 수 있다.
- 성에 대한 우리의 경험은 우리가 속해있는 가족, 지역사회, 문화 및 대중매체에 의해서 영향을 받는다.
- 남성과 여성의 경험은 종종 다르다.
- 우리를 남성 혹은 여성으로 만드는 메시지를 수용할 것인지 아니면 거부할 것인지는 우리가 선택할 수 있다.

06 성병 혹은 성 감염sexually transmitted infection

주제: 성병 혹은 성 감염(sexually transmitted infection)

목적:

1. 성병의 전염경로
2. 성병의 증상
3. 성병 치료의 중요성

4. 성병을 어떻게 예방해야 하는지
5. 만약 성병이 발생할 경우 무엇을 해야 하는지에 관해서 이해하게 한다.

시간: 50~60분

준비자료:

1. 여러 종류의 성병에 관한 최신 자료나 팜플릿을 수집한다.
2. 칠판에 6~7개정도의 성병에 대해 기술한다.
3. 성병에 관하여 전파양식(transmission), 증상(symptoms), 치료(treatment), 예방(prevention) 및 책임감(responsibility)에 관해서 칠판에 나열한다.

과정:

(1) 수업진행 과정 및 활동을 설명한다.

- 학생들에게 성으로 인한 질병(sexually transmitted infections: STIs)은 30가지가 넘지만 우리 자신을 보호하기 위해서 성병에 관해서 알아볼 필요가 있다. 하지만 다행스러운 것은 30가지나 되는 성병에 대해서 모두 알 필요가 있는 것이 아니라 성병의 다섯 가지 공통적인 특성을 안다면 우리는 성병으로부터 자신을 보호할 수 있다는 점이라는 것을 설명한다.
  - 전파(transmission): 어떻게 성병이 옮겨지는가?
  - 증상(symptoms): 만약 성병이 있다면 어떻게 우리가 성병이 있는지 알 수 있는가?
  - 치료(treatment): 성병은 어떻게 치료가 되는가? 나을 수 있는가? 치료하지 않은 채로 놔둔다면 어떻게 되는가?
  - 예방(prevention): 어떻게 하면 성병이 걸리지 않는가?
  - 책임감(responsibility): 만약 성병이 있다는 사실을 알게 되면 그 사람들은 어떻게 해야 하는가?
- 소집단별로 자신이 다루고자 하는 성병을 한 가지 택하여 성병의 전파, 증상, 치료, 예방, 책임감에 관하여 포스터를 만들도록 한다. 성병에 관한 정보를 담고 있는 팜플릿이나 책자를 소집단에게 준다.
- 만약 그들이 받은 팜플릿이나 소책자에 예방 혹은 책임감에 관한 사항에 대해서 자세히 설명하고 있지 않으면 학생들이 생각하는 의견이나 답을 이용해 포스터를 만들게 한다.
- 포스터를 만들 때, 부모님이나 교장선생님이 볼 경우 너무 놀라지 않게 만들 것을 당부한다. 포스터를 만들 경우 성과 관련된 기관의 책임자가 되었다고 가정하여 메시지를 분명히 전달할 수 있는 포스터를 제작할 것을 요구한다.

(2) 학생들이 포스터를 만든다.

- 학급을 소집단으로 분류한다. 각 소집단은 각각 다른 종류의 성병을 선택한다.
- 각 소집단의 주제에 맞는 자료집, 소책자 및 팜플릿을 나눠준다.
- 포스터 만들 시간을 15분 정도 준다.
- 포스터를 다 만든 다음 전시하도록 한다.

(3) 학생들이 포스터에 대해 발표한다.

- 각 소집단은 자신의 주제에 따라 성병의 전파, 증상, 치료, 예방 및 책임감에 관해서 간단히 발표하도록 한다.
- 모든 소집단이 발표를 한 후, 성병이 어떻게 전파되는지 검토한다. 그리고 대부분의 성병이 어떻게 전파되는지 학생들에게 묻는다. 예를 들면 성병은 성병에 감염된 사람과 성적 접촉을 통해서라는 답을 하도록 유도한다. 그리고 칠판에 전파라고 쓰인 단어 옆에 이것을 쓴다.
  - 전파: 성병은 성병에 감염된 사람과의 성적 접촉을 통해서 감염된다.
  - 주의: HIV 혹은 hepatitis B는 감염된 주사바늘을 함께 사용할 경우 걸릴 수도 있다는 점을 강조한다.
- 성병의 증상, 치료, 예방 및 책임감에 관해서 무엇을 배웠는지 학생들에게 물어본다. 학생들이 대답한 것들을 칠판에 쓴다. 만약 학생들이 답을 제대로 하지 못할 경우 각각의 질문에 대하여 아래에 제시하는 답이 나오도록 유도한다.
  - 증상: 생식기가 예전과 다르게 느껴지고, 이상한 생식기의 분비물이 나오면 성병의 신호일 수 있다. 예를 들면, 염증, 혹, 부스럼, 발진 등이 있다. 어떤 성병은 증상이 나타나지 않을 수도 있다. 그러므로 만약 성적인 행동을 하고 있는 사람은 일 년에 한 번씩 성병과 관련된 검사를 받아야 한다고 설명한다.

- 치료: 성병에 감염되었다고 생각하는 사람은 병원이나 의사에게 의료적 치료를 받아야 하며 자연 치유되지 않는다. 그러므로 의사의 처방된 약을 복용하는 것이 중요하다.
- 예방: 성 접촉을 하지 않음으로써 100% 성병을 예방할 수 있다. 여러 명과 성관계를 하지 말아야 하고 성교 시에는 항상 콘돔을 사용하면 성병을 예방할 수 있다.
- 책임감: 성병을 가지고 있는 사람은 반드시 의료인에게 치료를 받아야 하며, 성상대자에게 성병이 있음을 알려주어야 한다.

(4) 수업을 마무리한다.

- 임질의 증상이 무엇인지 혹은 매독의 증상은 어떤 것이며 어떤 약을 사용해야 치료되는지 너무 자세히 알 필요는 없음을 강조한다. 그것은 의사나 보건전문가의 일이지 여러분의 역할은 아니라고 말한다.

- 하지만 여러분은 성병으로부터 여러분을 보호하기 위하여 다음의 다섯 가지 사항은 기억할 필요가 있음을 학생들에게 이야기한다.
  - 감염된 사람과의 위험한 성관계는 성병을 초래하며, 우리는 상대방이 성병을 가지고 있는지 항상 알 수 있는 것이 아니므로 주의해야 한다.
  - 신체가 건강할 때 어떤 상태인지 주의 깊게 관찰하면 성병에 감염된 경우 몸의 변화를 알아낼 수 있다. 어떤 성병은 증상이 나타나지 않으므로 성행동을 하고 있는 사람은 6개월 혹은 1년마다 성병검사를 받아야만 한다.
  - 성병으로 의심이 되는 증상이 나타날 경우 병원이나 보건소에 가야 한다. 성병은 저절로 치료되는 것이 아니며, 치료하지 않고 내버려두면 더욱 악화될 수 있다.
  - 성병을 예방하는 길은 성관계에 노출되지 않으면 된다. 그리고 여러 명과 성관계를 갖지 말아야 하며 성관계시에는 항상 콘돔을 사용해야 성병에 걸릴 위험을 줄이거나 예방할 수 있다.
  - 만약 성병이 있다면, 의료적 치료를 받아야 하고 성상대자에게도 알려야 한다.

07 성폭력의 예방

주제: 성폭력의 예방

목적:

1. 성폭력에 대한 정의 및 이해를 한다.
2. 성폭력에 대한 잘못된 인식을 바로 잡는다.
3. 성폭력이 어떻게 발생할 수 있는지 알아본다.
4. 성폭력 발생 후 어떻게 대처해야 하는지 알아보며, 실제상황에서 적용할 수 있는 훈련을 한다.

시간: 50~60분

과정:

(1) 수업진행과정 및 활동을 설명한다.

성폭력에 대한 O, X 퀴즈 문제를 통하여 학생들의 흥미를 유도하며 잘못알고 있는 성폭력에 대한 지식 및 태도를 수정하여 올바른 성 가치관을 갖도록 한다. ○, × 퀴즈방법은 보건교육자가 말하고자 하는 내용을 사실 또는 허구로 구성해서 표현하면 다른 피교육자들은 정답을 찾으려고 주의 깊게 듣게 되어 내용에 대한 사실 여부를 유추하므로 사고력이 증가된다.

① 컴퓨터 통신을 이용하여 계속해서 음란물을 올리거나 전화로 음담패설을 하는 경우는 성폭력이며, 처벌 할 수 있는 법 조항이 있다. (○)

>> 성폭력의 정의를 설명한다.

- 성폭력은 강간뿐만 아니라 원치 않는 신체적 접촉, 음란전화, 컴퓨터 통신이나 삐삐 등을 통해서 접하게 되는 불쾌한 언어와 치근거림, 음란한 눈빛으로 바라보는 것 등 성적으로 가해지는 신체적, 언어적, 정신적 폭력을 말한다. 또한 성폭력에 대한 막연한 불안감이나 공포, 그리고 그것으로 인한 행동제약도 간접적인 성폭력에 해당한다.
- 성폭력 특별법 제 14조 – 1년 이하의 징역 또는 300만 원 이하의 벌금에 처함
  성폭력은 신체적인 폭력(강간)만 해당된다고 흔히 생각하지만 실제로는 신체적 폭력 뿐 아니라 정신적, 심리적으로 입는 피해의 경우 이를 이용하는 사람들이 늘어나면서 급증하는 신종범죄 중 하나이다.
- 대처법으로 어떤 방법을 사용할 수 있을 것인지에 대하여 학생들에게 물어본다.

통신을 이용한 범죄의 경우:

통신으로 보낸 음란한 내용을 저장하여 증거자료로 남겨두고 신고하면 추적이 가능하다. 계속해서 이상한 전화가 걸려올 경우 대처방법으로는 우선 놀라거나 흥분하지 말고 발신번호표시가 나오므로 계속 이런 전화를 할 경우 신고하여 혼내 줄 것이라고 분명히 말한다. 학생들이 장난전화를 하지 않도록 지도한다.

② 성폭력 피해자는 노출이 심한 옷을 입었거나 밤늦게 다닌 젊은 여자가 대부분이다.(×)

통계자료에 의하면 피해자의 대부분이 20세 미만의 미성년자이며 초등학생이나 유치원생 혹은 그보다 나이가 어린 피해자도 많다. 이러한 연령의 분포만 보더라도 노출이 심한 옷을 입은 여성이 대부분일 것이라는 예상은 맞지 않음을 알 수 있다. 또한 노출이 심한 여름철에 성폭력이 더 많이 일어나고 밤늦은 시간에 일어날 것이라고 생각하지만 계절에 따른 분포나 시간대별 성폭력 분포는 별 차이가 없는 것으로 조사되었다(대한가족보건복지협회, 1998).

③ 성폭력의 가해자는 대부분 아는 사람이다. (O)

성폭력은 모르는 사람에 의해 당하는 피해라고 흔히 생각하지만 실제로는 아는 사람에 의한 피해가 많다. 친척, 교사, 동네사람, 친구, 선배 등 아는 사람의 종류도 다양하다.

④ 대부분의 강간범들은 칼이나 주먹을 사용한다. (×)

흉기를 사용하거나 신체적인 위협을 가하는 경우보다 심리적인 위협을 가하는 경우가 훨씬 더 많다. 여러 가지 조건들이 있지만 흉기로 위협을 하고 강간을 한 경우 특수강간이라고 하는데 특수강간의 비율이 일반강간에 비해 숫자가 훨씬 적다(대한가족보건복지협회, 1998). 흉기가 없이

단순히 말이나 심리적인 위협만으로도 여성들은 제압당할 수 있는데 이는 여성들이 저항이나 싸움에 그다지 길들여져 있지 않기 때문이다.

⑤ 끝까지 저항하면 강간은 불가능하다. (×)

흉기로 위협하거나 때로는 말로 위협하기 때문에 잘못하면 위험에 빠질 수 있다.

⑥ 우리나라 성폭력 고소율은 약 10%정도이다. (×)

1990년 한국형사정책연구원에 의하면 우리나라 강간 신고율은 2.2%에 불과하고 1992년 4월 경찰청에서는 우리나라의 강간범죄 발생건수가 인구 10만명 당 9.8명으로 미국, 스웨덴에 이어 세계에서 세 번째로 높은 것으로 나타났다(가족보건복지협회, 1998). 피해여성들은 남성의 성적 충동을 유발시켰거나 여성의 부주의로 성폭력을 당했다고 비난하는 사회적 분위기와 피해를 당한 당사자 및 가족들은 창피하거나 망신스럽다는 이유로 신고를 잘 하지 않는다. 대부분의 성폭력 범죄가 은폐됨으로써 성폭력의 심각성이 간과되어 사회적 범죄로 인식되지 않는 경향이 있다.

(2) 성폭력이 왜 발생하는지 설명하고 수업을 마무리한다.

- 잘못된 성인식

  성폭력을 남성의 성적 충동에 의해서 일어나는 우발적 범죄라고 생각하여 남성의 성폭력에 관해서 관대한 생각을 하며 성폭력을 한 경우에도 폭력 범죄로 인식하는 것이 아니라 성관계로 보는 인식.

  성폭력은 같은 위기상황에서 여성이 "안 된다"라고 의사표현을 해도 남성은 이미 잘못된 생각으로 인해 좋으면서 싫다고 표현하는 것으로 받아들여 성폭력을 행함.

- 왜곡된 성문화

  성의 상품화로 인해 음란, 퇴폐 내용(건강하고 정상적인 성관계보다는 비정상적이고 변태적인 성행위를 보여줌)의 비디오나 성인 잡지, 음란 만화 등은 성폭력과 성범죄를 조장하는 분위기를 가져올 수 있음.

- 성교육의 부재

  가정과 학교에서 성교육이 매우 피상적이고 해부생리학적인 교육에 그치기 때문에 학생들은 스스로 음란 비디오나 성인 잡지, 음란 만화 등을 통해 잘못된 성지식을 가짐. 이처럼 잘못된 성지식을 여과하지 않고 받아들임으로써 죄의식을 느끼지 못한 채 성폭력을 행할 수 있음.

- 성폭력에 대한 그릇된 인식

  피해여성들은 남성의 성적 충동을 유발시켰거나 여성의 부주위로 성폭력을 당했다고 비난하는 사회적 통념으로 인해 피해 여성은 오히려 자신이 죄인인 것 같은 느낌을 받는 경우가 많음. 성폭력 피해자는 고소하고 나서 겪는 이중의 고통을 못 이겨 고소를 취하하거나 아예 고소를 하지 못하는 경우도 있음.

성폭력에 대한 인식부족으로 인해 피해자는 피해사실을 아예 은폐하거나 법적 과정을 포기하므로 가해자는 또 다시 성폭력을 가하는 결과를 낳게 됨.

08 자기 자신 표현하기

주제: 자기 자신 표현하기

목적:

1. 학생들로 하여금 분명한 의사소통(assertive communication), 수동적 의사소통(passive communication)과 공격적 의사소통(aggressive communication)을 구분하게 한다.
2. 분명한 의사소통기술을 익혀 자신의 의사를 전달하는 연습을 한다.

시간: 45분

준비자료: 각각의 문장이 쓰여 있는 카드

내가 할 수도 있지만 좋아하지는 않아	난 관심 없어
다시 한 번 말해도 아니야	아니야. 좋은 생각이 아닌 것 같다
내 마음이 변했어	다시 한 번 생각해 봤는데 아니야
전에 한 번도 해본 적이 없어	내가 할 수 있다고 생각하지 않아
싫어	고맙지만 싫어
나 없이 가	가지 않기로 결정했어
싫어. 가고 싶지 않아	너를 좋아하기는 하지만 가고 싶지 않아
원치 않아	아직 준비가 덜 되었어
지금 생각이 변하지 않을 거야	네가 말하는 방식이 마음에 들지 않아
절대 안 돼. 너 농담하니?	고맙지만 안 돼

과정:

(1) 의사소통방법을 설명하기

• 칠판에 수동적 의사소통, 공격적 의사소통, 분명한 의사소통을 쓴다. 우리들 대부분 다른 상황에서 세 가지 방법으로 의사소통을 한다. 우리는 분명하게 의사소통하기를 원하므로, 여

러 방법 간의 의사소통의 차이를 아는 것은 중요하다는 것을 인지시킨다. 그리고 다음의 정의를 이용하여 의사소통 방법을 간단히 설명한다.

- 수동적 의사소통(passive communication): 간접적이고 분명하지 않은 메시지를 말하며 전혀 우리의 감정을 표현하지 않는 것이거나 혹은 마음이 쉽게 변화될 것 같은 느낌이 들어 금방 설득될 수 있는 것처럼 보이는 방법이다.
- 공격적 의사소통(aggressive communication): 의도적으로 다른 사람의 마음을 상하게 하거나 압력을 주기 위해서 사용되는 적대적 혹은 강압적 메시지를 사용하므로 공격적 방법은 감정을 상하게 할 수 있다.
- 분명한 의사소통(assertive communication): 직접적이고 분명한 메시지이나 다른 사람의 기분을 상하게 하지 않는다. 이 방법은 다른 사람의 감정을 고려하고 있다는 것을 표현하며, 정직하고 신뢰를 줄 수 있도록 감정을 표현하는 방법이다.

(2) '비언어적 요소(Non-verbal Elements)'에 관해서 설명하기

무엇을 말해야 하는지, 어떻게 말해야 하는지에 관한 의사소통방법을 설명한다. 어떤 언어를 사용해야 하며 어떻게 의사를 전달해야 하는지 설명한다. 특히 말을 전달하는 방식 중 비언어적인 의사소통에 초점을 두어 설명한다.

(3) 비언어적 의사소통(Nonverbal Elements of Communication) 방법의 예

비언어적 의사소통의 세 가지 중요한 예, 눈 마주침(eye contact), 목소리의 고조(tone of voice), 몸짓(body language)에 관해서 설명한다. 눈 마주침, 목소리의 고조, 몸짓을 칠판에 쓴다.

언어적 혹은 비언어적 언어를 사용하여, 학생들에게 세 가지 의사소통 방법으로 의사를 전달하는 연습을 시킨다. "나는 원하지 않아" 라는 문장을 연습시킨다.

- 눈을 응시하지도 않고, 부드럽고, 불안정한 목소리와 몸을 움직이면서 구부정한 자세로 말을 하도록 한다. 그 말을 여러 번 하게 한 후 학생들로 하여금 눈의 마주침, 목소리의 톤, 몸짓이 어떠했는지 물어본다. 칠판의 "수동적인 의사소통"이란 단어 밑에 관찰한 것을 간결하게 적게 한다.
- 공격적인 의사소통을 하게 한다. 똑같은 문장("나는 원하지 않아")을 눈을 응시하고, 크게 말하고 몸은 상대방에게 매우 가깝게 하여 말하게 한다. 칠판에 그들이 관찰한 것을 적게 한다.
- 분명한 의사소통을 똑같은 방법으로 하게 한다. 같은 말("나는 원하지 않아")을 눈을 마주치고, 강한 어조로 말하고 똑바로 서 있거나 앉아서 말하도록 한다. 칠판에 다음 그림을 그리고 각각의 의사소통에 해당되는 곳에 학생들이 관찰한 것을 적도록 한다.

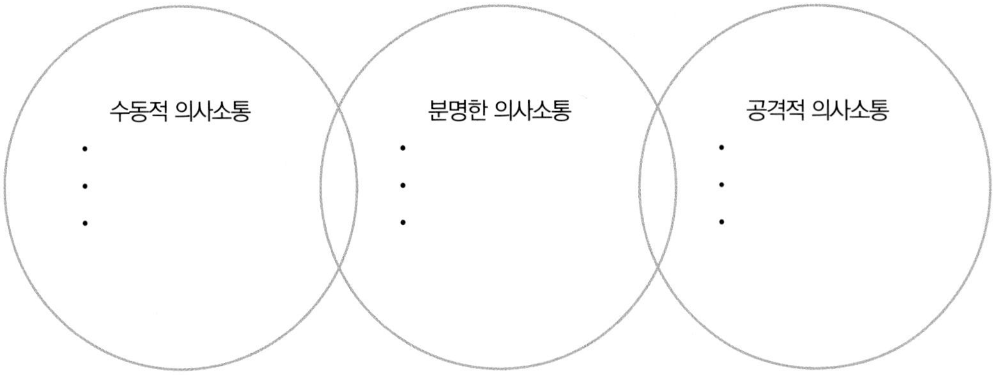

(4) 의사소통방법을 연습하게 한다.

- 의사소통을 할 사람을 자원하게 하여 10명 정도 나오게 한다. 각각의 학생들에게 문장이 쓰여 있는 카드를 주어 각 카드에 적힌 문장을 세 가지 방법으로 의사소통하게 한다.
- 앉아 있는 나머지 학생들에게 앞에서 시범을 보이고 있는 학생들이 어떻게 표현하는지 관찰하도록 하게 한다.
- 첫 번째 시범학생에게 한 문장을 표현하도록 하게 한다. 나머지 학생에게 그 학생이 어떤 의사소통방법을 사용하고 있는지 각각에 관해서 손을 들어서 발표하게 한다. 그리고 왜 그렇게 생각하는지 이유를 말하게 한다. 만약 많은 사람들이 손을 든 학생과 동의하지 않거나 혹은 앞에서 시범을 보인 사람이 의도한 의사소통과 다르다고 생각한다면 왜 그렇게 생각하는지, 특히 비언어적 메시지에 관해 서로 토의하게 한다. 지원자에게 적절하게 피드백을 주어 재미있게 연습하도록 한다.
- 각각의 시범자에게 이 과정을 반복하도록 한다.

(5) 결론

분명한 의사소통에 필요한 요소를 검토하여 수업을 마무리하며, 각 친구들과 대화 시 분명한 의사소통을 하도록 연습시킨다.

09 위험한 상황을 피하는 기술

주제: 위험한 상황을 피하는 기술

목적:

1. "위험한 상황을 피하는 기술(delaying tactics)"의 목적은 청소년에게 원치 않는 성행동으로의 발전을 예방하기 위해서이다. 때로는 '싫다'고 직접적으로 말하기 힘들 경우 그 상황에 피하여 좀 더 생각할 시간을 가지고 싶을 경우 위험한 상황에 대처하는 방법을 익히고자 한다.
2. 이러한 기술은 청소년이 알아야 하는 중요한 기술이라고 할 수 있는데 그 이유는 다음과 같다. 첫째, '싫다'고 말하는 방법 중 어떻게 말하는 것이 상대방과의 관계를 계속 유지할 수 있는 방법을 생각할 시간이 필요한 경우이다. 또한 자신이 성적 행동을 원하는지 혹은 원치 않는지에 대하여 매우 혼란스럽고 어떻게 대처해야 할지 모를 경우 생각할 시간을 확보해야 할 경우이다. 그러므로 "위험한 상황을 피하는 기술(delaying tactics)"은 어떤 결정을 해야 하며 앞으로 어떻게 행동해야 하는지에 대해 생각할 시간을 준다. 둘째, 그들은 이성교제 시 분위기를 깨거나 흥분을 가라앉히기 위하여 어떤 말을 해야 할 필요가 있는 경우이다. 마지막으로 상대방을 너무 당황스럽게 만들고 싶지는 않으면서 관계를 깨고 싶지 않을 경우에도 "위험한 상황을 피하는 기술(delaying tactics)"이 필요하다. 그러므로 이 시간에 제시하는 다섯 가지 접근 방법 중 적당한 방법을 사용함으로써 위험한 상황에 적절히 대처하는 능력을 키우는 것을 목적으로 한다.

준비:

1. 칠판에 "위험한 상황을 피하는 기술(delaying tactics)"을 칠판에 쓴다.
2. "위험한 상황을 피하는 기술(delaying tactics)"에 대한 유인물 1을 나누어준다.
3. "선물과 꽃" 유인물 2
4. "관찰자 점검" 유인물 3

과정:

(1) "위험한 상황을 피하는 기술(delaying tactics)"을 소개한다. (20~40분)

- "위험한 상황을 피하는 기술(delaying tactics)"은 원치 않는 성행동을 피하는 방법과 위험한 상황에 어떻게 잘 대처할 수 있는지에 대한 방법이라고 설명한다. 많은 경우, 여러분이 원하지 않는 제안을 받을 경우 '싫다'라고 분명히 말하는 것이 좋다. 그러나 어떤 경우에는 직접적으로 '싫다'라고 말하기 힘들거나 여러분 자신이 혼란스러운 감정이 들 수 있다. 어떻게 행동을 해야 하는지에 대한 충분한 생각없이 많은 사람들은 충동적으로 잘못된 의사결정과 행동을 한다. 그러므로 그들이 정말로 원하는 것이 무엇이며 어떤 것이 옳은 결정인지에 대해

생각할 시간이 필요한 경우 "위험한 상황을 피하는 기술(delaying tactics)"을 사용할 수 있다.

- "위험한 상황을 피하는 기술(delaying tactics)"에 대하여 칠판에 다섯 가지 행동을 나열한다. 여기서 제시한 기술을 모두 사용할 필요는 없음을 지적한다. "위험한 상황을 피하는 기술(delaying tactics)"의 목적은 그 상황을 질질 끌지 않고 가능한 빨리 끝내는데 있다.
- "위험한 상황을 피하는 기술(delaying tactics)"
  - 위험한 상황을 피할 수 있는 말
  - 위험한 상황을 피할 수 있는 행동을 취함
  - 공간을 확보
  - 위험한 상황을 빨리 끝내기
  - (필요한 경우) 좋은 관계(relationship)를 형성하기
- "위험한 상황을 피하는 기술(delaying tactics)"의 유인물 1을 나누어준다. 학생들에게 어떤 말이나 행동을 더 첨가할 수 있는지 간단히 검토하게 한다.

(2) 역할극(role play)을 연습하고 시범을 보이게 한다.

유인물 2와 유인물 3을 나누어 준다.

- 유인물 2에 나누어진 역할극에서 사용할 수 있는 반응을 학생들로 하여금 쓰도록 한다. "위험한 상황을 피하는 기술(delaying tactics)"에 관해서 한 두 가지정도 생각하여 적용할 수 있는 것을 쓰도록 유도한다.
- 두 학생을 앞으로 나오게 하여 시범을 보이게 한다.
- 적어도 두 명의 남학생과 두 명의 여학생으로 구성하여 소집단으로 나눈다. 다음에서 제시하는 4가지 규칙을 적용하여 학생들 모두 돌아가면서 하도록 한다.
  - 학생1: 제시한 문장을 실감나게 읽는다. (유인물 2)
  - 학생2: 읽은 문장에 대하여 나름대로 반응한다. (유인물 2)
  - 관찰자1: "위험한 상황을 피하는 기술(delaying tactics)"에서 제시한 기술이 제대로 잘 사용되었는지 평가한다. (유인물 3)
  - 관찰자2: "위험한 상황을 피하는 기술(delaying tactics)"에서 제시한 기술이 제대로 잘 사용되었는지 평가한다. (유인물 3)

■ 주의할 사항:

학생들이 역할극을 할 수 있도록 돕는 것이 중요하다. 선생님이 문장을 읽을 학생과 반응을 읽을 학생을 지목하여 시범을 보인 후 어떻게 해야 하는지 설명한다. 학생들이 연습하는 동안 학생들이 "위험한 상황을 피하는 기술(delaying tactics)"에서 제시한 기술을 제대로 잘 사용하고 있는지 돌아다니면서 관찰하여 잘못된 경우 올바로 고쳐준다.

유인물 1: 위험한 상황을 피하는 기술

다음에서 제시하는 "위험한 상황을 피하는 기술(delaying tactics)"을 주의 깊게 읽어보세요. 그리고 여러분이 생각했을 때 좀 더 첨가할 사항이 있으면 빈 칸에 적어주세요.

1. 위험한 상황을 피하는 언어(말)

다음과 같이 말할 수 있을 것입니다.

"나 준비가 안 됐어" "지금은 적절한 때가 아니야"

"지금은 안 돼" "오늘 밤은 안 돼. 목이 몹시 아프고 부었거든"

"미안해. 나 가봐야만 해" "집에 전화해야 하는데"

____

____

2. 위험한 상황을 피하는 행동

다음과 같은 행동을 할 수 있습니다.

헛기침을 계속 한다. 키스를 멈춘다.

혼란스런 표정을 짓는다. 화장실에 간다.

무언가 떨어뜨린다. 무언가 잃어버린 척 한다.

____

____

3. 공간을 확보하기

다음과 같은 말이나 행동을 할 수 있습니다.

"이런 일에 대하여 생각할 시간이 필요한 것 같아"

뒤로 물러서게 한다.

몸 앞에 팔을 놓는다.

물러선다.

____

____

4. 상황을 빨리 끝낸다.

다음과 같은 말이나 행동을 할 수 있을 것입니다.

"나 지금 가 봐야 해" 상대방을 밀어낸다.

"어머나, 시간 좀 봐" 멀리 걸어간다.

____

____

유인물 1: 위험한 상황을 피하는 기술-계속

5. 관계를 조성하기

다음과 같이 말할 수 있을 것입니다.

"네가 이런 행동을 하는 것이 쉽지 않다는 것 알아"

"내일 전화할게"

"나 역시 너를 좋아해"

"네가 더 이상 이런 식으로 행동하지 않았으면 좋겠어."

자료: ETR Associates' Resource Center for Adolescent Pregnancy Prevention

유인물 2: 선물과 꽃

선물과 꽃

장소와 상황:

나는 몇 달간 데이트를 하고 있습니다. 그 혹은 그녀는 나를 저녁식사에도 초대하고, 영화도 같이 보러가고, 집에도 데려다 주고, 꽃과 선물도 주었습니다. 나는 그(혹은 그녀)가 내게 보이는 관심과 행동을 즐기고 있습니다. 어느 날, 친구들과 함께 놀고 있는데 그(혹은 그녀)가 조용한 곳에 가자고 제안을 합니다. 상대방은 당신과 보다 가까워지기를 원하고 있고 키스나 성관계까지도 원하는 것 같습니다. 그러나 나는 그(그녀)와의 친밀한 관계는 좋지만 성관계를 원치 않으며 생각해보지도 않았습니다.

사람1: 우리 함께 지낸 모든 시간들이 굉장히 멋진 것 같아. 나는 네게 최선을 다하려고 노력하고 있어. 우리 어디 조용한 곳에 가자.

사람2:

사람1: 큰 일 날일 아니잖아, 단지 우리 사이가 진행되고 있다는 것일 뿐이야.

사람2:

사람1: 나는 단지 너랑 좀 더 가까워지고 싶은데...

사람2:

사람1: 다른 친구들 모두 하는데 뭐 어때. 단지 그 사람들은 네게 말을 하지 않아서 모를 뿐이야.

사람2:

유인물 2: 선물과 꽃-계속

사람1: 만약 네가 진정으로 나를 사랑한다면, 할 수도 있잖아.
사람2:

사람1: 나는 너를 사랑하는데 너는 나를 좋아하지 않는 것 같아.
사람2:

유인물 3: 관찰자 평가표

이름:______________________ 날짜:______________________

관찰자 평가(checklist)
위험한 상황을 피하는 기술

행 동	역할극 번호					
	1	2	3	4	5	6
위험한 상황을 피하는 언어(말)						
위험한 상황을 피하는 행동						
공간을 확보하기						
상황을 빨리 끝낸다.						
관계를 조성하기						

자료: ETR Associates' Resource Center for Adolescent Pregnancy Prevention

10 이성교제 시 "싫다(No)"라고 말할 수 있는 성행동

주제: 이성교제 시 "싫다(No)" 라고 말할 수 있는 성행동

목적:

1. 자신의 의사를 분명하게 말할 수 있는 훈련을 한다.
2. 자신이 원치 않는 성행동에 대해서는 분명하게 "싫다(No)"라고 표현하도록 한다.
3. 이성교제 시 발생할 수 있는 상황을 생각하는 기회를 갖는다.

준비:

1. 칠판에 "이성교제 시 No라고 말할 수 있는 성행동"을 칠판에 쓴다.
2. "너 날 원했잖아" 유인물 1
3. "이성교제 시 발생될 수 있는 성행동"에 대한 유인물 2

과정:

(1) 활동을 소개한다.

- 5~6명의 소집단으로 조를 나눈다.
- "너 날 원했잖아"의 유인물 1과 "이성교제 시 발생될 수 있는 성행동"에 대한 유인물 2를 나누어준다.
- 이성교제 시 발생할 수 있는 성행동에는 어떤 것들이 있는지 토의하게 한다.
- 조별로 토의한 내용을 접촉의 단계별(① 어깨, 허리에 손 얹기, ② 포옹, ③ 키스, ④ 성관계)로 발표하게 한다.

(2) 수업을 마무리한다.

- 인간관계에서 상대방의 제안이나 요구를 거절하기는 매우 어렵다는 것을 학생들에게 말한다. 자기가 좋아하는 상대에게는 더욱 그렇다. 하지만 상대방을 좋아한다는 것은 책임감(responsibility), 존경하는 마음(respect), 서로 잘 알고 이해하는 마음(knowledge), 서로 아끼고 보호해 주려는 마음(care)이 필수적으로 수반되는 것이다. 그러므로 나와 파트너가 서로 원하고 책임을 질 수 있을 때까지 당당하게 "싫다(No)"라고 말할 수 있어야 하며 상대방의 "싫다(No)"도 존중해 주는 자세가 중요함을 강조한다.
- "싫다(No)"라는 메시지를 효과적으로 전달하는 방법으로 다음과 같은 방법을 제시해준다.
  - 1단계 : 상대방의 제의와 고마움을 표시하며 너무 난처하지 않게 한다.
  - 2단계 : 현 시점에서 자신은 성관계를 원치 않음을 분명히 밝힌다.

- 3단계 : 현시점에서 대안이 될 수 있는 행동, 예를 들면 "성관계보다는 너와 많은 대화를 나누고 싶어" 등을 제시한다.
- 4단계 : 성심성의껏 충분히 자신의 의견을 밝혔음에도 불구하고 계속 성행동을 요구하면 자신의 의사를 배려하지 못하는 사람과 더 이상 교제를 원치 않음을 분명히 밝힌다.

유인물 1: "너 날 원했잖아, 내가 뭘 잘못한 거니?"

유미는 고등학교 2학년 여름방학 때 친구의 생일파티에서 중학교 동창인 현우를 만났다. 처음 본 순간부터 괜찮다는 생각이 들었다. 그날 생일파티는 늦게 끝났는데 마침 현우가 유미의 집과 멀지 않아서 데려다 준다고 하였다.

순간 유미는 현우도 자기에게 좋은 느낌을 가지고 있음이 느껴졌다. 그를 만난 지 불과 몇 시간밖에 안 됐지만, 유미는 그날 밤 집으로 오면서 왠지 좋은 예감이 들었다.

며칠 뒤, 유미는 친구에게 현우의 전화번호를 알아냈고, 그날 밤 집까지 데려다 주어 고맙다는 핑계로 그에게 전화를 했다. 그것이 계기가 되어 두 사람은 일 주일 만에 두 번째로 만나게 되었다. 유미는 미리 예매해두었던 영화 티켓 두 장을 내밀었고, 현우는 답례로 저녁을 샀다. 그날 두 사람은 많은 이야기를 나누었고, 유미의 예감은 점점 굳어져 가는 것 같았다. 더구나 집으로 가려고 나서는데 하늘이 도우려는지 갑자기 소나기가 내리기 시작했다. 그날 현우는 후드가 달린 자기 점퍼를 벗어 유미에게 입혀주고는 자신은 비를 맞으며 그녀를 집 앞까지 바래다주었다. 유미는 다음에 또 만나자는 약속도 없이 그저 감기 들지 않게 조심하라는 말 한 마디만 던지고 온몸이 비에 젖은 채 돌아가는 현우의 뒷모습을 지켜보면서 말로는 표현할 수 없는 묘한 감정을 느꼈다.

그녀는 자신도 모르게 현우의 이름을 불렀고 그가 뒤돌아보았다. 그녀는 무작정 뛰어가서 그에게 포옹을 했고 현우는 그녀를 거부하지 않았다. 그날 밤 이후 두 사람은 급속도로 가까워졌고, 여름방학이 끝날 때까지 거의 매일 만나다시피 했다. 점차 키스도 자연스럽게 하게 되었다. 하지만 그들이 만난 지 백 스무 하루째 되던 날 그들의 사랑은 마침표를 찍고 말았다.

현우는 부모님이 여행을 가셨다고 하며 유미를 자신의 집에 초대하였다. 방안에서 음악을 들으며 두 사람은 분위기에 젖어 누가 먼저랄 것도 없이 격렬하게 키스를 나누었다. 곧이어 현우의 손길이 어느 날보다 과감해지기 시작하면서 그의 몸을 강하게 밀착시켜왔다. 그가 그녀의 브래지어 고리를 끄르고 가슴을 만지기 시작하자 유미의 몸은 순간적으로 움츠러들였다. 이대로 자꾸 가면 안 될 것 같다는 생각이 머리를 스쳤다. 그러나 한편으로는 그에게 모든 걸 맡기고 하나가 되고 싶은 욕망을 느꼈다. 유미의 머릿속이 실타래 엉키듯 복잡해져가는 동안 현우의 손길은 그녀의 갈등과 아무 상관없이 이미 그녀의 가슴을 떠나 허벅지로 옮겨가고 있었다.

유미는 더 이상은 안 될 것 같아 거부하고 싶었지만 온몸이 나른해지며 힘이 빠진데다가 키스를 하고 있는 상태에서 말도 제대로 할 수 없었다. 그의 손길이 매우 빠르게 움직였고 이제는 그녀의 속옷을 끌어내리고 있었다. 순간 그녀는 첫 관계를 이런 식으로 보낼 수는 없다고 생각했다.

유미는 있는 힘을 다해 현우를 떠밀었고, 왠지 모를 슬픔에 두 눈에는 눈물이 맺혔다. 두 사람 사이에

유인물 1: "너 날 원했잖아, 내가 뭘 잘못한 거니?"-계속

잠시 동안 어색한 침묵이 흐르고 난 뒤 현우가 그녀에게 물었다. 자신을 사랑하지 않느냐고. 그리고 이렇게 덧붙였다.

"너 날 원했잖아, 내가 뭘 잘못한 거니?"

유미는 그날 아무 대답도 하지 않았다. 아니 할 수 없었다. '내가 그를 사랑하기는 한 걸까?' '나는 정말 그를 원했을까?' '그가 뭘 잘못한 걸까?' 아무리 생각해봐도 그의 물음에 어떤 대답을 해줘야 할지 알 수 없었기 때문에…….

자료: 결혼할까 혼자 살까(2001) 내용 수정 발췌

---------------- ----절——취——선---- ----------------

1. 내가 주인공이라면 어떻게 했을까?
2. 유미는 정말 현우를 사랑한 것일까?
3. 현우는 유미를 정말 사랑한 것일까?
4. "싫다(No)"라는 메시지를 어떻게 하면 효과적으로 전달할 수 있을까?

유인물 2: 이성교제 시 발생될 수 있는 성행동

접촉의 단계(각 경우를 3가지 이상 쓸 것)

	허리, 어깨에 손 얹기
언제	
어디서	
왜, 할까?	
상대방이 거절하면?	
동의한다면 상대방은 어떤 느낌일까?	
그 이후 둘 사이는 어떻게 변할까?	
설문지 작성 후 느낌	

	포 옹
언제	
어디서	
왜, 할까?	
상대방이 거절하면?	
동의한다면 상대방은 어떤 느낌일까?	
그 이후 둘 사이는 어떻게 변할까?	
설문지 작성 후 느낌	

접촉의 단계(각 경우를 3가지 이상 쓸 것)

	키 스
언제	
어디서	
왜, 할까?	
상대방이 거절하면?	
동의한다면 상대방은 어떤 느낌일까?	
그 이후 둘 사이는 어떻게 변할까?	
설문지 작성 후 느낌	

	성 관 계
언제	
어디서	
왜, 할까?	
상대방이 거절하면?	
동의한다면 상대방은 어떤 느낌일까?	
그 이후 둘 사이는 어떻게 변할까?	
설문지 작성 후 느낌	

11 Workshop 주제:자녀와 성sexuality에 대하여 이야기하기

목적:

- 성(sexuality)에 대해서 정의할 수 있다.
- 성에 관해서 자식들과 함께 공유하고 싶은 개인적, 정신적(spiritual) 가치를 파악한다.
- 성에 관한 가치와 정보를 공유하기 위해 가르칠 수 있는 순간을 포착하여 대화하는 기술을 익힌다.

시간: 1시간 30분

준비물:

큰 종이(2절지), 테이프, 매직펜, 성과 관련된 다양한 소책자 혹은 팜플릿, 유인물('가르치기 적합한 순간' 유인물 1, '성 면접' 유인물 2)

사전 준비:

- 워크숍에 필요한 자료를 모은다.
- 큰 종이(포스터)에 위에서 제시한 학습 목적을 쓴다.
- '성에 관한 피자' 모형을 준비한다.
- 유인물을 워크숍의 인원에 맞추어 복사한다.
  - '가르치기 적합한 순간' 유인물 1
  - '성 면접' 유인물 2

과정:

(1) 워크숍 진행순서 및 강사를 소개한다.(10분)

- 워크숍에 오신 여러분을 진심으로 환영한다는 인사를 하고 오늘의 워크숍을 어떻게 개최하게 되었는지에 대한 설명과 나(강사)를 소개한다. 다른 강사도 소개한다.
- 어색한 분위기를 없애기 위해, 학부모들에게 돌아가면서 다음과 같은 정보를 공유하도록 한다.
  - 이름
  - 자녀의 나이와 성
  - 성에 관한 정보를 처음 어디서 접했는지
- 부모가 자녀를 키우면서 겪는 개인적 경험을 이해하며 공유하고 있음을 말한다. 오늘 우리는 성에 관해서 이야기를 할 것이고, 우리가 인생을 살아가면서 성역할과 성행동이 어떻게 진행되고 발전되어야 하는지에 관해서 이야기할 것임을 말한다. 특히, 부모는 자식에게 성

을 가르치는 중요한 역할을 하며 우리의 개인적인 가치를 공유하는 것은 매우 중요하다고 언급한다.

- 준비된 학습목적이 적힌 포스터를 보면서 참가한 부모와 학습 목적이 제대로 설정되었는지 점검한다.

(2) sex와 sexuality를 구분하고 sexuality가 포함되어야 할 범주를 정의하기(15분)

① 생물학적 성(sex)과 섹슈얼리티(성: sexuality)에 관해서 정의한다. 성의 개념을 통해 성의 범주를 살펴본다.

영어로는 성을 sex와 sexuality로 표현한다. 그러나 우리나라에서는 둘 다 성으로 번역을 한다. 하지만 엄밀히 말하면 두 단어의 성의 개념은 구분할 필요가 있다. 여기서 sex와 sexuality를 생물학적 성(sex)과 행동으로서의 성(sexuality)으로 번역하여 개념을 정리해 보자고 한다.

- 생물학적 성(sex)을 칠판에 쓰고 어떤 생각이나 감정이 떠오르는지 물어보고 종이에 쓰게 한다.
- 이번에는 섹슈얼리티(성: sexuality)에 관해서 어떤 생각이나 감정이 떠오르는지 물어보고 종이에 쓰게 한다.

이 두 단어를 통해 성이란 무엇인지 정의를 하고 싶다고 설명한다. 생물학적 성은 우리가 남성인지 여성인지를 말하는 것이다. 이것은 우리가 남성의 생식기, 즉 음경을 가졌느냐, 아니면 여성의 생식기인 음순을 가졌느냐에 의해서 결정된다. 섹슈얼리티(성: sexuality)는 생물학적 성(sex)보다 훨씬 더 큰 개념이다. 이것은 우리가 태어날 때부터 시작되어 죽을 때 끝나는 것으로 일생동안의 과정으로 나타나는 것이다. sexuality는 생물학적 성 뿐만 아니라 우리가 남성으로서 혹은 여성으로서 어떻게 생각하고 느끼는지에 관해서도 포함된 개념이다. 이것을 우리는 사회적 성(gender)라 한다. 또한 sexuality는 남녀관계에서 우리가 어떻게 행동을 해야 하는지, 우리가 사랑과 애정을 어떻게 표현해야 하는지, 우리의 몸에 관해서 어떻게 느끼는지, 우리가 어떤 사람에게 성적 매력을 느끼는지 등도 포함되는 개념이다. 그러므로 성교육이라 함은 이러한 개념을 모두 포함하는 총체적인 교육이며 그렇게 되어야 한다.

② sexuality(성)에 대한 개념을 정확히 정의하는 것은 어려운 것 같다. 성에 대한 개념을 좀 더 확실히 하기 위해서 피자에 비유해서 성을 설명하고자 한다. 원을 그리게 하고 6조각이 난 피자를 그리게 한다. 각각의 피자 조각에 다음 단어를 쓰게 한다. 각 단어에 맞는 설명을 한다.

- 생식보건과 생식기(reproductive health and genitals)
  이 조각은 사춘기, 폐경, 성병(STDs: sexually transmitted diseases), HIV, 임신, 가족계획, 위생을 의미한다.

- 성역할 및 성정체감(gender role and identity)
  이 조각은 우리가 남성다움 혹은 여성다움을 어떻게 느끼는지에 관해서이다. 그리고 우리가 어떻게 남성다움을 표현하고 여성다움을 표현할 것이냐에 관한 것이다. 그리고 이러한 사회적 성(gender)으로 인하여 성차별을 느끼는지에 관한 것이다.
- 관계(relationships)
  이 조각은 성과 관련된 행동, 기대, 만족, 폭력 등을 의미한다.
- 사랑과 애정(love and affection)
  이 조각은 어떻게 우리가 사랑을 표현하며, 친구, 가족, 그리고 상대방에게 어떻게 애정을 표현하는지에 관한 것이다.
- 신체적 이미지(body image)
  이 조각은 우리의 몸에 관해서 어떻게 느끼며, 어떻게 우리 몸을 관리해야 하는지, 어떻게 하면 우리가 좀 더 매력적인 신체적 이미지를 가질 수 있는지 혹은 느낄 수 있는지에 관한 것이다.
- 성 방향(sexual orientation)
  이 조각은 우리가 어떤 사람에게 더 매력을 느끼는지에 관한 것이다.

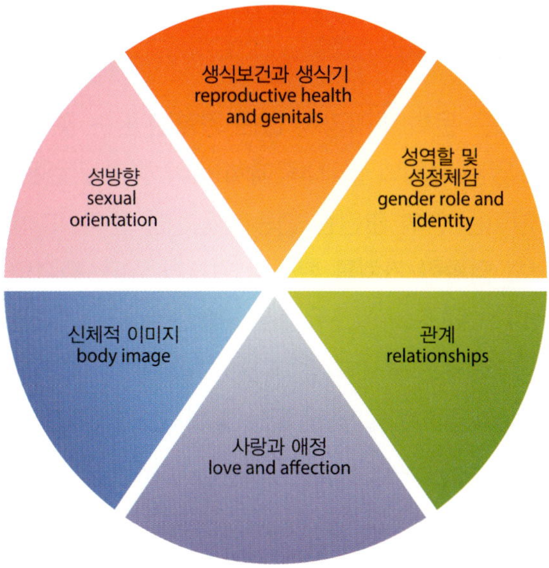

그림 12-1 섹슈얼리티(성: sexuality)의 범주

자료: ETR Associates' Resource Center for Adolescent Pregnancy Prevention

③ 학부모에게 성(sexuality)이란 다양한 조각으로 이루어져 있고 모든 조각이 합해져서 성이 구성된다고 설명한다.

④ 강사는 우리의 성에 관해서 어떻게 표현해야 되는지에 관한 예를 제시하고 다음과 같은 질문을 한다. 각각의 질문과 관련하여 우리의 자식을 교육해야 할지 생각하도록 한다. 그리고 앞으로 강사가 성을 언급할 때는 앞에서 제시한 개념이다 포함된 성(sexuality)을 의미한다.

- 흔히 성에 따라 남자 아이는 파란색 옷을 여자 아이는 핑크색 옷을 입힌다. 누가 이런 규칙을 만들었나?
- 남자아이는 카드나 축구공을 가지고 노는 반면에 여자 아이는 인형을 가지고 논다. 여자 아이가 과격한 스포츠를 좋아하고 남자아이가 인형놀이를 좋아할 경우 무엇이 잘못되었다고 생각하는가?
- 남자아이는 울어서는 안 된다고 가르치는 반면에 여자 아이가 울어도 된다고 허용한다. 남자아이의 아픔의 정도는 여자아이의 아픔보다 적은 것인가? 일반적으로 우는 것은 인간이 감정을 표현함에 있어서 남성, 여성 모두에게 허용된 방법인가?
- 남자는 혼전 성관계를 가져도 괜찮다고 가르치며 성관계를 갖는 것은 보다 남성다움을 증명하는 것이라고 하는 반면 여자는 안 된다고 학습되어진다. 인간관계에서 이러한 이중적 가치관은 어떤 문제점을 유발할 수 있는가?
- 여성은 다른 여성에게 인사를 할 때 손을 잡거나 안거나 친근한 표현을 하는 것이 허용되는 반면에 남성은 악수로만 다른 남성에게 인사를 하게 한다. 왜 남성에게는 이러한 신체적 접촉이 여성보다 훨씬 제한되는가?

⑤ 성은 우리가 살고 있는 문화에 따라서 많은 영향을 받는 것이라고 말한다. 가족, 친구, 지역, 우리가 살고 있는 사회의 법, 대중매체 등이 성과 관련된 가치 및 행동에 영향을 준다. 성에 대한 가치는 성과 관련된 행동에 영향을 준다. 그러므로 부모가 성에 대해 올바른 생각을 하고 명확한 가치를 확립할 필요가 있다. 자녀의 성교육은 가정에서 먼저 이루어져야 한다. 자녀들의 성교육자로서 부모는 사춘기, 생식 및 성병과 관련된 지식을 갖는 것보다 가치에 관해서 더 많이 생각해야 한다. 그리고 자녀들과 대화를 통해 자녀가 성에 관해 올바른 가치를 갖게 하는 것이 중요함을 강조한다.

⑥ 다음 순서는 성에 대한 가치를 토론하고 검토할 것이라고 이야기한다.

(3) 휴식(5분) : 5분간 휴식하도록 한다.

(4) 성에 관한 가치 탐구(30분): 성에 관한 가치 및 태도를 알아보는 시간을 갖는다.

① 성과 관련된 가치를 생각해보라고 학부모에게 이야기한다. 앞에서 이야기한 것처럼 성에 대한 가치는 많은 것들로부터 영향을 받는다. 서로 다른 경험은 성에 대한 가치를 정립하게 한다. 가치는 지식과 다른 것이므로 옳고 그름이 없다.

② 둘씩 짝을 지우라고 한다. 유인물 1(성 인터뷰)에 나온 질문을 교대로 돌아가면서 질문하도록 한다. 10분 정도의 시간을 준다(한 사람당 5분 정도 하도록 한다).

③ 10분 후에 다음 질문에 대해 토의하도록 한다.

- 이 인터뷰를 통해 무엇을 배웠습니까?
- 인터뷰를 하면서 당신은 놀란 점이 있습니까?
- 질문 3에 대한 당신의 생각은 어떻습니까?
- 당신 자녀와 성에 관한 대화를 할 때 곤란한 점은 무엇입니까?
  칠판의 왼쪽에 부모가 느끼는 곤란한 점을 기록한다.
- 이러한 점을 극복하는 방법에는 어떤 것이 있을 수 있겠습니까?
  칠판의 오른쪽에 부모들이 응답하는 해결방법을 기록한다. 예를 들면, 만약 부모가 성에 관한 대화가 중요하지만 자녀와 이야기하는 것이 쑥스럽거나 어색해서 대화를 하기가 힘들다고 응답하였다고 하자. 그리고 그 해결책으로 자녀의 침대 머리맡에 성에 관한 책이나 자료를 올려놓고 나중에 자녀에게 그 자료나 책에 대해서 어떻게 생각하는지 이야기를 나눈다는 등의 답을 생각할 수 있다.

(5) 성교육을 할 수 있는 시간을 포착하기(30분): 자녀와 성교육을 할 수 있는 시간을 포착하는 방법과 자녀와 성에 관한 대화를 하는 기술 및 방법을 토의한다.

① 학부모에게 성에 대한 정보나 가치를 한 번에 가르치려고 하지 말라고 말한다. 성은 평생에 걸쳐서 일어나는 과정이다. 그러므로 성에 대한 학습 또한 평생에 걸쳐서 일어난다.

② 자녀들과 성지식과 성가치를 공유하며 가르칠 수 있는 시간을 포착해야 한다고 말한다. 그리고 언제 이러한 시간을 가질 수 있는지 물어본다.

※ 언제든지 성교육을 할 수 있는 시간을 포착할 수 있으며 자녀와 솔직한 대화를 하는 것이 중요함을 강조한다.

③ "가르칠 수 있는 순간"의 유인물을 보라고 학부모에게 말한다. 소집단으로 나누어 조를 만든다. 10분 정도 시간을 주어 유인물에서 제시한 질문에 대해 토의한 후 답을 적도록 한다.

④ 10분 후에 각 조별로 발표를 하도록 한다.

⑤ 자녀와 대화(의사소통)시 유의할 사항을 알려준다.

- 침착함을 유지
- 자녀의 대화를 먼저 경청하고 말이 끝날 때까지 기다려야 함
- 첫째로, 자녀가 그 주제에 대해 어느 정도의 지식이 있는지 알아냄
- 피상적 정보가 아닌 실제적 정보를 제공
- 만약 어떤 가치를 자녀와 공유하고 싶다면 왜 그렇게 생각하는지 이유를 말함
- 잘 모를 경우 "모른다"고 이야기를 하고 곧 가능한 해답을 이야기 해줌

(6) Workshop을 마무리한다.

① 오늘 워크숍에서 배운 것 중 인상깊거나 기억에 남는 것을 한 가지 말하게 하고 집에서 어떻게 활용할 것인지 말하도록 한다.

② 성교육이라는 것은 단순히 남녀의 해부생리적인 교육뿐만 아니라 여러 측면이 포함되어야 함을 강조한다. 그리고 부모는 자녀의 성교육에 가장 큰 책임이 있으므로 성교육을 할 수 있는 순간을 포착하여 자녀가 올바른 성태도 및 가치를 갖게 해야 함을 강조한다.

유인물 1: 성 인터뷰

1. 당신은 부모, 친구, 학교, 종교 혹은 대중 매체로부터 성에 관해서 어떤 메시지를 접하며 성장하였습니까?
2. 당신이 자라면서 접한 성 메시지가 당신의 인생에 어떤 영향을 미쳤습니까?
3. 당신이 성장하면서 성에 대한 메시지를 이해함에 있어서 우리 부모가 좀 더 다르게 교육했더라면 좋았을 것이라고 생각하는 것이 있었습니까? 당신의 자녀가 이 질문에 대하여 어떻게 생각하겠습니까?
4. 성에 관해서 당신의 자녀에게 어떤 가치(개인적이거나 영적인 가치)를 이야기하고 싶습니까?(적어도 두 개 이상 말하세요.)

유인물 2: 가르칠 수 있는 순간

가르칠 수 있는 순간

1. 자녀와 TV 뉴스를 함께 시청하고 있을 때 어린 소녀가 성폭력을 당한 이야기가 나올 경우
2. 친척이나 가족이 모였는데 어떤 가정이 이혼했다는 이야기를 접할 경우
3. 당신의 자녀가 친구랑 잡지나 인터넷에서 나체 여자 사진을 보며 킥킥대고 웃는 것을 발견했을 경우
4. 강간당한 여성에 대한 뉴스를 접했을 경우
5. 자녀가 친구와 영화나 드라마 중 섹스나 키스 장면에 관해 이야기를 하는 것을 들었을 경우
6. 만약 친척이 임신을 하거나 아기를 낳을 경우

질문

1. 만약 당신이 위에서 제시한 상황을 접하게 될 경우 어떻게 자녀와 대화를 시작하겠습니까?
2. 당신의 자녀에게 어떤 영향을 줄 것이라고 생각합니까?
3. 대화 중 당신은 성에 관하여 어떤 생각이나 가치를 말할 것입니까?

참고문헌

- Abrams, D. B., and others, (1986). Social learning principles for organizational health promotion: an integrated approach. In M. E. Cataldo and T. J. Coates, Health and industry: a behavioral medicine perspective. New York: Wiley.
- Addiss, D. G. Vaughn, M. L. Hillis, S. D. Ludka, D. Amsterdam. L. & Davis, J. P. (1994). History and Features of the Wisconsin Chlamydia Trachomatis Control Program. Family Planning Perspectives.
- Amelang, M. (1991). Einstellung zu Liebe and Partenerschaft: Konzepte, Sklen, Korrelate. In M. Amelang, H. J. Ahrens, & H. W. Bierhof (Eds.), Attraktion und Liebe: formen und grundlangen partnerschaftlicher beziehungen, 153-196. Gottingen: Hogrefe.
- Anderson, S. C., Bach, C. M., & Griffith, S. (1981). Psychosocial sepuelae in intrafamilia victims of sexual assault and abuse. In Third International Conference on Child Abuse and Neglect, Amsterdam, The Netherlands.
- Bandura A. (1977a). Social Learning Theory. Englewood Cliffs, New Jersey: Prentice Hall.
- Bandura A. (1977b). Self-efficacy: Toward a unifying theory of behavioral change. Psychological Review, 84: 191-215.
- Bandura A. (1991). Social cognitive theory of moral thought and action. IN: Handbook of moral behavior and development. Kurtines W. M. and Gerwitz J. L. (eds). (Vol 1, p 45-103). Hillsdale, N. J.: Erlbaum.
- Bandura A. and Walters R. H. (1963). Social Learning and Personality Development. New York: Holt, Rinehart, and Winston.
- Bandura, A. (1986). Social foundations of thought and action: A social cognitive theory. Englewood Cliffs, N. J,.: Prentice Hall.
- Bandura, A. (1995). Self-efficacy in changing societies. New York: Cambridge University Press.
- Baranowski, T. (1996). Families and health action. In D. S. Gochman (ed.), Handbook of health behavior research. Vol. I. New York: Plenum.
- Berscheid, E. (1985). Interpersonal attraction. In G. Lindzey and E. Aronson (Eds.), Handbook of social psychology(Vol. 2). New York : Random House.
- Biener, L., Abrams, D. B., Follick, M. J., and Dean, L. (1989). A comparative evaluation of a restrictive smoking policy in a general hospital. American Journal of Public Health, 79, 192-195.
- Borrello, G. & Thompson, B. (1990). A Note Regarding the Validity of Lee's Typology of Love. Journal of Psychology. 124(6), 639-644.
- Bruess, Greenberg (1988). Sexuality education-theory and practice, Macmillan pub Co.
- Domel, S. B., and others. (1993). Measuring fruit and vegetable preferences among fourth and fifth grade students. Preventive Medicine, 22, 866-879.
- Duberman, L. (1974). Marriage and its alternatives. New York : Praeger.
- Duck, S. W. (1982). A topography of relationship disengagement and dissolution. In S. W. Duck (Ed.), Personal relationship: Vol. 4. Dissolving personal relationships. New York: Academic Press.
- Erikson, E. H. (1963). Childhood and society, 2nd. (New York: W. W. Norton, 1963)
- Farquhar, J. W., and others. (1977). Community education for cardiovascular health. Lancet, 1, 1192-1195.

- Feldman, R. S. (1989). Adjustment: applying psychology in a complex world. McGrow-Hill, Inc.
- Festinger, L., Schachter, S., & Back, K. W. (1950). Social pressure in informal groups. New York : Harper.
- Fincham, F. D., Beach, S. R. & Baucom, D. H. (1987). Attribution processes in distressed and nondistressed couples : 4. Self-partner attribution differences. Journal of Personality and Social Psychology, 52, 739-748.
- Finkelhor, D., & Brown, A. (1986). The traumatic impact of child sexual abuse: A conceptualization. American Journal of Orthopsychiatry, 55, 530-541.
- Freud, S. (1922/1959). Group psychology and analysis of the ego. London: Hogarth.
- Goetting, A. (1986). The developmental tasks of silblingship over the life cycle. Journal of Marriage and the Family, 48(4), 703-714.
- Gorman, C. (1992. January 20). Sizing up the sexes. Time, pp. 42-51.
- Gouchie, C. & Kimura. D. (1991). The relationship between testosterone levels and cognitive ability patterns. Psychoneuroendocrinology. 16, 323-334.
- Hargie, O. Saunders, C. & Dickson, D. (1981). Social skills in interpersonal communication. Cambridge: Brookline Books.
- Hatcher, R. et al. (1994). Contraceptive technology, 16th rev. ed. New York: Irvington.
- Hill, C. J. & Stull, D. E. (1981). Sex differences in effects of social and value similarity in same-sex friendship. Journal of Personality and Social Psychology, 41, 488-502.
- Hite, S. (1976). The Hite report. New York: Macmillan.
- Hite, S. (1981). The Hite report on male Sexuality. New York: Macmillan.
- Hite, S. (1987). Women and love, a cultural revolution in progress. New York: Knopf.
- Hochbaum, G. M. (1958). Public participation in medical screening programs: A sociopsychological study. PHS publication no. 572. Washington, D.C.: U.S. Government Printing Office, 1958.
- Hull, C. L. (1943). Principles of behavior, Englewood Cliffs, N. J.: Appleton-Crofts.
- Iannotti, R. J., O' Brien, R. W., and Spillman, D. M. (1994). Parental and peer influences on food consumption of preschool african-american children. Perceptual and Motor Skills, 79, 747-752.
- Janda, L. H. & klenle-Hamel, K. E. (1980). Human sexuality. New York : Van Nostrand.
- Jehu, D. (1988). Beyond Sexual Abuse : Therapy with Women Who were Childhood Victims. New York: Wiley.
- Keating, D. P. (1980). Thinking processes in adolescence, in J. Adelson (Ed.), Handbook of adolescent psychology (New York: John Wiley, 1980)
- Kelley, H. (1950). The warm-cold variable in first impressions of persons. Journal of Personality and Social Psychology, 18, 431-439.
- Kelly, L. (1988). Surviving Sexual Violence. Polity Press; Cambridge.
- Kendall-Tackett, K. A., Williams, L. M., & Finkelhor, D, (1993). Impact of sexual abuse on children: A review and synthesis of recent empirical studies. Psychological Bulletin, 113, 164-180.
- Kinsey, A. C., Pomeroy, W. B. & Martin, C. E. (1948). Sexual behavior in the human male. Philadelphia: W. B. Saunders.
- Kinsey, A. C., Pomeroy, W. B., Martin, C. E. & Gebhard, P. (1953). Sexual behavior in the human female. Philadelphia: W. B. Saunders.
- Kirby, S., and others. (1995). Children's fruit and vegetable intake: socioeconomic, adult, child, regional, and urban-rural influences. Journal of Nutrition Education, 27, 261-271.
- Kirsht, J. P. (1974). The Health Belief Model and Illness Behavior. Health Education Monographs, 2, 387-408.
- Knox, D. (1979). Exploring marriage and the family. Glenview, IL : Foresman.
- Lasswell, M. & Lobsenz, N. M. (1980). Styles of loving, New York: Doubleday.

- Lauer, J. M. & Lauer, R. (1985, June). Marriages made to last. Psychology Today. 19, 22-26.
- Lee, J. A. (1973). The color of love. Toronto: New Press.
- Lee, J. A. (1988). Love Styles. In R. Sternberg & M. Barnes (Eds.), The psychology of love. New Haven, CT: Yale University Press.
- Lepper, M. R., and Green, D. (eds.) (1978). The hidden costs of reward: new perspectives on the psychology of human motivation. Hillsdale, N. J.: Erlbaum.
- Luchins, A. S. (1957). Experimental Attempts to minimize impact of first impressions. In. C.I. Hovland (Ed.). The order of presentation in persuasion (pp. 62-75), CT: Yale University Press.
- Marlatt, G. A. and Gordon, J. R. (eds.) (1985). Relapse prevention. New York: Guilford Press.
- Masters, W. H. & Johnson, V. (1966). Human sexual response. Boston: Little, Brown.
- Mathes, E. W. (1975). The effects of physical attractiveness and anxiety on heterosexual attraction over a series of five encounters. Journal of Marriage and the Family, 769-773.
- McCuster, J., Stoddard, A. M., Zapka, J. G., Morrison, C. S., Zorn, M. and Lewis, B. F. (1992). AIDS education for drug abusers: Evaluation of short-term effectiveness. American Journal of Public Health, 82(4), 533-540.
- McCuster, J., Stoddard, A. M., Zapka, J. G., Morrison, C. S., Zorn, M. and Lewis, B. F. (1992). AIDS education for drug abusers: Evaluation of short-term effectiveness. American Journal of Public Health, 82(4), 533-540.
- McGuire W. J. (1984). Public communication as a strategy for inducing health promoting behavior change. Pre Med, 13, 299-313.
- Mettee, D. R. & Aronson, E. (1974). Affective reactions to appraisal from others. In T. L. Huston(Ed.), Foundations of interpersonal attraction(pp. 235-283).
- Meyer, J. P. & Pepper, S. (1977). Need compatibility and marital adjustment in young married couples. Journal of Personality and Social Psychology, 35, 331-342.
- Middlebrook, P. (1974). Social psychology and modern life. New York: Academic.
- Miller N. and Dollard J. (1941). Social learning and Imitation. New Haven, CT: Yale University Press.
- Mischel W. (1973). Towards a cognitive, social learning reconception of personality. Psychological Review, 80, 252-283.
- Mullins, L. L. Lynch, J. Orten, J. Youll, L. K. Verschraegen-Spae, Dypere, H. Speleman, F. Dhoult, M. & Depaepe, A. (1991). Developing a program to assist Turner's syndrome patients and families. Social Work in Health Care, 16(2), 69-79.
- Nahemow, L. & Lawton, M. P. (1976). Similarity and propinquity in friendship formation. Journal of Personality and Social Psychology, 32, 205-213.
- Neimark, E. D., Adolescent Thought Transition to Formal Operations, in B. B. Wolman (Ed.), Handbook of Developmental Psychology, Englewood Cliffs, NJ: Prentice-Hall, 1981.
- Newman, B. M. & Newman, P. R. (1987). Development through Life: A psychosocial approach, 4th ed. Chicago: Dorsey Press.
- Nielson, J. & Wohlert, M. (1991). Chromosome abnormalities found among 34,910 newborn children: results from a 13-year incidence study in Arhus, Denmark. Human Genetics, 87(1), 81-83.
- Parraga, I. M. (1990). Determinants of food consumption. journal of the American. Dietetic Association, 90, 661-663.
- Pender, N. J., Walker, S. N., Sechrists, K. R., & Stromborg, M. F. (1990). Predicting health promoting lifestyles in the workplace. Nursing Research, 39(6), 326-331.
- Piaget, J. (1973). The child and reality: problems of genetic psychology. New York: Grossman Publishers.
- Reiss, I. L. (1960). Premarital sexual standards in America. New York: The Free Press.

- Rome, E. (1992). Anatomy and physiology of sexuality and reproduction. In Boston Women's Health Book Collective, The new our bodies, ourselves. New York: Simon & Schuster.
- Ronis, D. (1992). Conditional health threats: health beliefs, decisions, and behaviors among adults. Health Psychology, 11(2), 127-134.
- Rotter J. R. (1954). Social learning and clinical psychology. New York: Prentice-Hall.
- Rotter, J. B. (1995). The role of the psychological situation in determining the direction of human behavior. In M. R. Jones(ed.), Nebraska Symposium on Motivation. Lincoln: University of Nebraska Press.
- Rusell, D. E., & Bolen, R. M. (2000). The epidemic of rape and child sexual abuse in the United States. Thousand oaks, CA: Sage.
- Shannon,C.E.and Weaver,W.(1949).The mathematical theory of communication.Urbana:University of Illinois Press.
- SIECUS (2000). Comprehensive school sexuality education.
- Skinner, B. F. The behavior of organisms. Englewood Cliffs, N. J.: Appleton-Century-Crofts, 1938.
- Stern, A. E., Lynch, D. L., Oates, R. K., O'Toole, B. I., & Cooney, G. (1995). Self-esteem depression, behavior and family functioning in sexually abused children. Journal of Child Psychology and Psychiatry, 36, 1077-1089.
- Sternberg, R. J. (1986a). Intelligence, wisdom, and creativity: Three is better than one. Educational Psychologist, 21, 175-190.
- Sternberg, R. J. (1986b). Triangular theory of love, Psychological Review.
- Sternberg, R. J. (1990). A triangular theory of love scale. Department of Psychology, Yale University, New Haven. Manuscript.
- Strong, B. & DeVault, C. (1996). Human sexuality (2nd ed.). Mayfield Publishing Company.
- Taylor, W., Baranowski, T., and Sallis, J. (1994). Family determinants of childhood physical activity: a social cognitive model. In R. K. Dishman (ed.), Exercise adherence: Its impact on public health. champaign. Ill.: Human Kinetics.
- Trussell, J., Stewart, F., Guest, F. & Hatcher, R.A.(1992). Emergency contraceptive pills: A simple proposal to reduce unintended pregnancies. Family Planning Perspectives, 24, 269-273.
- Tuft's New England Medical Center, Division of Child Psychiatry. (1984). Sexually exploited children: Service and research project. Report of the Office of Juvenile Justice and Delinquercy prevention, DC: E. S. Department of Justice.
- Weitzel, M. H. (1989). A test of the health promotion model with blue collar workers. Nursing Research, 38(2), 99-104.
- Widom C. S. (1999). Posttraumatic stress disorder in abused and neglected children grown up. American Journal of Psychiatry, 156(8), 1223-1229.
- Williams, D. M. Patterson, M. N. & Hughes, J. A. (1993). androgen insensitivity syndrome. Archives of Disease in Childhood, 68(3), 343-344.
- Winch, R. F. (1958). Mate selection : A study of complementary needs. New York: Harper & Row.
- 고연숙. 남녀대학생의 성태도와 성행동에 관한 연구, 이화여자대학교, 2001
- 권석만. 『인간관계심리학』, 1997.
- 권해수. 성폭력 피해 여성의 치유 경험. 한국심리학회지: 사회문제, 13(4), 53-82. 2007
- 김경희, 남선영, 지순주, 권혜진, 정연강. 성폭력 피해 여성의 경험에 관한 연구. 한국보건학회지, 9(1), 1996
- 김금옥. 성폭력 사건 대하는 태도 달라져야 한다. 서울타임스. 2011년 11월 18일.
- 김재엽 외. 2010년 성폭력 실태조사. 여성가족부, 2010
- 김정규, 김중술. 아동기 성피해의 심리적 후유증 –성인기 정신건강에 미치는 영향을 중심으로. 한국심리학

회지: 임상, 19(4), 747–769, 2000
- 김정규. 성피해의 심리적 후유증. 한국심리학회지: 임상, 17(1), 331–345. 1998
- 김정옥. 『청년 성교육』, 양서원. 2001.
- 노동부, 『성희롱행위 예시집』. 1996
- 박계순, 이한준. 『뉴 패러다임 보건학』. 대경북스, 2008
- 대한가족보건복지협회. 『학교교육을 통한 체계적 성교육 접근모형 개발』, 2000.
- 대한산부인과학회.『부인과학』, 1997.
- 데이트 폭력 피해여성들 죄책감 내면화 보여. 경향신문. 2014년 6월 8일.
- 범죄분석, 『대검찰청』, 2015
- 보건복지부, 국가건강정보포털 의학정보 www.health.mw.go.kr
- 손애리, 이호진. 『새로쓰는 성교육』. 퍼시픽 출판사, 2008.
- 송명자. 『발달심리학』, 1997.
- 송종두. 『청소년이론』, 대구: 대구계명대학교 출판부, 1981.
- 신의진, 성폭력 피해 후유증 성인 진료시의 유의점, 한국성폭력상담소, 2001(1), 9–17, 2001
- 신현기, 이상열, 우리나라 성폭력범죄의 실태분석에 관한 연구, 한독사회과학논총 16권 1호, 2006
- 여성가족부, 2013년 성폭력 실태조사, 2013
- 여성아동피해중앙지원단 www.wamannchild.or.kr
- 이경자. 성폭력의 예방과 대책에 관한 연구, 한국여성개발원, 1992
- 이수식, 장미옥, 진복선. 『생활속의 적응』, 1994.
- 이인정, 최해경. 『인간행동과 사회환경』, 나남출판, 1995.
- 이주용, 김정규. 성피해의 심리적 후유증에 관한 연구: 성적 영역을 중심으로. 한국심리학회지: 여성, 11(4), 511–547. 2006
- 임정아. 『성교육프로그램이 여고생의 성지식 및 태도에 미치는 효과』, 한남대학교, 1998.
- 장형익, 김홍규 역. 『커뮤니케이션 개론』, 나남출판, 1994.
- 정명화. 청소년의 성지식과 자아정체성을 위한 성교육 연구, 서울신학대학교, 2013
- 조주현. 『성폭력 피해 여성의 2차 피해』. 2006
- 채규만. 『성피해 심리치료』. 서울: 학지사, 2009
- 최상진. 『한국인의 심정심리학: 정과 한에 대한 현상학적 이해』, 한국심리학회(편). 한국인의 특성: 심리학적 탐색. pp. 3–22, 1993.
- 하재청, 류태형, 김병기, 노영복, 이경희. 『성의 과학』, 아카데미서적, 1997.
- 한국여성개발원. 『중학생 학부모용 성교육 읽기자료 개발』, 1994.
- 한국형사정책연구원. 『2014 여성대상 폭력에 대한 연구』, 2015
- 함현주, 성교육이 남자 중학생의 음란물에 대한 인식 및 자아정체감에 미치는 영향, 한국학교보건학회지 제19권 제1호, 31–43, 2006
- 홍성묵. 『아름다운 사랑과 성』, 학지사, 1999.

찾아보기

ㅇ

ㅈ

R

S

T

U,V,W

저자약력

손 애 리

미국 일리노이 주립대학교 보건학 박사
(현) 삼육대학교 보건관리학과 정교수
(현) 한국보건사업평가 연구소 소장
(현) 알코올과 건강행동학회 회장

저자와의
협의로
인지생략

성과 건강 Gender and Health

발 행 일 2016년 12월 20일 초판 인쇄
2016년 12월 31일 초판 발행
저 자 손애리
발 행 인 김재민
발 행 처 J M K(제이엠케이)
서울특별시 마포구 백범로 104, 봉화빌딩 4층
출판등록 2011년 1월 19일 제 313-2011-35호
전 화 02)713-0421~3
팩 스 02)704-6265
전자우편 jungmunk@unitel.co.kr
홈페이지 www.jungmunkag.co.kr

정 가 **24,000원**

ISBN 979-11-87563-50-1 93510

도서출판 JMK는 정문각 출판사의 자회사입니다.